全国中医药行业高等教育"十四五"规划教材
全国高等中医药院校规划教材（第十一版）

中医运气学

（供中医学、中药学等专业用）

主 编 苏 颖

中国中医药出版社
·北京·

图书在版编目（CIP）数据

中医运气学 / 苏颖主编 . —3 版 . —北京：
中国中医药出版社，2023.8（2024.10 重印）
全国中医药行业高等教育"十四五"规划教材
ISBN 978-7-5132-8260-4

Ⅰ.①中…　Ⅱ.①苏…　Ⅲ.①运气（中医）—中医学院—教材
Ⅳ.① R226

中国国家版本馆 CIP 数据核字（2023）第 113380 号

融合出版数字化资源服务说明

全国中医药行业高等教育"十四五"规划教材为融合教材，各教材相关数字化资源（电子教材、PPT 课件、视频、复习思考题等）在全国中医药行业教育云平台"医开讲"发布。

资源访问说明

扫描右方二维码下载"医开讲 APP"或到"医开讲网站"（网址：www.e-lesson.cn）注册登录，输入封底"序列号"进行账号绑定后即可访问相关数字化资源（注意：序列号只可绑定一个账号，为避免不必要的损失，请您刮开序列号立即进行账号绑定激活）。

资源下载说明

本书有配套 PPT 课件，供教师下载使用，请到"医开讲网站"（网址：www.e-lesson.cn）认证教师身份后，搜索书名进入具体图书页面实现下载。

中国中医药出版社出版

北京经济技术开发区科创十三街 31 号院二区 8 号楼
邮政编码　100176
传真　010-64405721
山东润声印务有限公司印刷
各地新华书店经销

开本 889×1194　1/16　印张 14.25　字数 400 千字
2023 年 8 月第 3 版　2024 年 10 月第 2 次印刷
书号　ISBN 978-7-5132-8260-4

定价　54.00 元
网址　www.cptcm.com

服 务 热 线　010-64405510　　微信服务号　zgzyycbs
购 书 热 线　010-89535836　　微商城网址　https://kdt.im/LIdUGr
维 权 打 假　010-64405753　　天猫旗舰店网址　https://zgzyycbs.tmall.com

如有印装质量问题请与本社出版部联系（010-64405510）
版权专有　侵权必究

《中医运气学》
融合出版数字化资源编创委员会

全国中医药行业高等教育"十四五"规划教材
全国高等中医药院校规划教材（第十一版）

全国中医药行业高等教育"十四五"规划教材
全国高等中医药院校规划教材（第十一版）

专家指导委员会

名誉主任委员

余艳红（国家卫生健康委员会党组成员，国家中医药管理局党组书记、局长）

王永炎（中国中医科学院名誉院长、中国工程院院士）

陈可冀（中国中医科学院研究员、中国科学院院士、国医大师）

主任委员

张伯礼（天津中医药大学教授、中国工程院院士、国医大师）

秦怀金（国家中医药管理局副局长、党组成员）

副主任委员

王　琦（北京中医药大学教授、中国工程院院士、国医大师）

黄璐琦（中国中医科学院院长、中国工程院院士）

严世芸（上海中医药大学教授、国医大师）

高　斌（教育部高等教育司副司长）

陆建伟（国家中医药管理局人事教育司司长）

委　员（以姓氏笔画为序）

丁中涛（云南中医药大学校长）

王　伟（广州中医药大学校长）

王东生（中南大学中西医结合研究所所长）

王维民（北京大学医学部副主任、教育部临床医学专业认证工作委员会主任委员）

王耀献（河南中医药大学校长）

牛　阳（宁夏医科大学党委副书记）

方祝元（江苏省中医院党委书记）

石学敏（天津中医药大学教授、中国工程院院士）

田金洲（北京中医药大学教授、中国工程院院士）

仝小林（中国中医科学院研究员、中国科学院院士）

宁　光（上海交通大学医学院附属瑞金医院院长、中国工程院院士）

匡海学（黑龙江中医药大学教授、教育部高等学校中药学类专业教学指导委员会主任委员）

吕志平（南方医科大学教授、全国名中医）

吕晓东（辽宁中医药大学党委书记）

朱卫丰（江西中医药大学校长）

朱兆云（云南中医药大学教授、中国工程院院士）

刘　良（广州中医药大学教授、中国工程院院士）

刘松林（湖北中医药大学校长）

刘叔文（南方医科大学副校长）

刘清泉（首都医科大学附属北京中医医院院长）

李可建（山东中医药大学校长）

李灿东（福建中医药大学校长）

杨　柱（贵州中医药大学党委书记）

杨晓航（陕西中医药大学校长）

肖　伟（南京中医药大学教授、中国工程院院士）

吴以岭（河北中医药大学名誉校长、中国工程院院士）

余曙光（成都中医药大学校长）

谷晓红（北京中医药大学教授、教育部高等学校中医学类专业教学指导委员会主任委员）

冷向阳（长春中医药大学校长）

张忠德（广东省中医院院长）

陆付耳（华中科技大学同济医学院教授）

阿吉艾克拜尔·艾萨（新疆医科大学校长）

陈　忠（浙江中医药大学校长）

陈凯先（中国科学院上海药物研究所研究员、中国科学院院士）

陈香美（解放军总医院教授、中国工程院院士）

易刚强（湖南中医药大学校长）

季　光（上海中医药大学校长）

周建军（重庆中医药学院院长）

赵继荣（甘肃中医药大学校长）

郝慧琴（山西中医药大学党委书记）

胡　刚（江苏省政协副主席、南京中医药大学教授）

侯卫伟（中国中医药出版社有限公司董事长）

姚　春（广西中医药大学校长）

徐安龙（北京中医药大学校长、教育部高等学校中西医结合类专业教学指导委员会主任委员）

高秀梅（天津中医药大学校长）

高维娟（河北中医药大学校长）

郭宏伟（黑龙江中医药大学校长）

唐志书（中国中医科学院副院长、研究生院院长）

彭代银（安徽中医药大学校长）

董竞成（复旦大学中西医结合研究院院长）

韩晶岩（北京大学医学部基础医学院中西医结合教研室主任）

程海波（南京中医药大学校长）

鲁海文（内蒙古医科大学副校长）

翟理祥（广东药科大学校长）

秘书长（兼）

陆建伟（国家中医药管理局人事教育司司长）

侯卫伟（中国中医药出版社有限公司董事长）

办公室主任

周景玉（国家中医药管理局人事教育司副司长）

李秀明（中国中医药出版社有限公司总编辑）

办公室成员

陈令轩（国家中医药管理局人事教育司综合协调处处长）

李占永（中国中医药出版社有限公司副总编辑）

张峘宇（中国中医药出版社有限公司副总经理）

芮立新（中国中医药出版社有限公司副总编辑）

沈承玲（中国中医药出版社有限公司教材中心主任）

前　言

为全面贯彻《中共中央 国务院关于促进中医药传承创新发展的意见》和全国中医药大会精神，落实《国务院办公厅关于加快医学教育创新发展的指导意见》《教育部 国家卫生健康委 国家中医药管理局关于深化医教协同进一步推动中医药教育改革与高质量发展的实施意见》，紧密对接新医科建设对中医药教育改革的新要求和中医药传承创新发展对人才培养的新需求，国家中医药管理局教材办公室（以下简称"教材办"）、中国中医药出版社在国家中医药管理局领导下，在教育部高等学校中医学类、中药学类、中西医结合类专业教学指导委员会及全国中医药行业高等教育规划教材专家指导委员会指导下，对全国中医药行业高等教育"十三五"规划教材进行综合评价，研究制定《全国中医药行业高等教育"十四五"规划教材建设方案》，并全面组织实施。鉴于全国中医药行业主管部门主持编写的全国高等中医药院校规划教材目前已出版十版，为体现其系统性和传承性，本套教材称为第十一版。

本套教材建设，坚持问题导向、目标导向、需求导向，结合"十三五"规划教材综合评价中发现的问题和收集的意见建议，对教材建设知识体系、结构安排等进行系统整体优化，进一步加强顶层设计和组织管理，坚持立德树人根本任务，力求构建适应中医药教育教学改革需求的教材体系，更好地服务院校人才培养和学科专业建设，促进中医药教育创新发展。

本套教材建设过程中，教材办聘请中医学、中药学、针灸推拿学三个专业的权威专家组成编审专家组，参与主编确定，提出指导意见，审查编写质量。特别是对核心示范教材建设加强了组织管理，成立了专门评价专家组，全程指导教材建设，确保教材质量。

本套教材具有以下特点：

1.坚持立德树人，融入课程思政内容

将党的二十大精神进教材，把立德树人贯穿教材建设全过程、各方面，体现课程思政建设新要求，发挥中医药文化育人优势，促进中医药人文教育与专业教育有机融合，指导学生树立正确世界观、人生观、价值观，帮助学生立大志、明大德、成大才、担大任，坚定信念信心，努力成为堪当民族复兴重任的时代新人。

2.优化知识结构，强化中医思维培养

在"十三五"规划教材知识架构基础上，进一步整合优化学科知识结构体系，减少不同学科教材间相同知识内容交叉重复，增强教材知识结构的系统性、完整性。强化中医思维培养，突出中医思维在教材编写中的主导作用，注重中医经典内容编写，在《内经》《伤寒论》等经典课程中更加突出重点，同时更加强化经典与临床的融合，增强中医经典的临床运用，帮助学生筑牢中医经典基础，逐步形成中医思维。

3.突出"三基五性"，注重内容严谨准确

坚持"以本为本"，更加突出教材的"三基五性"，即基本知识、基本理论、基本技能，思想性、科学性、先进性、启发性、适用性。注重名词术语统一，概念准确，表述科学严谨，知识点结合完备，内容精炼完整。教材编写综合考虑学科的分化、交叉，既充分体现不同学科自身特点，又注意各学科之间的有机衔接；注重理论与临床实践结合，与医师规范化培训、医师资格考试接轨。

4.强化精品意识，建设行业示范教材

遴选行业权威专家，吸纳一线优秀教师，组建经验丰富、专业精湛、治学严谨、作风扎实的高水平编写团队，将精品意识和质量意识贯穿教材建设始终，严格编审把关，确保教材编写质量。特别是对32门核心示范教材建设，更加强调知识体系架构建设，紧密结合国家精品课程、一流学科、一流专业建设，提高编写标准和要求，着力推出一批高质量的核心示范教材。

5.加强数字化建设，丰富拓展教材内容

为适应新型出版业态，充分借助现代信息技术，在纸质教材基础上，强化数字化教材开发建设，对全国中医药行业教育云平台"医开讲"进行了升级改造，融入了更多更实用的数字化教学素材，如精品视频、复习思考题、AR/VR等，对纸质教材内容进行拓展和延伸，更好地服务教师线上教学和学生线下自主学习，满足中医药教育教学需要。

本套教材的建设，凝聚了全国中医药行业高等教育工作者的集体智慧，体现了中医药行业齐心协力、求真务实、精益求精的工作作风，谨此向有关单位和个人致以衷心的感谢！

尽管所有组织者与编写者竭尽心智，精益求精，本套教材仍有进一步提升空间，敬请广大师生提出宝贵意见和建议，以便不断修订完善。

国家中医药管理局教材办公室

中国中医药出版社有限公司

2023年6月

编写说明

中医运气学是我国古代研究天时气候变化规律及气候变化对人体生命影响的一门科学。它充分地反映了天人相应的整体观，突出了自然气候变化与人体生命活动节律的密切关系，在中医学理论体系中占有重要地位，对中医学临床辨治即预防常见外感内伤疾病、流行性疾病及温疫类疾病具有重要指导意义。

本教材由绪论、五运六气基本内容、运气与医理、运气理论的临床运用、五运六气与养生、中医运气学与相关学科六章组成，后附《素问》运气七篇、《素问》两遗篇原文及简要注释。

本教材具有以下特点：一是充分体现了中医运气学的科学性。教材以充分展示中医运气学理论精华，揭示中医运气学理论的科学内涵为原则，重视教材内容的科学性，并融入自然科学相关内容，阐释五运六气理论形成的古代自然科学背景。二是展现了中医运气学理论的系统性及完整性。教材将古奥深邃的中医运气学理论，用简明易懂的语言予以表述，对五运六气的基本学术思想、基本内容、基本理论等予以全面系统阐述，保证了五运六气基本内容的完整性、系统性，反映了《黄帝内经》（以下简称《内经》）五运六气理论的本义及其经旨，同时重视教材对教师教学及学生学习的指导性。三是体现了教学内容的创新性。教材编写将继承与创新相结合、理论与临床相结合，从加强中医经典功底及知识结构合理的中医药人才培养需求角度出发，编写各章节内容。四是体现了五运六气理论的实用性。教材重视五运六气理论对于临床诊治疾病的指导作用，尤其强调五运六气理论对温疫类外感流行性疾病的辨治及预防，在阐释《内经》五运六气变化与温疫发病基础上，列举明清医家基于五运六气理论辨治温疫的经验；为加强温疫类外感流行性疾病的预防及养生保健指导作用，增加五运六气与养生一章；列举古代运气医案，以启发学生临床运用思路。为体现新时代教育"立德树人"的根本任务，教材中还融入了课程思政的内容。在纸质教材的基础上，本教材加入了数字化教材相关内容，以更好地服务教师教学和学生学习。

本教材在普通高等教育"十一五""十二五"国家级规划教材《中医运气学》基础上，进行了认真的修订，补充了明清医家论温疫发生与运气关系、五运六气与养生等，原第二章与第三章也予以整合，使教材章节布局更加合理，临床运用内容得以彰显，便于教师教学、学生学习及实践。本教材是全体编写人员智慧的结晶，编委会本着认真负责、精益求精的工作精神，对本教材进行修订及编写。书稿完成后，由主编苏颖修改、统稿、定稿。主审孟庆云研究员对编写内容提出了原则性指导意见。教材在编写过程中，得到了长春中医药大学领导及教师的大力支持。在此，对支持我们工作的各位同仁表示衷心的感谢。教材编写定有不足之处，敬请专家及广大师生提出宝贵意见，以便进一步修订和完善。

《中医运气学》编委会

2023 年 3 月 16 日

目 录

扫一扫，查阅本章数字资源，含PPT、音视频、图片等

第一节　中医运气学概述

运气，即五运六气的简称。它是中国古代研究天时气候变化规律，以及天时气候变化对生物（包括人体）影响的一门科学。运气理论是以天人相应整体观为指导思想，以阴阳五行为理论框架，基于天干、地支规律来研究以六十年甲子周期为单位的气候、物候及病候变化规律，它是古人对自然气候、物候及人体疾病等方面加以整体观察的规律性总结。

中医运气理论主要由"五运"和"六气"两部分组成。五运，即木运、火运、土运、金运、水运，五运分别配以天干，用来推测每年岁运和五个季节的气候变化规律。六气，即风、热、火、湿、燥、寒，六气分别配以地支，用来推测每年岁气和六个时段的气候变化规律。五运是形成气候变化的地面因素，六气是形成气候变化的空间因素，五运和六气相结合，可综合分析及判断每年气候变化和疾病流行的一般规律，还可以判断各年气候变化和疾病流行的特殊情况，从而为预防自然灾害、疾病流行，以及临床诊断治疗等提供依据。

中医运气理论在《内经》中有较详细的记载，并已形成了比较系统且完整的理论体系。历代医家在此基础上运用于医疗实践，使其得到充实和提高。近年来，随着医学模式的转变，对于天体运动节律与生物生命活动节律关系的研究，以及气候变化规律与人体生命节律、发病规律关系的研究日益受到国内外学者的重视，并取得了进展。现代的气象医学、地理医学、环境医学、时间医学等学科均与运气理论密切相关。

中医运气学是中医学理论体系的重要组成部分。它以自然界的气候变化及生物体对这些变化所产生的反应为基础，把自然气候现象与生物的生命现象统一起来，把自然气候变化与人体发病规律、用药规律及养生防病原则统一起来，从宇宙节律角度探讨气候变化对人体健康及发病的影响。这种"人与天地相参"、气候变化与人体生命相关的理论充分体现了中医运气学体系的科学性及其学术特点。

五运六气理论主要记载于《内经》的《素问·天元纪大论》《素问·五运行大论》《素问·六微旨大论》《素问·气交变大论》《素问·五常政大论》《素问·六元正纪大论》《素问·至真要大论》，以及《素问》的两遗篇《刺法论》和《本病论》，在《素问·六节藏象论》《灵枢·九宫八风》等篇也有相关记载。

《内经》五运六气理论属中医外感病因学范畴。它首创了六十年甲子周期的医学气象历法，阐发了六气致病理论，提出了气化学说和病机学说，系统论述了天人相应整体观的治疗原则，扩大了中医学理论范畴，有力地促进了中医理论的发展，并有效地指导着中医临床辨证治疗及疾病

预防。诚如《素问·六节藏象论》所云:"不知年之所加,气之盛衰,虚实之所起,不可以为工矣。"强调了学习和研究运气理论的重要性及必要性。

中医运气理论对于阐明外感病因所致的病机变化规律、六十年甲子周期气候变化规律与疾病的关系,进而指导临床诊治及预防均具有重要意义。因此,历代医家都十分重视运气理论及其临床运用,曾有"不懂五运六气,捡遍方书何济"之训。运气学在病因病机方面,突出地强调了"正邪论"和"求属论",指出"气相得则和,不相得则病";提出了"审察病机,无失气宜""谨守病机,各司其属""必先五胜""有者求之,无者求之,盛者责之,虚者责之"等审察病机原则;在病位病性方面,则根据各种不同的致病因素和具体临床表现,以木、火、土、金、水五行及肝、心、脾、肺、肾五脏进行定位,以风、寒、暑、湿、燥、火盛衰等进行疾病定性;在治疗方面强调辨证论治,主张"必伏其所主,而先其所因""谨察阴阳所在而调之,以平为期"等;在方药方面,提出了"治有缓急,方有大小"及君臣佐使的制方原则;根据运气变化规律,提出了如"风淫所胜,平以辛凉,佐以苦甘,以甘缓之,以酸泻之"等独特的四气五味组方用药原则。

中医运气学是古人经长期的实践观察总结出来的天人相应的医学规律,具有重要的学术价值及临床实用价值。五运六气理论涉及天文、历法、气象、物候及医学等诸多学科,其理论是继承和弘扬中医学的重要内容。

第二节　中医运气学的指导思想

中医运气学的指导思想与《内经》相一致,明显地表现出天人相应的整体思想及唯物辩证法思想。

一、天人相应的整体思想

天人相应的整体思想属于中国传统哲学中一直备受重视的哲学思想和思维方法。人类生活在自然界当中,自然界存在着人类赖以生存的环境和条件,同时,自然界环境的变化又可以直接或间接地影响人体生命活动,可以说,人与自然息息相关。

《内经》在研究人体生命活动规律时,充分运用了天人相应的整体观念来研究人与自然的密切关系。天人相应的整体观贯穿于运气理论的始终。运气理论认为自然界蕴含三阴三阳六气和五行之气的运动变化规律,人体也蕴含三阴三阳六经之气和五脏之气的运动变化规律,而自然气候变化关系于自然界三阴三阳六气和五行之气的运动,人体生命活动正常与否取决于人体自身三阴三阳六经之气和五脏之气是否与自然界三阴三阳之气和五行之气相协调。因此,五运六气理论认为人体生命活动与自然变化密切相关,自然界阴阳五行之气的运动与人体五脏、六经之气的运动是相互收受通应的,正如《灵枢·岁露论》所云:"人与天地相参也,与日月相应也。"

自然阴阳五行之气的升降出入运动变化是宇宙万物变化的总规律。中医运气学认为包括人类在内的整个物质世界始终处在不停顿的升降出入运动变化之中,没有天地自然阴阳五行之气的升降规律运动,就没有自然万物变化及各种生命现象,所以《素问·天元纪大论》云:"动静相召,上下相临,阴阳相错,而变由生也。"自然界一切变化都是由于天地自然界有规律的升降出入运动而产生的,其运动规律是连续的、永恒的。《素问·六微旨大论》也指出:"成败倚伏生乎动,动而不已,则变作矣……出入废则神机化灭,升降息则气立孤危。故非出入,则无以生长壮老已;非升降,则无以生长化收藏。"均说明了物质世界具有不断升降出入运动变化的特性,自然运动规律致使自然界产生各种生命现象。

《内经》认为自然界天地万物、四时六气，乃至人体生命活动等都是相互依存、相互作用、不可分割的运动变化的整体，对于自然界的一切变化，包括人体健康和疾病必须运用整体运动观予以观察与分析。

天人相应的整体运动观在运气学中表现得尤为突出，运气学集中地探讨了自然气象运动规律及其对人体的影响。首先，它强调了人居天地之间、气交之中，与自然界是统一的整体，如《素问·六微旨大论》云："上下之位，气交之中，人之居也。故曰：天枢之上，天气主之；天枢之下，地气主之，气交之分，人气从之，万物由之，此之谓也。"天气在上而下降，地气在下而上升，人体生命位于天地之气交会之中，故必须顺应天地之气的变化而变化。《素问·至真要大论》则更明确指出："天地之大纪，人神之通应也。"说明了人体生命活动与天地变化规律是相互通应的。正如《素问·五运行大论》云："南方生热，热生火，火生苦，苦生心，心生血，血生脾。其在天为热，在地为火，在体为脉，在气为息，在脏为心……喜伤心，恐胜喜；热伤气，寒胜热；苦伤气，咸胜苦。"把天之六气、地之五行、方位与人体的脏腑、七情等方面紧密相连，形成了"四时五脏阴阳"的理论体系。

其次，在自然界的万千变化中，运气学理论突出了气候变化对人体生命及各种生物的影响，并且强调了由于天体周转，才有寒暑交替，才有气候温凉变化，从而产生了各种生命生长化收藏现象及世间万物。正如《素问·天元纪大论》所言："九星悬朗，七曜周旋，曰阴曰阳，曰柔曰刚，幽显既位，寒暑弛张，生生化化，品物咸章。"运气学还认为气候变化与地域方位有关系，东南西北地域方位不同，其气候亦存在一定差异，西北地势高其气偏寒凉，东南地势低其气偏温暖，如《素问·五常政大论》云："地有高下，气有温凉，高者气寒，下者气热。"运气学在探求自然界气候变化规律时，将天文、气象、地理等视为一体，进而阐明人体及各种生物的生命状态，指导临床诊治要重视三因制宜。

基于人与自然界息息相通的思想，运气学比较详细地论述了各不同年份气候的常变与发病的关系。如《素问·气交变大论》云："岁火太过，炎暑流行，肺金受邪。民病疟，少气咳喘，血溢血泄注下……岁金太过，燥气流行，肝木受邪。民病两胁下少腹痛，目赤痛眦疡，耳无所闻。"论述了五运六气太过与不及之岁的致病特点。

其三，运气学理论依据天人相应整体思想，提出了运气异常所致疾病的治疗原则，如《素问·五常政大论》强调了"必先岁气，无伐天和"。所谓岁气，即每年的气候变化；天和，即自然气候的正常变化。岁气每年变迁，四季气候不断更替，治疗用药必须顺应四时规律。所以在运气理论中，对标本中气、岁主脏害、六气淫胜为病等指导临证治疗都进行了较为详细的论述。例如，针对客主相胜为病，《素问·至真要大论》提出了相应的治法和用药原则。如："高者抑之，下者举之，有余折之，不足补之，佐以所利，和以所宜，必安其主客，适其寒温，同者逆之，异者从之。"诸如此类，不胜枚举。

总之，中医运气学认为人体生命与自然界是一个不可分割的有机整体，自然天地万物包括人体生命都处在不断的运动变化之中。因此，研究自然气候变化规律及其对人体健康及疾病的影响，必须从整体恒动变化的角度予以分析，必须运用《内经》天人相应的整体思想为指导。

二、唯物辩证法思想

我国古代哲学思想对中医学理论体系的形成及发展产生重要影响。精气学说、阴阳五行学说是我国古代关于世界本原及发展变化的宇宙观和方法论，是对中医学包括运气理论体系的形成和发展最有影响的哲学思想。这些思想被运用到中医学各个领域，并成为中医学理论体系的核心。

精气学说，又称"元气论"，或"气一元论"，它是研究宇宙万物生成及发展变化的古代哲学思想，其中蕴含丰富的唯物论辩证法思想。精气学说认为精气存在于宇宙之中，是构成宇宙本原的运动不息的极细微物质，宇宙万物的生成皆是精气自身运动变化的结果，人体生命作为宇宙万物之一亦由精气构成。

精气学说的思想被中医学所运用，反映于《内经》。尤其，运气理论将精气学说应用到医学、天文学、气象学等方面，因此，精气学说在运气学中占有特别重要的地位。运气学认为气是物质的本源，气是运动的，运动是有规律的，形气能相互转化，进而从形气相互转化这一理论出发，探讨了天体演化、宇宙形成及生命的起源。如《素问·五运行大论》云："夫变化之用，天垂象，地成形，七曜纬虚，五行丽地。地者，所以载生成之形类也。虚者，所以列应天之精气也。形精之动，犹根本之与枝叶也，仰观其象，虽远可知也……地为人之下，太虚之中者也……大气举之也。"指出了地球和其他星体一样，依靠大气的托举及推动悬浮于太虚之中，并在太虚中有规律地运行着。充满生机的宇宙世界是天地精气运动变化的结果，运气学以此为指导思想，全面阐述了以六十年为一个周期的自然界五运六气的运行变化规律及其对人体生命活动的影响。

阴阳五行学说是我国古代用来认识自然和解释自然的世界观与方法论，包含着丰富的辩证法思想。运气学以阴阳五行理论为指导思想，在研究气象、气候运动变化及其对物候、人体病候影响的规律时，无不运用阴阳五行的法则进行阐述，使阴阳五行理论及其思想贯穿于运气学的各个方面。

阴阳学说是研究阴阳的概念内涵及其变化规律，用以解释宇宙万物的发生、发展、变化的古代哲学理论，是古人认识宇宙万物及其变化规律的世界观和方法论。阴阳理论认为阴阳的对立统一是天地万物运动变化的总规律，自然界纷纭众多的物质现象和事物皆可以用阴阳归类，物质世界只有有了阴阳的相互运动，才能产生无穷的变化。

运气学以阴阳学说为指导思想，始终运用阴阳的辩证关系来研究自然规律、气候变化规律，进而分析人体疾病规律。指出"天以阳生阴长，地以阳杀阴藏，天有阴阳，地亦有阴阳"（《素问·天元纪大论》），认为"阴阳之气各有多少，故曰三阴三阳"（《素问·天元纪大论》），说明由于阴阳多寡不一，呈现状态亦异；进而将三阴三阳配以六气来研究气候变化规律，《素问·天元纪大论》指出："厥阴之上，风气主之；少阴之上，热气主之；太阴之上，湿气主之；少阳之上，相火主之；阳明之上，燥气主之；太阳之上，寒气主之。"运气理论强调阴阳的升降运动是气候变化的根本原因，指出"阴阳之升降，寒暑彰其兆"（《素问·五运行大论》）；运气理论进一步强调自然界一切变化都遵循着"动复则静，阳极反阴"（《素问·六元正纪大论》）的阴阳变化规律；运气理论还运用阴阳理论说明气象变化关系，如"夫阴阳之气，清静则生化治，动则苛疾起"；特别是运气学在预测具体年份气象、物候、病候时全部运用干支阴阳来推求。可以说，阴阳理论作为运气学的指导思想与研究方法贯穿于运气学的始终。

五行学说是确定五行的内涵、特性、归类方法及生克制化关系，并用以解释宇宙万物的发生、发展、变化及其相互联系的古代哲学理论，是含有丰富系统论思想的中国古代哲学的宇宙观和方法论。五行理论认为，宇宙间万事万物的属性可以在不同层次上分为木、火、土、金、水五类，并以此研究自然万物运动规律及相互之间的复杂关系。自然界各种事物和现象的发展变化都是这五种不同属性的物质不断运动和相互作用的结果。

运气学以五行学说为指导思想，不仅用以推求气运变化规律、气运与疾病的密切关系，而且，运用五行理论广泛地研究自然万物之间的普遍联系及相互关系，使古代哲学的五行理论在中医运气学中得到充分运用及发展。在中医运气学中，运用五行理论研究的事物非常广泛。运气理论把五方、五气、五味、五体、五色、五脏等与五行相联系，显示了自然万物之间的系统性及整体性，特别是运用天干及五行总结出天干化五运的规律，进而用以推求主运、客运的变化规律，又运用五行配以干支及三阴三阳六气，总结出了六十年六气变化规律，从整体系统的全方位角度深入研究了自然气候更替规律。

总之，精气学说、阴阳五行学说的基本观点和方法被引入运气学中，与中医学固有的理论及临床经验相融合，构建了运气学独特的理论体系及思维方法，在古代唯物辩证法思想的指导下，研究了天地自然五运六气运行规律，推导了气候物候病候变化规律。

第三节 中医运气学产生的基础

中医运气学理论是古代劳动人民在生活和实践中，通过对天体运行规律，气候变化规律及其对人体生理、病理影响的长期观察和研究总结出来的。自然界客观存在的气候变化，以及各种生物（包括人体）对各种自然变化所产生的相应反应是运气学理论产生的客观物质基础，同时其理论的形成又受到当时先进的哲学及自然科学的影响。

一、先秦哲学思想的影响

先秦哲学思想对运气学理论的形成都产生了不同程度的影响，但以道家、阴阳家思想最为深刻。

（一）道家思想的影响

道家是以先秦老子关于"道"的学说为中心的春秋战国时期主要的学术流派之一。自老子以后它又分化为多个学术流派，其中以庄子为代表的"道论"和以管子为代表的"精气论"是其中最具影响力的两大学派。前者重视"道"，认为"道"是物质世界永恒的、无处不在的终极本原；后者认为"道"是无所不在而富有生机的精气，精气才是宇宙万物发生并存在的本原。战国后期，这两派理论相融合，成为黄老新道家的道气思想。

1. 气是产生和构成万物的本原 气的概念在运气学中应用广泛，所包含的种类也很多。中医运气学认为气是宇宙形成的基础，是构成宇宙万物的最小物质单位。在自然界中，充满了物质性的气，万事万物包括自然界的天气、地气、风气、寒气、热气、燥气、湿气，以及人体的脏腑之气等都是由气化生而成。《素问·至真要大论》云："本乎天者，天之气也，本乎地者，地之气也，天地合气，六节分而万物化生矣。"《素问·阴阳应象大论》云："地气上为云，天气下为雨；雨出地气，云出天气。"《素问·宝命全形论》云："天地合气，别为九野，分为四时，月有小大，日有短长，万物并至，不可胜量。"不难看出，自然界的气实质是指大气的流动，人体的气则概括了物质与功能及其相互之间的转化。《素问·宝命全形论》云："夫人生于地，悬命于天，天地合气，命之曰人。"

在气是天地万物生成、演化本原的思想指导下，运气理论认为五运和六气及其变化规律是存在于天地间的"气"运动变化的结果。《素问·天元纪大论》云："在天为气，在地成形，形气相感而化生万物矣。"又云："太虚寥廓，肇基化元，万物资始，五运终天，布气真灵，揔统坤元，九星悬朗，七曜周旋，曰阴曰阳，曰柔曰刚，幽显既位，寒暑弛张，生生化化，品物咸章。"这里描绘了一幅充满生机，物种纷繁，有万千变化的宇宙结构模型。在这个富有生机、不断运动的宇宙在其演化过程中，产生了气、真、元（三者均指"气"），它们又进一步演化为阴气和阳气，在阴阳二气相互作用下，产生了九星、七曜、天地、万物。在万物都是气生成的背景下，《内经》认为"天有五行，御五位，以生寒暑燥湿风"，明确指出了"五运"和"六气"同样也是由天地间阴阳之气所生成。

其次，由于构成万物的气的性质是多样的，所以由气化生的自然万物也是多种多样。例如东西南北中五方地域的差异，产生了风热湿燥寒五气、酸苦甘辛咸五味、青赤黄白黑五色等。《素问·天元纪大论》云："天有五行，御五位，以生寒暑燥湿风，人有五藏化五气，以生喜怒思忧恐。"认为由于五行方位不同，产生了寒暑燥湿风不同的气候变化；由于五脏功能各有特点，故其气化表现出不同的情志。气的变化是十分复杂、玄远多变、无穷无尽的，无论在自然界还是在人体均是如此，但《内经》认为这些变化不外乎天地阴阳二气和五行之气的相互作用，因此，可以通过观测进而运用阴阳五行理论加以阐述。

2. 气的运动变化是事物发展变化的动力　气是运动的。中医理论认为自然界万事万物永远处于不断的运动变化之中。新的事物不断产生，由小到大，由少到壮，旧的事物逐渐衰退，由壮变老，终致消亡。《素问·六微旨大论》云："夫物之生从于化，物之极由乎变，变化之相薄，成败之所由也……成败倚伏生乎动，动而不已，则变作矣。"生化、极变、衰败，一切事物都在永恒地运动、变化着。之所以如此，正是由于构成万物的气是运动的，并且充满了生机。《素问·五常政大论》指出："气始而生化，气散而有形，气布而蕃育，气终而象变，其致一也。"明确地指出了自然界各种事物，不仅其形体由气所构成，而且它们的运动变化也本原于气的"始""散""布""终"的作用。

中医运气学认为气象的变化根源于天气与地气的升降作用。《素问·六微旨大论》云："气之升降，天地之更用也……升已而降，降者谓天；降已而升，升者谓地。天气下降，气流于地；地气上升，气腾于天。故高下相召，升降相因，而变作矣。"认为是由于气之升降运动，造成了天地之间的相互联系、相互影响、相互渗透乃至相互转化。天地之气上下之间相引相召，升降沉浮的运动互为因果。大气在天地之间环流运动，从而产生了风、热、火、湿、燥、寒等各种气候变化，产生了自然界生长化收藏现象，以及生命的新生和消亡。

自然之气在运动过程中相互制约、相互作用，以维持整体的动态平衡。如阴阳二气的对立统一、五行之气的相生相克，以及六气的胜复变化等都说明了自然界中只有气有序运动，自然才能有正常生化。如《素问·六微旨大论》云："气有胜复，胜复之作，有德有化，有用有变。"同时又明确指出："亢则害，承乃制，制则生化。"认为"制"在自然界气候、生物生化及各种事物中起着决定性作用。任何事物过于亢盛或亢进均成为灾害，但若出现相反的力量制约亢盛之事物，则会促使事物正常发展。自然界气候变化亦如此，存在着生克、胜复、制约关系，有一分胜气，便有一分复气。揭示了气的正常运动离不开气的克制和反克制作用，正如《素问·五常政大论》指出："微者复微，甚者复甚，气之常也。"即复气的多少根据胜气的多少而定。偏胜之气表现得轻微，制约它的复气表现也轻微；偏胜之气表现得较严重，制约它的复气表现也明显。

人体各脏腑器官的功能活动依靠气的推动。气是构成人体生命活动的基本物质，同时又是人体机能的动力来源。《灵枢·营卫生会》云："人受气于谷，谷入于胃，以传与肺，五藏六府，皆以受气，其清者为营，浊者为卫，营在脉中，卫在脉外，营周不休，五十而复大会。阴阳相贯，如环无端。"人体内的正气产生于水谷精微，经脾转输到肺，在肺的宣发作用下，将精微布散于全身脏腑组织。其中，清纯柔和者入于脉中为营气，疾急滑利者循于肌腠为卫气。营气营养五脏六腑四肢百骸，卫气温分肉、润肌肤、护卫肌表。正如明代医学家张介宾所说"夫生化之道，以气为本，天地万物莫不由之。故气在天地之外，则包罗天地，气在天地之内，则运行天地，日月星辰得以明，雷雨风云得以施，四时万物得以生长收藏，何非气之所为？人之有生，全赖此气"（《类经·摄生类》），概括地阐述了《内经》关于宇宙间的气化活动推动万类物种不断演化的思想。

3. 道气思想促进了运气理论的产生 《内经》继承和发展了道家"道"即是"气"的精气理论，尤其在运气七篇中，将"气"与"道"明确划分，认为"道"是指规律，"气"则是构成宇宙万物的物质基础。

首先，道气思想认为，天地间一切事物都有自身演化的规律（即"道"），这个规律是不以人们主观意志为转移的客观存在。运气理论正是在这种"道论"思想指导下，揭示木、火、土、金、水五运之气变化规律，揭示风、暑、热（火）、湿、燥、寒六气变化规律，揭示运气相合、客主加临、主客逆从等规律，从而多角度、多层次揭示了天地气候变化规律，并运用这一客观规律对疾病进行流行病学分析，指导临床对疾病的诊断辨证及治疗用药。

其次，在道家强调"通天下一气耳"（《庄子·逍遥游》）观念的指导下，运气理论构建了天人相应的整体恒动观，认为"气"是天人相应、天地万物相通相应的媒体中介。气是不断运动、充满活力的物质，气的升、降、出、入、散、聚等多种运动方式使天地万物之间发生着广泛的联系，从而突出了天地万物是一个有机的整体，人与自然是一个有机联系的统一体的"天人相应"整体观思想。运气理论正是站在气具有复杂多样运动方式的高度，审视"通天下"万物的整体联系，并在气之可分性观点指导下，将"通天下一气"分解为"五运之气"和"六气"两类，运用五运之气和六气运动变化规律，解释天地间复杂多样的物质运动形式，以此为据演绎了天时 – 气候 – 物候 – 人体生命的整体结构模型。

（二）阴阳学说

阴阳是我国古代哲学中的重要概念。它是古代哲学家在生产生活实践中，对万物运动变化规律长期观察研究的总结和概括，是古人认识宇宙自然总结出来的一种哲学观和方法论。阴阳理论被引用到中医学后，促进了中医学理论的形成，推动了中医学的发展，尤其在《素问》运气七篇中得到了充分的应用，在《内经》理论体系中占有极为重要的地位。

1. 阴阳是自然事物变化的根本 《内经》认为阴阳是宇宙事物发生发展运动变化的根本。《素问·阴阳应象大论》云："阴阳者，天地之道也，万物之纲纪，变化之父母，生杀之本始，神明之府也。"指出了阴阳的普遍性和重要性。自然界的事物普遍存在着阴阳的对立统一关系，事物之间的关系无论多么复杂，都可以纳入阴阳的范畴中去研究。

宇宙日月星辰周而复始地运行，自然万物的新生和消亡，自然事物由气到形，由形到气的变换，以及万物生生化化的过程，究其根本均是阴阳之间相互作用所致。《素问·阴阳离合论》云："阴阳者，数之可十，推之可百，数之可千，推之可万，万之大不可胜数，然其要一也。"指出了自然界变化万千的事物和现象无一不是阴阳对立统一的体现。

阴阳关系的普遍性表现在自然界的空间、时间，以及各种事物、生物及人体生命及疾病变化等方面。万物的产生和消亡，自始至终都贯穿着阴阳这一矛盾。《素问·四气调神大论》指出："四时阴阳者，万物之根本也……阴阳四时者，万物之终始也，死生之本也。"指出了阴阳间相互作用是推动事物从产生到消亡的根源，存在于一切事物发生发展的全过程之中。因此，阴阳的对立统一运动是天地万物运动变化的根本。

2. 阴阳是气候变化的总规律 《内经》认为气候变化虽然复杂多变，但其根本是阴阳的相互消长变化所致。运气理论广泛地运用了阴阳的依存互根、消长转化的辩证关系，来分析和总结以六十年为周期的气候变化规律及其与人体疾病的关系。

运气学运用阴阳理论阐述气候的变化规律。它认为气候变化是一个有序的循环，其变化与宇宙万物的变化一样，都是阴阳相互作用的结果。它在研究气候变化规律时，运用五运和六气两个相对独立又相互联系的气候变化系统来总结。五运和六气不仅各自分属阴阳，而且各部分所包含的内容都可用阴阳理论来研究。如五运中的岁运、主运、客运都有阴阳太少之分。六气源于阴阳二气，由于各自所秉阴阳之气多少的不同，又可用三阴三阳来代表，即厥阴风木、少阴君火、太阴湿土、少阳相火、阳明燥金、太阳寒水等，并分主于阴阳相互消长的六气六步。诚如《素问·天元纪大论》所云："阴阳之气各有多少，故曰三阴三阳也""厥阴之上，风气主之；少阴之上，热气主之；太阴之上，湿气主之；少阳之上，相火主之；阳明之上，燥气主之；太阳之上，寒气主之。所谓本也，是谓六元。"

运气学强调气候变化的根本原因在于阴阳的升降运动，诸如"阴阳之升降，寒暑彰其兆"（《素问·五运行大论》）、"气之升降，天地之更用也……升已而降，降者谓天；降已而升，升者谓地。天气下降，气流于地；地气上升，气腾于天。故高下相召，升降相因，而变作矣"（《素问·六微旨大论》），指出了阴阳升降在大气运动中主要表现为天气与地气的相互作用和交相流动，这也是大气运动的基本形式和气象变化的直接原因。

运气学用阴阳来说明气候平衡与不平衡的辩证关系，如《素问·至真要大论》云："夫阴阳之气，清静则生化治，动则苛疾起，此之谓也。"这里"清静"与"动"分别代表阴阳的平衡与不平衡。前者说明春温夏热秋凉冬寒正常气候的依次变迁，后者说明阴阳相对平衡受到破坏使运气出现了太过与不及，说明气候的运动如同其他事物一样也存在平衡与不平衡两种状态。

天干与地支是研究运气变化的基本工具，也有阴阳之分。运气学在研究六十年气候、物候、病候时，均通过纪年干支来推求。五运配以天干，六气配以地支，天干属阳，地支属阴，二者各自又可再分阴阳，奇数属阳，偶数属阴。十天干中甲、丙、戊、庚、壬为阳干，乙、丁、己、辛、癸为阴干；十二地支中子、寅、辰、午、申、戌为阳支，丑、卯、巳、未、酉、亥则为阴支。由于干支本身有万物生长、繁盛、衰老、死亡、更生的涵义在内，因此，其本身必然有阴阳的区分，否则就不可能产生变化。

3. 阴阳是疾病发生发展变化的总规律 运气学把自然气候现象和生物的生命现象统一起来，把气候变化规律与人体发病规律、用药治疗规律统一起来，研究气候变化与人体健康及疾病的密切关系，并运用阴阳之间的对立、互根、消长、转化规律，解释天时气候变化对人体生理、病理的影响，预测疾病的流行规律，指导临床诊断用药等。

（三）五行学说

五行学说在中国古代哲学思想中占有重要的学术地位。它主要被用来说明自然界各种事物之间的相互影响和普遍联系。五行学说被引入到中医学后，形成了较系统的医学五行理论框架，体现在中医理论的人与自然的关系、病因、病机、诊断、治则等各个方面，是中医理论的重要学说及内容。运气学运用五行理论，归纳了不同事物的属性，阐明了五运六气太过、不及、胜衰、生克制化、乘侮等方面的内容。

1. 阐述自然事物的普遍联系 中医运气学运用五行学说阐述自然界事物之间的普遍联系。如《素问·金匮真言论》以五方五行归纳自然事物，指出："东方青色，入通于肝，开窍于目，藏精于肝，其病发惊骇，其味酸，其类草木，其畜鸡，其谷麦，其应四时，上为岁星，是以春气在头也，其音角，其数八，是以知病之在筋也。"《灵枢·五味》篇指出五谷、五果、五畜、五菜、五色等均合于五行，将自然界纷繁复杂的事物，通过分类均归属于五行系统，并使之产生有机联系，阐明了自然界事物之间存在着普遍联系，展现了自然万物的整体性。

2. 说明人体生命活动及疾病变化　《内经》运用五行学说归纳概括了人体各脏腑组织器官的生命活动和疾病变化，认为人体是一个以五脏为核心的有机联系的整体。如《素问·阴阳应象大论》研究了五脏、五体、五志、五声、五窍、五变之间的关系，及其与自然阴阳五行的普遍联系；《灵枢·本输》篇指出井荥输经合五穴应于五行；《灵枢·五乱》篇指出十二经脉别为五行，分为四时；《灵枢·顺气一日分为四时》篇也指出："人有五藏，五藏有五变，五变有五输，故五五二十五输，以应五时。"

《内经》运用五行生克理论总结五脏疾病传变规律。如《素问·玉机真藏论》指出："五藏受气于其所生，传之于其所胜，气舍于其所生，死于其所不胜……五藏相通，移皆有次奈何？岐伯曰，五藏有病，则各传其所胜。"五脏合五行应五时，故五脏疾病传变规律可以运用五行理论进行总结。

3. 研究气候变化规律　中医运气学运用五行配合天干地支来纪气纪运，研究各年份各节令的气候变化规律。把五行之气在天地间的运行规律用五运表示，即木运、火运、土运、金运、水运。五运配合天干表示岁运，可研究不同年份的气候变化特征，即甲己年岁运属土，乙庚年岁运属金，丙辛年岁运属水，丁壬年岁运属木，戊癸年岁运属火。每一年的春、夏、长夏、秋、冬五个季节，又分别由木、火、土、金、水五运所主，来说明不同节令正常的气候特征，即一年之中，春温属木运，夏热属火运，长夏属土运，秋燥属金运，冬寒属水运，各不同时令异常气候变化特征，根据各年岁运不同，也分别运用五运来表示。

中医运气学将五行与地支配合研究各年的岁气情况。丑未年是太阴湿土司天，卯酉年是阳明燥金司天，辰戌年是太阳寒水司天，巳亥年是厥阴风木司天，子午年是少阴君火司天，寅申年是少阳相火司天。

运气学将五行与六气配合，分析各年份主气、客气的变化规律。各年主气的正常变化规律是厥阴风木、少阴君火、少阳相火、太阴湿土、阳明燥金、太阳寒水。各年客气的变化规律是厥阴风木、少阴君火、太阴湿土、少阳相火、阳明燥金、太阳寒水。

运气学运用五行的生克、制化、乘侮等关系说明四季的更替，气候的变迁，五运六气太过、不及、胜衰、克制等内容。相生就是五行之间相互资生和助长。主运，主治一年五时正常的气候变化，即以木、火、土、金、水五运分主春、夏、长夏、秋、冬，其更选顺序为五行相生，风、火、湿、燥、寒五种气候依次更替，年年如此。主气，为每年相继出现的六种正常气候，即六步六气，由于君火、相火同类，故仍可以五行归类，其更换之序，也为五行相生规律。《素问·六微旨大论》在阐述地理应六节气位时还明确指出："显明之右，君火之位也；君火之右，退行一步，相火治之；复行一步，土气治之；复行一步，金气治之；复行一步，水气治之；复行一步，木气治之；复行一步，君火治之。"显明，即春分点，是说从春分之后是少阴君火所主的时位，退行一步为少阳相火，再退一步为太阴湿土，再退一步是阳明燥金，再退一步是太阳寒水，再退一步是厥阴风木，再退一步是少阴君火所主。显然，显明之右到君火治之是言五行相生，其顺序为火生土，土生金，金生水，水生木，木生火以致往复无穷。相克就是五行之间相互制约和克制。其相克关系即如《素问·宝命全形论》所论："木得金而伐，火得水而灭，土得木而达，金得火而缺，水得土而绝，万物尽然，不可胜竭。"表现在四时关系上则为"春胜长夏，长夏胜冬，冬胜夏，夏胜秋，秋胜春，所谓四时之胜也"（《素问·金匮真言论》）。胜者，克制之意，这就是四时相胜规律。运气学说常借此说明五运太过、不及的胜复关系。

运用五行说明运气的乘侮关系。乘者，乘虚侵袭，相乘就是相克太过，超过了正常的制约程度。相侮，就是恃强凌弱，也称反克。乘侮关系，即五行之间产生了偏盛偏衰，不能维持正常的动态平衡。《素问·五运行大论》指出："气有余，则制己所胜而侮所不胜；其不及，则己所不胜侮而乘之，己所胜轻而侮之。侮反受邪，侮而受邪，寡于畏也。"说明五运之气太过则克伐己所胜之气，同时反侮己所不胜之气；五运之气不及则一方面受到所不胜之气的乘伐，另一方面也会受到所胜之气的反侮。例如：木气有余，不仅能克制己所胜的土，使其湿化之用大衰，甚至还能欺侮其所不胜的金而风气大行，即所谓"制己所胜而侮所不胜"。如果木气不及，不仅其不胜的金气将乘其衰而来乘伐，其所能胜制的土气，亦将轻视其衰而来欺侮，这就是"己所不胜侮而乘之，己所胜轻而侮之"的含义。

运气学还运用五行理论强调了胜复问题。所谓胜复，指当五行生克制化失去制约损害一方，到了一定程度，被损害的一方就会出现相应的反应以求重新取得均势和协调，即"有胜则复，无胜则否"（《素问·至真要大论》）。气候变化由于太过不及导致的变化，会引起"胜气"和"复气"的调节关系，诚如《素问·至真要大论》所云："有胜之气，其必来复也。"《素问·五常政大论》也指出："故乘危而行，不速而至，暴虐无德，灾反及之。"因为横行的一方，必然会消弱自己的力量，所以凡恃强凌侮他气者，自己也会受到邪气的伤害，即所谓"侮反受邪，侮而受邪，寡于畏也"。同时，运气学说还强调"微者复微，甚者复甚，气之常也"（《素问·五常政大论》），即复气多少轻重与胜气多少轻重成正相关。正因为如此，才保证了气候在局部出现不平衡的情况下，通过自动调节而继续维持其循环运动的相对平衡。诚如《素问·气交变大论》所云："夫五运之政，犹权衡也，高者抑之，下者举之，化者应之，变者复之，此生长化收藏之理，气之常也，失常则天地四塞矣。"

运用五行生克制化理论阐明自然界亢害承制的关系。《素问·六微旨大论》指出："亢则害，承乃制，制则生化，外列盛衰，害则败乱，生化大病。"亢，即亢盛，如果六气亢盛，则会产生危害，从而出现一系列败乱的现象，影响正常的生化过程，所以必须有相应的气来制约。有了正常制约，才能有正常生化，也才能使主岁主时之气循环相承，盛衰有时，保证正常的时序变迁。因此，张介宾曰："造化之机，不可无生，亦不可无制。无生则发育无由，无制则亢而为害"（《类经图翼·运气上》）。

由上述可见，自然界的气候之所以保持着动态平衡，并按一定的周期循环运动，均可以从五行学说的生克制化机制中得到说明。临床应用亦当遵循此规律，诚如《素问·至真要大论》所云："故治病者，必明六化分治，五味五色所生，五藏所宜，乃可以言盈虚病生之绪也。"

二、古代自然科学的影响

我国古代自然科学的发展在世界自然科学发展史上占有重要地位，而对运气学形成影响较大的主要是天文和历法知识。

运气学理论充分运用了古代先进的天体结构理论。我国古代对宇宙结构的认识主要有三家：即盖天说、浑天说和宣夜说。盖天说是人立于地面直观观测天象，提出天圆如张盖、地方如棋局的"天圆地方"说，此学说具有很大的局限性。浑天说是依靠理性推理，并制造仪器准确度量天体视运动而得出"天包地外，地居于中"理论的一个学派。这个学派以张衡《浑天仪注》为代表，并一直被认为是我国古代关于宇宙结构认识的正统学说。但它认为天球有天壳存在，天壳之外是无限的宇宙，因此，也有一定的局限性。宣夜说是我国历史上先进的宇宙结构理论，在浑天说基础上认为天没有边际，宇宙是无限的，日月星辰靠气的推动运行于宇宙之中。

中医运气学的天文学思想博取了上三说之长，尤其选择了宣夜说作为自己的宇宙理论来研究宇宙结构和天体运行规律，并且在其基础上又指出了自然界运动变化的统一性，阐明了宇宙万物生化的原理，尤其指出了自然万物存在生化不息的宇宙之中。

运气理论充分运用了我国古代关于北斗星、二十八星宿、日月、五星、历法等研究成果。《灵枢·九宫八风》中"太一游宫"的记载，就是对北斗星围绕北极星旋转不息，斗柄一年旋指十二辰的描述。运气学运用"太一游宫"主要用以确定一年的时节，推知四时气候变化规律及二十四节气，同时又用以研究四时阴阳的变化规律对人体的影响。它不仅将时间和空间紧密结合，而且又将空间、时间、气候与人体紧密结合起来。

二十八星宿是天体中二十八个相对不动的恒星群，分阵四方，以拱北斗。按其构成的图形形象分为东方苍龙星座，包括角、亢、氐、房、心、尾、箕七宿，南方朱雀星座，包括井、鬼、柳、星、张、翼、轸七宿，西方白虎星座，包括奎、娄、胃、昴、毕、觜、参七宿，北方玄武星座，包括斗、牛、女、虚、危、室、壁七宿。二十八星宿共周天365度，由于其相对稳定，故成为划分天体星空区域的标志，并以此为标志研究行星运行的规律，其内容在《素问·五运行大论》中有较详尽的记载。

运气理论运用日月运行规律制定历法，重视日月运行规律对地球及生物的影响。在日地关系方面，利用浑天仪观测太阳在天体的位置变化，使用圭表测量地面日影方位和长短变化，建立了确定日地阴阳盛衰的标准及天地阴阳盛衰消长规律的理论，包括日周期、年周期和十二年周期。在研究月地关系时，运气理论认为月亮运动对地球的阴阳消长起着极其重要的调节作用。研究月亮运动规律主要有两个，即月相晦朔弦望变化规律和月亮在恒星背景中的运行规律。在此基础上，又强调了朔望月周期对地球及人体生命活动的作用。在《素问·八正神明论》《灵枢·岁露论》等篇均有月廓满虚对人体气血影响的论述。

运气学特别重视将天度和气数结合起来综合考察日月之行，充分体现了我国古代天文学的特点，如《素问·六节藏象论》指出："天度者，所以制日月之行也；气数者，所以纪化生之用也。"又指出："日为阳，月为阴，行有分纪，周有道理，日行一度，月行十三度而有奇焉。"明代医家张介宾也有阐述，曰："岁之日数，由天之度数而定；天之度数，实由于日之行数而见也。"（《类经图翼·运气上》）可见，天度是指日行周天365.25度，即"日行"的黄道线上的度数。气数是指一年二十四节气的常数，用以标记天地间万物生长化收藏规律。张介宾解释道："气者天地之气候，数者天地之定数。天地之道，一阴一阳而尽之，升降有期而气候行，阴阳有数而次第立。次第既立，则先后因之而定，气候既行，则节序由之而成。节序之所以分者，由寒暑之再更；寒暑之所以更者，由日行之度异。"（《类经图翼·运气上》）天气变化影响生物生化，中医运气学运用气数研究气候变化，《素问·六节藏象论》指出："五日谓之候，三候谓之气，六气谓之时，四时谓之岁。"节令未到气候已来，为太过；节令已到而气候未来，为不及。

研究日月运行、气之迁移必然要涉及历法。战国至汉初，普遍实行的历法是四分历。所谓四分历，是以一回归年约等于365.25日，一朔望月约为29.5日，十九个太阴年中插入7个闰月的历法。因岁余1/4日，而被称为四分历。四分历用朔望月来定月，用闰月的办法使年的平均长度接近回归年，兼有阴历月和回归年的双重性质，属于阴阳合历。《内经》运用的历法也是古四分历。如《素问·六微旨大论》云："所谓步者，六十度而有奇，故二十四步积盈百刻而成日也。"因一回归年约365.25日，运气理论将其以六步分之，则每步为约60.875度，故曰"有奇"，每年余0.25度，经过四年积盈至百刻而为一日。这里明确提出一个回归年约365.25日。因此，古四分历是《内经》制定五运六气历的基础。在运气学中，没有采用闰年或闰月的方法来调整岁差，而是通过一系列的谐调周期来编历，谐调周期的原则是"五六相合"，指出运气有"周天气者，六期为一备；终地纪者，五岁为一周"的五年和六年周期，也有"五六相合，而七百二十气为一纪，凡三十岁"的三十年周期，还有"千四百四十气，凡六十岁，而为一周，不及太过，斯皆见矣"的六十年周期。

运气学以古四分历为基础，据日、月、地三者运行规律，运用天干与地支的谐调编排，创立了独特的五运六气历法，从历法学角度来看，它属于阳历历法系统。五运六气历的全部历谱是运用干支五运阴阳系统推求出来的，它揭示了日月地三体运动的最小相似周期为六十年，其中还包含着五年、六年、十年、十二年、三十年多个调制周期；阐明了六十甲子年中天度、气数、气候、物候、疾病变化规律等，从时空角度研究了天地人的统一性。

总之，中医运气学的六十年气运周期有着深刻的天体运动背景和自然科学客观依据，它从更广泛的时空角度揭示了自然界的周期运动规律。

三、长期生产生活及临床实践知识的积累

中国是世界上最早进入农耕生活的国家之一，农业生产迫切需要对气象进行观察与验证。根据现有文献记载，早在殷周时期，中国古代劳动人民对气象变化规律及其与生物的关系已经积累了丰富的经验，为运气学说的产生和形成奠定了坚实基础。

《诗经·豳风》记载："七月流火，九月授衣。一之日觱发，二之日栗烈。无衣无褐，何以卒岁？三之日于耜，四之日举趾。同我妇子，馌彼南亩。"指出根据星宿位置，确定时月，以知气候之寒暖、耕作以应时的情况。《左传·昭公元年》指出："天有六气，降生五味，发为五色，徵为五声，淫生六疾。六气曰阴、阳、风、雨、晦、明也。分为四时，序为五节。过则为灾。阴淫寒疾，阳淫热疾，风淫末疾，雨淫腹疾，晦淫惑疾，明淫心疾。"把六气变化与四时五节及生物之五味、五色、六种疾病的发生等直接联系起来，并提示人们对六气变化要加以适应，以防止疾病的发生。

春秋战国时期，随着农业生产发展的需要，气象物候学进一步发展。如在《管子·幼官》中，除对五时（春、夏、长夏、秋、冬）之正常情况有所论述外，也描述了时令反常变化，并根据这些变化以行人事之所宜。《吕氏春秋》中对天文、气象、物候、病候等都有较为系统的论述，如《孟春纪第一》云："孟春之月，日在营室，昏参中，旦尾中……东风解冻，蛰虫始振，鱼上冰，獭祭鱼，候雁北……是月也，天气下降，地气上腾，天地和同，草木繁动，王布农事，命田舍东郊，皆修封疆，审端径术……无覆巢，无杀孩虫、胎夭、飞鸟……孟春行夏令，则风雨不时，草木早槁，国乃有恐；行秋令，则民大疫，疾风暴雨数至，藜莠蓬蒿并兴；行冬令，则水潦为败，霜雪大挚，首种不入。"其内容与《素问·四气调神大论》所述有相似之处。东汉时期的易纬书均对气象、物候、病候等有更为详细的论述，如《通卦验》以八卦结合八风、四立（立春、立夏、立秋、立冬）、二分（春分、秋分）、二至（夏至、冬至）、八节为纲，通贯二十四气，阐明气候正常与反常变化及其与物候、病候的关系。虽然对风的命名不同，但其意义与《灵枢·九宫八风》篇所述内容相近。总之，从这一时期的文献可以看出，我国在天文、历法、气象、物候及其与医学的关系等方面均有较大的发展，为运气学说的形成奠定了坚实基础。

运气理论来自实际观测。运气理论的形成，在现存文献中以《内经》运气七篇为标志。根据运气七篇的记载，可以说明其理论形成来自实际观测。如《素问·五运行大论》云："天地阴阳者，不以数推以象之谓也……夫候之所始，道之所生，不可不通也"。《素问·六微旨大论》也

指出："因天之序，盛衰之时，移光定位，正立而待之……天气始于甲，地气治于子，子甲相合，命曰岁立，谨候其时，气可与期。"《素问·八正神明论》又指出："验于来今者，先知日之寒温，月之虚盛，以候气之浮沉，而调之于身，观其立有验也。"《素问·六元正纪大论》云："夫六气者，行有次，止有位，故常以正月朔日平旦视之，睹其位而知其所在矣。"均证明了气候变化规律是靠实际观察自然天象及物候变化总结出来的。

运气理论来自临床医疗实践的反复验证。《素问·至真要大论》云："论言治寒以热，治热以寒，而方士不能废绳墨而更其道也。有病热者寒之而热，有病寒者热之而寒，二者皆在，新病复起，奈何治？岐伯曰：诸寒之而热者取之阴，热之而寒者取之阳，所谓求其属也。"古代医学家在临床实践中发现，对于虚寒证和虚热证用"寒者热之，热者寒之"的治法不但无效，反而使病情加重，并通过反复实践验证，提出了"诸寒之而热者取之阴，热之而寒者取之阳"的治疗原则，即对虚寒证和虚热证，应当分别采用补阳和滋阴之法，从而丰富和完善了寒证和热证的治法。古人在长期的观察中还认识到，温疫与气候变化关系密切，且不同的温疫具有不同的气候特性，相同运气的温疫又具有一定的相似性，说明致病原不仅受自然变化的影响，而且还有一定运气规律可寻，如气运变化出现"不迁正""不退位"情况时，三年后可发生疫病。

中医运气理论的产生经历了一个较长的历史时期，它是在先秦哲学思想的指导下，在天文、历法、气象、物候等自然科学的不断进步和发展的前提下，经过临床医疗实践的反复验证而逐步形成的。

第四节　中医运气学发展简史

中医运气学的形成与发展，经历了漫长而又艰难的历史过程。各历史时期，中医运气学在不断传承、应用及发展的同时，也承受了一定争议。因此，研究运气学起源与发展，对于进一步认识运气学的科学性及实用性显得尤为重要。

一、先秦至汉

中医运气学的形成，可溯源于上古至先秦时期人们对时令、月令认识的早期时代。"五运"一词，最早见于战国时代。据《史记》记载，齐国邹衍"著终始五德之运"且有"主运"之说，给后人以启发。《吕氏春秋》中的"孟春行夏令""仲春行秋令""季春行冬令"等论及了客运所致异常气候。《淮南子·天文训》对客运也有记载。《内经》在此基础之上，将五运思想运用于对时间、气候、物候及疾病的分析中，使人们对岁时气候的认识向前推进了一步。《内经》运用五行生克制化分析各种时间节段的相互关系及其周期性，运用五运理论认识疾病的缓急，进一步指导疾病预防及判断疾病的预后，指出"五运相袭而皆治之，终期之日，周而复始"。可见，由五行到五运，经历了一个长期的历史认识过程。这个认识过程说明了五行不仅能说明天地万物之间的相互联系，也可以用来说明在空间时间上有联系性的事物。

"六气"，源自古代先人长期在生产生活实践中对自然气候现象及其成因的观察与分析。中国对星象、气候、日月星辰的观测自有文字以来就已开始。"六气"一词，在现存文献中最早见于《左传·昭公元年》，书中记载了医和对六气与疾病关系的阐述。医和指出："天有六气，降生五味，发为五色，徵为五声，淫生六疾。六气曰：阴阳风雨晦明也，分为四时，序为五节，过则为灾。"可见，医和说的六气是指一年四时的六种气候变化，它产生于天，能化生万物，过则为害。此时的六气已经蕴涵了运气学中六气的含义，可以说它是运气学中六气的前身和基础。《国语·周语下》记载云："天六地五，数之常也。经之以天，纬之以地，经纬不爽，文之象也。"鲁昭公二十五年郑子太叔论理又曰："生其六气，用其五行，气为五味，发为五色，章为五声。"记载了五行，并与六气并论。认识到天有六气，地有五行，天气作用于地，万物赖之以生。战国以后，随着古代天文、历法、气象知识的进步，六气理论有了较大发展。《素问》运气理论中，对六气阐述得比较全面，将《内经》五气理论演化为六气，并与三阴三阳相配合总结六气运行规律。

《太始天元册》为中医运气学理论的形成提供了古代天文学背景和依据。《太始天元册》是《素问》中所引用的上古天文学著作，其书现已亡佚。但在《素问·天元纪大论》等运气七篇中，引用了部分《太始天元册》的理论，引用文字中深刻地反映出中国古代先民对于宇宙自然规律的认识。如《素问·天元纪大论》中记载"鬼臾区曰：臣积考《太始天元册》文曰：太虚寥廓，肇基化元，万物资始，五运终天……生生化化，品物咸章"，《素问·五运行大论》还记载了《太始天元册》关于五气经天理论，五气经天理论是运气学理论构成的重要天文学基础，它提供了运气学产生的古代天文学背景和天干化五运、地支纪六气的根据。《太始天元册》是迄今为止所知道的古代研究天文的最早文字资料，虽然《内经》引用的文字不多，但从其仅存的内容来看，对于现今研究古代天文历法具有重要参考价值。由于中医运气学理论涉及并引用了《太始天元册》，因此，通过《太始天元册》可以推算出运气学产生的年代可能比目前所认识到的还要早。

《内经》运气学理论受到了"天六地五"学说的影响，接受了古代相关天文历法知识。《素问·天元纪大论》指出："天以六为节，地以五为制，周天气者，六期为一备；终地纪者，五岁为一周……五六相合而七百二十气，为一纪，凡三十岁；千四百四十气，凡六十岁，而为一周，不及太过，斯皆见矣。"将五行称为五运，将"阴阳风雨晦明"发展演变为风寒暑湿燥火，并将"五运者五行之运也"的五气运行思想应用于对时间、气候的研究和分析方面，这方面的论述集中地体现在《内经》运气学理论当中。

运气理论形成完整学说的时间，一般认为大约在西汉至东汉初期。运气理论形成完整学说的时间，与历史上医学和天文气象学的发展密切相关，据有关文献研究，不论从运气理论对宇宙结构的认识、对五星运行及亮度的记载，还是运用漏下百刻纪时纪日的方法，以及九星七曜的论述来看，运气理论形成完整的学说应该是这一时期的成果。

完整的运气学理论的形成，以《素问》运气七篇和两遗篇《刺法论》《本病论》为标志。运气七篇是系统论述运气学理论的经典文献，它全面地反映了运气学基本理论与基本内容。但是对于运气七篇和两遗篇《刺法论》《本病论》是否为《素问》原本的篇章，历史上一直有争议。

二、隋唐时期

唐代王冰发掘并传承中医运气学。王冰从其师藏"秘本"发现"七篇大论"，并予以详细考校疏注，使运气理论更加完整系统，并成为中医学理论的重要组成部分，以医经的地位出现，引起了医家及学者的重视。王冰在序言中曰："时于先生郭子斋堂，受得先师张公秘本，文字昭晰，义理环周，一以参详，群疑冰释。恐散于末学，绝彼师资，因而撰注，用传不朽，兼旧藏之卷，合八十一篇二十四卷，勒成一部。"可见，是王冰在《素问》中为后人保留下了运气学的完整理论。此后王冰对其中"辞理秘密、难粗论述者"，又"别撰《玄珠》，以陈其道"。

王冰对运气七篇大论注解精详，凡遇疑难必有解释，既注文词又注文义，并且在注释中博引古代重要著作，如《易》《传》《诗》《书》《白虎通》《阴阳法》《太上立言》等古籍，根据实际气候、物候变化现象解释《素问·五运行大论》中五方五行生化原理，并且以实地考察的资料为依据，将华夏地域东西南北共划分为九野，论述了地势高低、地理纬度不同，气候、物候、疾病都有差异，以此阐明运气理论的正确性、科学性与实用性。他还结合运气理论，分析病机，确立治法，撰运气专著《天元玉册》《元和纪用经》《昭明隐旨》等，奠定了运气理论的基础。由于王冰的阐述和提倡，医家和学者开始重视运气的研究及应用。

三、两宋金元时期

两宋金元时期是运气学研究进入昌盛的时期。医家学者对运气学多有发挥和发展，并用以指导临证用药。

北宋时期的科学家沈括在《梦溪笔谈》中着重论述了运气理论，指出"医家有五运六气之术，大则候天地之变，寒暑风雨，水旱螟蝗，率皆有法；小则人之众疾，亦随气运盛衰"，充分肯定了五运六气理论的正确性，还指出"大凡物理，有常、有变。运气所主者，常也；异夫所主者，皆变也"，强调自然界变化有规律性的正常变化和非规律性的异常变化之分，注意到异常变化无所不在，不可"胶于定法"，要因时因地制宜，他还举例说明运气理论在实际气候中的应用。北宋医学家刘温舒著《素问入式运气论奥》阐发运气义理，揭示运气奥义，解释运气疑难，强调运气的重要性。指出运气气化本源于宇宙阴阳气化，从宇宙气化角度阐释了天干地支的来源；对运气交司时刻、五行生成数、运气脉象、运气致病、运气治疗等作了独到的发挥。尤其该书首以图表释义，一目了然，这一方法一直被后世所沿用。宋仁宗、宋徽宗皇帝亲自倡导，在《圣济总录》中首论运气及六十甲子周运气图，并将运气学列为太医局重要考试科目。林亿等在校订《素问》时确定运气七篇为古医经，使运气学得到了积极的推广和应用。宋代医家陈言在《三因极一病证方论》第五卷的《五运论》《五运时气民病证治》《本气论》《六气时行民病证治》等篇均指出运气变化是疾病发生的因素，创造性地提出了六十年甲子周期五运六气发病具体治疗方药，方药据运气随证加减变化，体现了中医学天人相应的整体观。

至金元时期，运气理论研究更加深入，以刘完素为代表的医家将运气理论应用于人体，解释人体的生理功能和病理变化，进而指导对病因病机的认识及药物的运用，使运气理论在指导临床方面发挥了作用，促进了学术流派的形成，推动了医学的发展。这一时期对运气学的贡献首推刘完素，他的运气学专著《素问玄机原病式》在分析人体生理功能和病理变化时，总是先阐述天地、运气、自然造化之理，再比物立象，合于人体。指出"一身之气，皆随四时五运六气兴衰而无相反"，认为运气学说是中医学的重要理论之一，曰"法之与术，悉出《内经》之玄机""易教体乎五行八卦，儒教存乎三纲五常，医教要乎五运六气"，指出"不知运气而求医无失者鲜矣"，从运气角度探讨火热之气致病机制，成为主火论者。在运气方面他还著有《黄帝素问宣明论方》（简称《宣明论方》）及《素问病机气宜保命集》《图解素问要旨论》《伤寒直格论方》，为后世外感病因辨证、病机学说的发展奠定了坚实的基础，发挥了运气学对临床的指导作用。

成无己认为运气学说对《伤寒论》的形成和产生具有重要的作用。成无己在《注解伤寒论》中将运气列为首卷，阐述运气与疾病时，图文结合并附有歌诀。成氏在注解《伤寒论》时，始终以《内经》运气理论为本，将《伤寒论》理论放在更广阔的空间、时间中进行研究，从运气格局来探讨伤寒疾病变化规律、气候与疾病之间的密切关系，认为疾病的发生转归与运气变迁相关。推动了《伤寒论》的研究与发展，促进了运气理论的实际应用，可以说，他是运用运气理论解释伤寒演变的第一人。

张元素《医学启源》的中卷专论《内经》主治备要及六气方。其研究特点是将运气理论与疾病的诊治和遣方用药紧密相联。张氏以《内经》运气理论为本，吸收并发挥了刘完素六淫病机，从五运主病、六气为病、五运病解、六气病解、六气方治等方面论述了运气与疾病的关系。在上卷六气主治要法中列出六步气位多发病及适合方剂。其制方用药本着《素问·至真要大论》的制方原则，以五行生克为法则，根据药物气味厚薄、阴阳寒热升降组方遣药。

李杲在《脾胃论》中以运气理论阐述了气机升降。认为升降沉浮是自然界事物的基本运动形式，自然界气机升降交替、沉浮更变，才有了四季的周期变化，推于人体也同理。李杲指出："《经》言岁半以前天气主之，在乎升浮也……岁半以后，地气主之，在乎沉降也……升已而降，降已而升，如环无端，运化万物，其实一气也。"在《气运衰旺》《阴阳寿夭论》中论述了脾胃升降失常的天地气运病因病机及用药，阐述了补中益气汤的立方宗旨是本于天地气运。其在《亢则害承乃制论》中认真研究了《素问·六微旨大论》的六气六步亢害承制关系。

此外，张从正、朱震亨等有识医家都能够恰当地理解并运用运气理论，提出新见解、创立新理论，使运气对医疗实践发挥了有效的指导作用，促进了临床医学的发展。

四、明清时期

明清时期，临床医家继续探讨运气理论，进一步把运气理论用于诊断治疗中，促进了医学发展，特别是对温病学的形成和发展，起到了积极的推动作用。

明代汪机系统整理了运气理论。在《运气易览》中对运气周期中的六十年交司时刻、月建、五音建运、南北政等重要问题进行了深入阐述，以临床应用实例强调研究运气要结合临床实际应用，并阐明了研究运气应持有正确态度，云："运气一书……岂可徒泥其法，而不求其法外之遗耶？如曰冬有非时之温，夏有非时之寒……此四时不正之气，亦能病人也……又况百里之内，晴雨不同；千里之邦，寒暖各异……可皆以运气相比例哉？务须随机达变，因时识宜，庶得古人未发之旨，而能尽其不言之妙也。"他指出研究运气不仅限于一年一时的变化，百千万年之间也有此理，应注意"元会运世"，为其后提出大司天理论奠定了坚实的基础。所谓"元会世运"，即三十年为一世，十二世为一运，三十运为一会，十二会为一元。

张介宾对运气研究作出了重要贡献。他在《类经》《类经图翼》特立运气类（共计8卷），专门研究运气理论。特点是结合临床实际来研究气候对疾病的影响，总结发病及治疗规律。尤其张氏常运用古代天文历法等自然科学阐明运气疑难，揭示了运气学说产生的古代自然科学基础及其科学性。对二十四气、二十八宿、斗纲、中星、岁差、气数等疑难且重要的问题进行了科学的论述。张氏还特别重视气候变化所致各种物候现象，补充了一年七十二候及其自然界物候现象。将较复杂的运气理论，用图表明示，为后人深入研究运气理论留下了极其宝贵的文献资料。

李梴著《医学入门》的卷首为《运气总论》，其特点是将运气七篇中如亢害承制等重要理论与物候病候相联系。是书结尾引张从正语："病如不是当年气，看与何年运气同，只向某年求活法，方知都在至真中。"又曰："儒之道，博约而已矣；医之道，运气而已矣。学者可不由此入门而求其蕴奥耶！"其强调了运气学说对医道的重要性，医者应当掌握并要灵活运用。

楼英对运气的研究不盲从于前人，他在《医学纲目·内经运气类注》中，深入研究了运气占候、亢则害承乃制、病机十九条等，说理透彻。运用归类方法将运气七篇大论归类整理，分类清晰注释详细，提出独到的见解，为后世研究运气学奠定了良好的基础。

明代医家王肯堂在临诊中十分重视气运对病证的影响，选药组方也颇注重时令、气运。在以他的医案为主的著作《医学穷源集》前两卷"运气图说"及后四卷的"医案"中，以病人就诊之年的岁运归类，以运气变化分析病情，在运气图说中提出"三元运气论"，指出三元一统，将运气变化过程又分为上元、中元、下元，每元60年，提出天道60年一小变，而人之血气即人的体质、禀赋亦随之小有变化。

乾嘉年间名医王丙，在《伤寒论附余》中，据《内经》"天以六为节，地以五为制……五六相合，而七百二十气为一纪，凡三十岁；千四百四十气，凡六十岁，而为一周"，宗其经旨，扩而大之，他"以三百六十年为一大运，六十年为一大气，五运六气迭乘，满三千六百年为一大周"。在此理论基础上，他以历代医家生活年代所处的甲子周期的运气特点为背景，认为历代医家学术思想及治疗特色形成的原因与大司天相关。如此，巢谷之用圣散子方，刘完素、张元素之主寒凉，李杲、张介宾之主温补，朱震亨之主滋阴，费启泰、吴有性之主寒凉下夺，无不明晰易解。论证了大司天理论的客观性，说明运气更大的时间周期是可能存在的。

陆懋修秉承了王丙提出的六气大司天理论，他排列了自黄帝八年至同治三年的干支纪年序列，依六气先后之序，分别标记各甲子的司天、在泉即"某气某气用事"，在"六气大司天上篇""六气大司天下篇"中，详述了张机、金元四大家、王好古、张介宾、周扬俊等人之所以用温、用寒、用补、用滋皆由其所处时代运气所致，认为整个医学史上各个学派的产生无不如此。又以王丙及陆氏本人之临床实践证明这一理论对临床的指导意义。六气大司天理论，经王、陆二人先后阐发理法昭然，运用其观点，不仅可以从运气角度分析历代医家理论及方药产生的运气背景，又可指导临床医家根据大司天气候特点，勇于创新，积极实践。

清代运气学研究主要侧重对运气与温疫关系的认识和防治，并积累了大量的体会及经验。雍正癸丑年疫气流行，叶桂根据当年运气特点创立著名方剂甘露消毒丹，根据症状不同，加减辨治，活人无数。

大医家薛雪强调治疗温疫当考虑三年司天在泉及本年的五运六气进行推算，以免误治，指出"凡大疫之年，多有难识之症……当就三年中司天在泉，推气候之相乖者在何处，再合本年之司天在泉求之"。

杨璿在《伤寒瘟疫条辨》卷一中，首先提出治疫须知运气，指出："天以阴阳而运六气，须知有大运，有小运，小则逐岁而更，大则六十年而易。"继而举例说明诊治疫病应顺应于大运，不要拘泥于小运，提出"民病之应乎运气，在大不在小"的重要观点，指出治疗疫病不应拘于定法，要随岁运不同而灵活变化。

刘奎研究运气与温疫有别于他人。在《松峰说疫》中详解五运六气与温疫发生之间的关系，重视五运郁发致疫，卷六详论疫病发生规律及五疫之治。在卷五中，他在前人基础上，结合自己的临床所见，列出收集整理的民间治疫验方120首，为后世防治温疫提供了重要资料。

余霖在《疫疹一得》的《运气便览》《运气之变成疫》等篇专论运气，指出疫疹病因病机与运气密切相关，运气变化为疫疹之因，运气演变火毒为疫疹病机，根据临床经验，创立清瘟败毒饮。

《温病条辨》为明清医学中"温热"学派的名著之一。吴瑭在卷首引证《素问·六元正纪大论》等十九条原文加以注释，说明温病发生与运气的密切关系，阐明了运气为温病病原，在《温病条辨·痘证总论》中，吴氏论述了运气导发痘证，温病之源来自运气变化。

李延昰重视脉象变化与运气的关系。在《脉诀汇辨》卷一运气论中，提出"是以通于运气者，必当顺天以察运，因变以求气"的观点，说明了天地自然气候变化有客观规律存在，研究运气必须灵活运用而不可拘泥。卷八专论运气，其论述始终与脉法相联系，并列出26幅脉与运气相应图谱。

雷丰提出时病与运气相关。在《时病论》附论中第二论之《五运六气论》中概述了五运六气的主运、客运、主气、客气、司天在泉之气及五运三纪等，并引用戴人（张从正）之言"不读五运六气，检遍方书何济"，强调治时令之病必须要通晓五运六气的重要道理。

陆懋修在《内经运气病释》中，对《内经》中运气七篇大论的主要经文作了注释和阐发，分析运气变化与疾病机制，指导治疗今人之病。该书收录了宋代陈言的"三因十六方"，对后人运气疾病的辨证论治有很大启发。在《内经遗篇病释》中，他强调疫疠与温热病有别，从运气角度研究了《刺法》《本病》"五疫"及疫疠的病因。书后《内经运气表》一卷，将运气中"有不能图而宜于表者"制表十三幅，表后附以简要论述，为后世研究运气学提供了重要资料。

此外，涉及论述运气的著作还有朱震亨的《丹溪心法》、虞抟的《医学正传》、李时珍的《本草纲目》、吴谦的《医宗金鉴·运气要诀》、张三锡的《医学六要·运气略》、吴有性的《温疫论》等，这些著作的特点是将运气理论和疾病的诊断治疗相结合，均为运气学说的发展作出了贡献。

五、清末至 1949 年前

清末至 1949 年前的医学家继续研究《内经》运气理论，如张志聪的《黄帝内经素问集注》、高世栻的《黄帝内经素问直解》等，对运气学理论及其应用均有不同程度的发挥，但由于时值社会动荡不安，以及西方科学技术与医学的传入等因素，运气学研究逐渐被冷落，加之不时有人予以抨击，使这一理论的研究与传承受到极大影响。因此，有学者将此称为运气学研究的"冰河时期"。

近一个世纪以来运气学研究趋于理性化。50 多年来，运气学研究受到关注，其理论内容被引进至高等中医药院校教材中。自 20 世纪 70 年代，研究运气学的相关著作相继出版，并有众多关于运气研究的学术论文发表，从理论研究、文献整理、临床治疗、流行病调查，以及多学科角度研究了运气学的科学性及实用性，推动了中医学发展，为现今临床治疗及预防疾病提供了重要资料。

第五节　中医运气学认识方法的特点

中医运气学与《内经》的整个理论一样，在认识方法的特点上明显表现出整体系统辩证观。

首先，中医运气学理论以阴阳五行理论为基础，运用阴阳五行的法则进行推导，可以说，阴阳五行理论和内容贯穿在中医运气学的每一个方面。这就决定了中医运气学必然是以整体系统辩证观作为指导思想和认识方法。因为，阴阳五行理论本身就包含着丰富的整体系统辩证结构思想。五行理论是普通系统论，用以说明事物的普遍联系与生克乘侮关系。阴阳的对立统一也是自然界事物间最为普遍的整体系统辩证结构模型。《内经》运气理论中所论述的阴阳对立互根、消长平衡，正是宇宙间自然万事万物所具有的结构系统的最基本内容，可以说它是一切系统运动的基础。而由阴阳对立统一关系衍生的三阴三阳理论也是一种可与五行结构相匹配的较为具体的整体系统模型。

其次，中医运气学在研究气象运动规律时，把气象变化分为五运和六气两个大系统。这两个大系统的内部又包含若干子系统，如五运系统中又包括岁运、主运和客运，六气系统中又包含主气、客气和客主加临等。不论是大系统还是小系统，每一系统又都是一个具有维持相对平衡能力的结构整体，每一系统的运动都是周而复始的循环。五运由木、火、土、金、水五行之气运动变化而成，五运由木运、火运、土运，金运、水运构成系统结构整体。六气系统由风，热、火、湿、燥、寒六气按三阴三阳规律也形成一个系统结构整体。

第三，中医运气学在研究气象变化时，总是将其与时间、空间密切地统一在一起加以研究，这也是系统方法的特点之一。无论主运、客运、主气、客气的推导，还是干支纪年与六十年气象变化类型关系的分析，都是把对一定的时间过程的研讨与空间方位的变换联系起来。例如《灵枢·九宫八风》篇指出："太一常以冬至之日，居叶蛰之宫四十六日，明日居天留四十六日，明日居仓门四十六日，明日居阴洛四十五日，明日居天宫四十六日，明日居玄委四十六日，明日居仓果四十六日，明日居新洛四十五日，明日复居叶蛰之宫，曰冬至矣"。

太一，即北极星，叶蛰、天留、仓门、阴洛、天宫、玄委、仓果、新洛等八宫为与八卦相对应的八个空间方位。北极星居八宫之中央，北斗七星围绕北极星旋转。冬至日，斗杓恰指正北叶蛰之宫，历时冬至、小寒、大寒三节，共四十六日，斗杓转移指向天留宫，当立春、雨水、惊蛰三节。四十六日后，斗杓移指仓门之宫，主春分、清明、谷雨三节。往下依次阴洛之宫主立夏、小满、芒种，天宫主夏至、小暑、大暑，玄委之宫主立秋、处暑、白露，仓果之宫主秋分、寒露、霜降，新洛之宫主立冬、小雪、大雪。斗杓之星在每一宫停留四十六日，唯阴洛和新洛四十五日，各主三个节气。《灵枢·九宫八风》篇的论述，正说明了中医运气学研究气候变化时是将二十四节气的更替与八宫之空间方位之变换联系起来进行考察和说明的。

该内容在《素问·天元纪大论》等篇也有所述，如"天有五行御五位，以生寒暑燥湿风"，指出五行轮流值事于五方，致使东方生风时在春，南方生暑时在夏，中央生湿时在长夏，西方生燥时在秋，北方生寒时在冬，也是将五时五方与五种气象要素统一起来考察的。

第四，中医运气学在研究气象变化因素时，认为构成气象变化的因素是多元的。首先，有风热火湿燥寒六种基本气象要素，各自起着不同的作用，即"燥以干之，暑以蒸之，风以动之，湿以润之，寒以坚之，火以温之"（《素问·五运行大论》）。这六种气象要素不是孤立地发挥作用，而是形成了大小不同的相互联系的系统，进而认为现实的气象变化不是单一的气象要素所能完成的。因为所有气象要素之间时刻不停地在发生着有规律的相互作用，所以实际发生的气象变化都是多种气象要素系统交错叠加，经过相互作用自然地形成的。

《素问·五运行大论》云："上下相遘，寒暑相临，气相得则和，不相得则病。"可见，《内经》认为实际出现的气象变化，不论是相得之和还是不相得之灾变，都是大气中各个层次的气象要素相互作用的结果。这一思想在原则上与现代气象科学相符合，这种多因论和多种系统相综合的观点，用来解释复杂的气象现象有着一定的普遍价值。

第五，中医运气学在研究大气运动规律时，注重气候变化的"常"与"变"及其对立统一关系。认为在气象要素系统中，既有维持常规的作用因素，如主运、主气，又有促使出现异常的作用因素，如客运、客气。实际的气象变化是由常与变这两类因素相互作用的结果。

《内经》认为"常"的大气循环运动是根本的、永恒不变的，而"变"的大气异常运动现象则是表面的、暂时的。气候变化从根本上说是有规律、有秩序的，因此无论怎样复杂变化，但它仍是在一个周而复始运行着的大周期当中，运气学理论强调了物质运动的规律性、必然性，以及自然万物的有秩序性。

气象要素系统有其稳定性，同时也有变动性。运气的各个时间段都可能出现异常气候变化，从总的、长远的运动趋势来看，气象要素系统中稳定性因素的力量超过变动性，并且居于主导地位，而变动性因素是从属的地位，从而维持春夏秋冬四季更迭运转。

气候变化的正常与异常是相对的。太过不及相对于平气是异常现象，如果从其也有规律性、周期性的角度来看，那么，太过不及又是正常的、稳定的、有规律的。相对这个常规来看，则突然出现的异常气候变化就又是异常的了。这就是常与变的对立统一关系。可见，中医运气学研究气候变化体现了常中有变、变中有常，常的方面起决定作用的辩证唯物思想。

　　自然界异常气候变化的研究与预测对医学、生物学、物候学，以及农业生产都非常重要，必须引起高度重视，因为时病甚至疫病的流行、动植物的生长繁殖、农作物的生长等都与气候关系密切。

　　第六，中医运气学在研究气象变化时，始终将其与人体的生命活动及疾病变化紧密地联系在一起，强调以人为本，强调宇宙的统一性及天人相应性。《素问·气交变大论》论述了岁运太过和岁运不及年自然界气候变化及物候特点。总结出岁运太过之年气候及疾病规律：本气偏胜，所胜受邪，所不胜来复。例如：岁木太过之年则风气偏胜，燥气来复则易出现应温不温的异常气候，在自然界则影响万物的正常生长，在人体受病脏腑及其证候性质方面则表现为肝气偏胜，脾土受邪，肺气来复，因而在临床上出现肝、脾、肺三脏的疾病表现。

　　第七，中医运气学在探求气象变化时，始终将气象变化与五星的运行变化紧密相连，认为五星运行直接影响气候。《素问·气交变大论》云"故岁运太过，畏星失色而兼其母；不及，则色兼其所不胜"，指出了岁运太过之年和岁运不及之年五星明晦变化规律。《素问·气交变大论》还指出了行星运行的三种轨迹，即"以道留久，逆守而小""以道而去，去而速来，曲而过之""久留而环，或离或附"。根据现代天文学知识，行星的复杂视运动是由于行星和地球在围绕太阳运行时各自运动速度不同及相对位置发生变化造成的。

第六节　中医运气学的学习方法

　　中医运气学是中医学理论的精髓，是中医理论的重要组成部分。中医学天人相应整体观在运气学中集中地表现出来。它以天体运动节律与生物生命活动节律为基础和出发点，探讨了气候变化与人体生命活动各种节律的密切关系。

　　中医运气学理论吸收了中国古代先进的哲学思想，是以古代自然科学成就为科学依据，经过长期的生产生活实践及医疗实践的验证总结出来的。它整体观的认识论及切合于临床的防治理论与经验，充分体现了中医学理论及临床精华，是医学研究的重要资料，对于现今研究外感病发病规律，流行病、地方病与年份、季节气候的关系，乃至防治疫疠等传染性疾病都具有重要参考价值。

　　为了便于学生更好地学习中医运气学，达到提高中医学理论水平及提高临床疗效的目的，现仅提出几点学习建议，以供参考。

一、在思维方法上要宏观地把握运气学整体恒动医学观念

　　中医运气学是古代研究天时气候变化，以及天时气候变化对人体影响的一门科学。其全部内容以天人相应整体恒动观为指导思想，研究方法是将气候、物候、人体病候置于时间、空间的整体大背景中，用整体恒动的认识方法对自然与人体生命活动进行整体动态考察，进而总结自然－气候－物候－病候大生态系统的变化规律，探索自然规律，把握人体生命活动规律。由此可见，运气学涉及古代气象学、天文学、地理学、物候学等多学科领域。因此，在学习时，一定要将运气学理论放在其产生形成的自然大背景中来理解，要用整体恒动观学习运气理论及其独特的医学思想。同时，要运用天人相应的整体恒动观思维方法，借鉴古代和现代自然科学知识与研究成果，结合气候与疾病的实际进行研究与考察。

二、在学习内容上要掌握运气学的基本内容和重要理论

中医运气学理论的核心问题是研究自然规律与人体生命规律，其基本内容是以天干地支、五运六气、三阴三阳等理论为基础，系统地总结了 60 年为一个周期的气候物候及疾病变化规律，总结气候变化与生物生化、疾病流行之间的密切关系，用以指导临床辨证论治、养生防病。其中，完整系统的运气基本内容、重要理论及推求方法是学习运气学最基本的内容，必须要掌握。在掌握基本理论的同时，还应进一步结合《素问》运气七篇原文辅助学习，则能更好地理解运气理论及其医学思想。

三、在实际应用中要灵活运用，师古不泥古

中医运气学理论认为各种流行疾病与运气变化关系密切，各年份气候与疾病各有特点，并存在着内在的规律性。在学习研究时，要运用客观科学的研究思路与方法，灵活运用。《素问·气交变大论》指出了研究运气学的方法："善言天者，必应于人；善言古者，必验于今；善言气者，必彰于物；善言应者，同天地之化；善言化言变者，通神明之理。"即研究气候变化规律必须与人类生命规律相结合；研究古代理论，务必结合实际，古为今用；研究气运变化规律，必须结合运气变化所显现的具体事物；运用"天人相应"整体观指导学习，才能深刻研究人类及万物与天地气运变化相应相合关系；不但要研究自然气候规律及生命规律的常态，还要研究其特殊规律及生命活动的病态，如此，才能精通阴阳气运变化之理。

总之，学习中医运气学要注意因时因地因人制宜，要根据气候、地域特点及实际的气候与疾病关系灵活运用，随机达变，顺天以察运、因变以求气，不可拘泥。古今历代著名医家均强调这一点，汪机在《运气易览·序》中指出："运气一书……岂可徒泥其法，而不求其法外之遗耶！如曰冬有非时之温，夏有非时之寒，春有非时之燥，秋有非时之暖，此四时不正之气，亦能病人也……又况百里之内，晴雨不同；千里之邦，寒暖各异，此方土之候，各有不齐，所生之病，多随土著，乌可皆以运气相比例哉！务须随机达变，因时识宜，庶得古人未发之旨，而能尽其不言之妙也。"张介宾在《类经·运气类》中亦指出："读运气者，当知天道有是理，不当曰理必如是也。"当代医家任应秋也强调要灵活掌握和运用中医运气学理论，要从天地人各方面进行综合分析。从实际气候变化来看，各年不尽相同，疾病流行与年份有密切关系，因此，应采取严谨的科学态度研究运气理论，使中医运气学能更好地指导临床辨证治疗、养生防病，更好地为人类健康服务。

思考题

1. 如何理解中医运气学的指导思想？
2. 中医运气学产生的基础是什么？
3. 中医运气学认识方法的特点是什么？
4. 试分析中医运气学的沿革与发展。

扫一扫，查阅本章数字资源，含PPT、音视频、图片等

第一节　干支甲子

中国古代主要用干支甲子纪年、纪月、纪日、纪时和纪方位。干支，即天干、地支的简称。甲子，是因天干始于甲，地支始于子，干支甲子相合而得名。中国古代最早用干支周期纪日，每日用一对干支表示，第一日为甲子，第二日为乙丑，第三日为丙寅……逐日记录，六十日循环一次，周而复始。在公元前14世纪的甲骨文中已经有完整的干支周期表，据史学家对甲骨文的研究可知，这种纪日法自春秋以来，至迟从周幽王元年（前776年）十月辛卯日起到现在，没有错乱过，连续记载已有2600多年，是世界上迄今所知的最长的纪日资料。

天干和地支是五运六气理论推演气运规律的符号。五运配以天干（十干统运），六气配以地支（地支纪气），根据各年干支组合成的甲子，推测各年的气候变化规律和发病规律，所以五运六气研究气运规律和发病规律都离不开天干地支。正如刘温舒在《素问入式运气论奥》中所云："天气始于甲干，地气始于子支者，乃圣人究乎阴阳重轻之用也。著名以彰其德，立号以表其事，由是子甲相合，然后成其纪。远可以步于岁而统六十年。近可推于日而明十二时。岁运之盈虚，气令之早晏，万物生死，将今验古，咸得而知之……明其用而察病向往之死生，则精微之义，可谓大矣哉。"十天干统运，运从甲始；十二地支纪气，气从子始。所以古代医家运用甲子相合，推求六十年中各年运和气的演变，来研究气候变化规律，以及其对生物及人体生命活动的影响。

一、天干

"干"，有单个之意。古人最早认识"日"，是以太阳出没为准，日出日没一次就为一天，所以"干"又叫"天干"，最早用以纪日。天干有十，依次为甲、乙、丙、丁、戊、己、庚、辛、壬、癸，是古人用以记录太阳日节律的序号。从阴阳属性上看，它包含着万物由发生而少壮，由少壮而繁盛，由繁盛而衰老，由衰老而死亡，由死亡而更始的生命周期规律。《汉书·律历志》《史记·律书》记载了天干的含义。如《汉书·律历志》记载"出甲于甲""奋轧于乙""明炳于丙""大盛于丁""丰楙于戊""理纪于己""敛更于庚""悉新于辛""怀任于壬""陈揆于癸"。《史记·律书》记载"甲者，言万物剖符甲而出也""乙者，言万物生轧轧也""丙者，言阳道著明，故曰丙""丁者，言万物之丁壮也，故曰丁""庚者，言阴气庚万物，故曰庚""辛者，言万物之辛生，故曰辛""壬之为言任也，言阳气任养万物于下也""癸之为言揆也，言万物可揆度，故曰癸"。十天干中，甲指嫩芽破甲而出的初生现象；乙指幼苗逐渐抽轧而生长的形象；丙指阳气充盛，生长显著之象；丁指幼苗不断地壮大成长；戊指幼苗日益茂盛；己指幼苗已成熟至极；

庚指生命开始收敛；辛指新的生机又开始酝酿；壬指新的生命已开始孕育；癸指新的生命又将开始。由此可知，十天干并非是一到十数字的排列。

二、地支

地支，是古人用以纪月的序号。月、地属阴，故纪月十二支又称"地支"。依次是子、丑、寅、卯、辰、巳、午、未、申、酉、戌、亥。《汉书·律历志》记载十二地支"孳萌于子""纽牙于丑""引达于寅""冒茆于卯""振美于辰""已盛于巳""咢布于午""昧薆于未""申坚于申""留孰于酉""毕入于戌""该阂于亥"。《史记·律书》记载十二地支为"子者，滋也，滋者，言万物滋于下也"；"丑者，纽也，言阳气在上未降，万物厄纽未敢出也"；"寅言万物始生蟪然也，故曰寅"；"卯之为言茂也，言万物茂也"；"辰者，言万物之蜄也"；"巳者，言阳气之已尽也"；"午者，阴阳交，故曰午"；"未者，言万物皆成，有滋味也"；"申者，言阴用事，申贼万物，故曰申"；"酉者，万物之老也，故曰酉"；"戌者，言万物尽灭，故曰戌"；"亥者，该也，言阳气藏于下，故该也"。

由此可见，子指十一月冬至一阳复苏，生命潜藏于地，已渐有滋生之机；丑指十二月阴气尽、阳气生，新的生命已将解脱阴纽而出土；寅指正月孟春，三阳开泰，生机已蟪然活泼；卯指二月仲春，阳气方盛，生物的成长渐茂；辰指三月季春，春阳振动，生物生长越发茂美；巳指四月阳气益为盛壮；午指五月阳盛阴生，生物的生长萼繁叶布；未指六月生物盛长，开始结果实，物成有味之意；申指七月凉秋初至，生物生长尽，果实成熟；酉指八月阴气益盛，阳气益衰，生物衰老；戌言九月季秋，生物尽收；亥指十月阴气渐盛于外，阳气潜藏于内。

不论是天干还是地支，其次第都不仅指数字的排列，而是包含着生物生长收藏、再生长的含义在内，阴阳五行生生化化的道理尽现其中。因而古人在医学上运用时，也就把地支与季节、方位、脏腑性能等密切联系起来。正如《礼记》云"地支计象"，也证明了地支是用来说明地之生物演变之象的。

地支计象是与一年中十二个月份生物发展的形象相吻合的。因而把十二支分建于十二月，标志着生物发展的形态，称为"月建"。古人还根据北斗星斗柄指示的方向来确定时节。北斗星由七颗恒星组成，由于北斗七星位于北方天空，形似酒斗，所以称为北斗星。北斗七星中，天枢、天璇、天玑、天权四星组成斗身，古代称魁；玉衡、开阳、摇光三星组成斗柄，古代称杓。天枢、天璇两星连线延长五倍处，靠近北天极的位置，是北极星。北极星居中，北斗星运转于外，旋指十二辰。十二辰就是地平圈上以正北为子、正东为卯、正南为午、正西为酉布列的十二地支。古人根据实际观察到的北斗星斗柄指示的方向来确定时令、月份节气，依十二辰顺序依次确定后，便形成了一个以北极为中心，以北斗斗柄为指针的月建圆盘，这种方法称为"斗纲月建"，简称"斗建"。"斗纲月建"中十二朔望月与十二辰的关系是正月建寅、二月建卯、三月建辰、四月建巳、五月建午、六月建未、七月建申、八月建酉、九月建戌、十月建亥、十一月建子、十二月建丑。张介宾指出："天之元气，无形可观，观斗建之辰，即可知矣。"（《类经图翼·运气》）《鹖冠子·环流》云："斗柄东指，天下皆春；斗柄南指，天下皆夏；斗柄西指，天下皆秋；斗柄北指，天下皆冬。"由此可知，观察北斗斗柄所指的十二辰，对于了解阴阳二气的消长、寒热二气更迭具有重要意义。见表2-1。

表 2-1   月建表

春			夏			秋			冬		
正月	二月	三月	四月	五月	六月	七月	八月	九月	十月	十一月	十二月
寅	卯	辰	巳	午	未	申	酉	戌	亥	子	丑

三、干支的阴阳及五行方位属性

五运六气理论的构建是以阴阳五行学说为理论基础的，因此，干支必然有其阴阳五行属性。

（一）干支的阴阳属性

从阴阳属性来看，日为阳，月为阴，阳为天，阴为地，所以天干属阳，地支属阴。在"阳道奇，阴道偶"的原则下，天干地支中又可再分阴阳。天干之中的甲、丙、戊、庚、壬属阳，乙、丁、己、辛、癸属阴。地支之中的子、寅、辰、午、申、戌属阳，丑、卯、巳、未、酉、亥属阴。

（二）干支的五行五方属性

天干与五行的配属是以五行之气的性质，结合五方五时生物生长化收藏的规律而确立的。如肝气应于春，春主木气，木气生发，万物萌芽，甲乙为万物破，甲乙属初生之貌，故属木；心气应于夏，夏主火气，火主长养，万物丰茂，丙丁为万物生长明显壮大之貌，故属火，余此类推。即天干的五行属性为甲乙木，丙丁火，戊己土，庚辛金，壬癸水。天干配五方的属性为甲乙属东方，丙丁属南方，戊己属中央，庚辛属西方，壬癸属北方。

地支配属五行主要是根据方位与月建（北斗星的斗纲所指十二辰）来确定的。因木为东方之气，旺于春，寅卯月建是正月、二月，位于东方，所以寅卯属木；火是南方之气，旺于夏，巳午的月建是四月、五月，位于南方，所以巳午属火；金是西方之气，旺于秋，申酉的月建是七月、八月，位于西方，所以申酉属金；水是北方之气，旺于冬，亥子的月建是十月、十一月，位于北方，所以亥子属水；土为中央之气，寄旺于四季之末各十八日，辰、未、戌、丑建于三月、六月、九月、十二月，位于中央，所以辰、未、戌、丑均属土。即地支的五行属性为寅卯属木，巳午属火，申酉属金，亥子属水，辰未戌丑属土。地支配五方的属性为寅卯属东方，巳午属南方，辰未戌丑属中央，申酉属西方，亥子属北方。见表 2-2。但须指出，干支的五行属性与干支的五运六气化合在概念上是不同的两种配属关系，要注意区别。

表 2-2   干支阴阳五行归属表

五行	木		火		土		金		水	
阴阳	阳	阴	阳	阴	阳	阴	阳	阴	阳	阴
天干	甲	乙	丙	丁	戊	己	庚	辛	壬	癸
地支	寅	卯	午	巳	辰戌	未丑	申	酉	子	亥

（三）干支配脏腑

天干配脏腑分别以天干配五方及脏腑的阴阳五行属性而确定。《素问·藏气法时论》云："肝主春，足厥阴少阳主治，其日甲乙，肝苦急，急食甘以缓之。心主夏，手少阴太阳主治，其日丙丁，心苦缓，急食酸以收之。脾主长夏，足太阴阳明主治，其日戊己，脾苦湿，急食苦以燥之。肺主秋，手太阴阳明主治，其日庚辛，肺苦气上逆，急食苦以泄之。肾主冬，足少阴太阳主治，其日壬癸，肾苦燥，急食辛以润之，开腠理，致津液，通气也。"故甲乙属木，甲为阳干属胆，乙为阴干属肝；丙丁属火，丙为阳干属小肠，丁为阴干属心；中央戊己土，戊为阳干属胃，己为阴干属脾；庚辛属金，庚为阳干属大肠，辛为阴干属肺；壬癸属水，壬为阳干属膀胱，癸为阴干属肾。天干配脏腑歌诀：甲胆乙肝丙小肠，丁心戊胃己脾乡，庚属大肠辛属肺，壬居膀胱癸肾脏，三焦阳腑须归丙，包络从阴丁火旁。

地支配脏腑是根据经脉具有行气血、通阴阳、荣养周身的作用，其气血循行以平旦为纪，沿着十二经脉之序，寅时出于中焦注入手太阴肺经，卯时注入手阳明大肠经，辰时注入于足阳明胃经……丑时注入足厥阴肝经，寅时又返回至肺经，周而复始，如环无端。由此可见，十二经气血循行有其昼夜十二辰节律。十二地支（辰）配脏腑歌诀：肺寅大卯胃辰宫，脾巳心午小未中，申膀酉肾心包戌，亥焦子胆丑肝通。

（四）天干纪运

天干纪运，用以推求五行之气在天地间运动变化的规律。《素问·天元纪大论》云："甲己之岁，土运统之；乙庚之岁，金运统之；丙辛之岁，水运统之；丁壬之岁，木运统之；戊癸之岁，火运统之。"天干纪运，亦称为"十干统运"，又叫"十干纪运"。见表2-3。

表2-3 天干纪运表

五运		土运	金运	水运	木运	火运
天干	阳	甲	庚	丙	壬	戊
	阴	己	乙	辛	丁	癸

（五）地支配三阴三阳六气

十二地支配三阴三阳六气，用以推演六气变化规律。所谓三阴，就是一阴厥阴、二阴少阴、三阴太阴；所谓三阳，就是一阳少阳、二阳阳明、三阳太阳。《素问·五运行大论》《素问·天元纪大论》指出了地支配三阴三阳六气规律。《素问·五运行大论》云："子午之上，少阴主之；丑未之上，太阴主之；寅申之上，少阳主之；卯酉之上，阳明主之；辰戌之上，太阳主之；巳亥之上，厥阴主之。"《素问·天元纪大论》云："厥阴之上，风气主之；少阴之上，热气主之；太阴之上，湿气主之；少阳之上，相火主之；阳明之上，燥气主之；太阳之上，寒气主之。所谓本也，是谓六元。"地支配三阴三阳六气，用以推演六气的变化规律，从原文中可知其配属规律为子午少阴君火、卯酉阳明燥金、辰戌太阳寒水、巳亥厥阴风木、寅申少阳相火、丑未太阴湿土。见表2-4。

表2-4 地支纪气规律表

六气五行属性	湿土	燥金	寒水	风木	君火	相火
三阴三阳	太阴	阳明	太阳	厥阴	少阴	少阳
地支	丑未	卯酉	辰戌	巳亥	子午	寅申

四、甲子

《素问·六微旨大论》云："天气始于甲，地气治于子，子甲相合，命曰岁立。谨候其时，气可与期。"子甲相合，即甲子而言。甲子，是十天干与十二地支相配合形成的甲子周期。五运六气理论通过干支甲子的配合来推求各年份气候变化及发病规律。

（一）干支纪年、纪月

从公元前837年（甲子）的西周共和五年迄今，已经历了47个甲子周期，而1984年（甲子）为第48个甲子周期的开始，依次推算至癸亥年（即2043年）复行一周，如此往复纪年。天干配地支，天干在上，地支在下，始于甲子，依次相配合，终于癸亥，用来纪年，共计60年。

各年的月支是固定的，一年十二个月用十二支来表示，即一月是寅，二月是卯，三月是辰，四月是巳，五月是午，六月是未，七月是申，八月是酉，九月是戌，十月是亥，十一月是子，十二月是丑。对各年份相应月干求解时，只要求出各年第一月的月干，各年其他月的月干按十天干顺序依次排列即可得知。各年正月月干可根据已知的年干，推求月干。其歌诀是：甲己之年丙作首，乙庚之年戊为头，丙辛之年庚寅上，丁壬壬寅顺行留，若问戊癸何方起，戊癸甲寅去寻求。如每逢甲己之年正月月干为丙，每逢乙庚之年正月月干为戊，每逢丙辛之年正月月干为庚。余此类推。

（二）六十甲子周

天干配地支，凡六十年为甲子一周，又称"六十甲子"。正如《素问·天元纪大论》云："天以六为节，地以五为制。周天气者，六期为一备；终地纪者，五岁为一周……五六相合而七百二十气，为一纪，凡三十岁；千四百四十气，凡六十岁，而为一周，不及太过，斯皆见矣。"由于在六十年的甲子周期中，天干往复排列六次，故云"天以六为节"；地支往复排列五次，故云"地以五为制"。一年有二十四节气，六十年一千四百四十节气，正好是一个甲子周期。六十甲子周期序列，见表2-5。

表 2-5　六十甲子周期表

天干	甲	乙	丙	丁	戊	己	庚	辛	壬	癸
地支	子	丑	寅	卯	辰	巳	午	未	申	酉
天干	甲	乙	丙	丁	戊	己	庚	辛	壬	癸
地支	戌	亥	子	丑	寅	卯	辰	巳	午	未
天干	甲	乙	丙	丁	戊	己	庚	辛	壬	癸
地支	申	酉	戌	亥	子	丑	寅	卯	辰	巳
天干	甲	乙	丙	丁	戊	己	庚	辛	壬	癸
地支	午	未	申	酉	戌	亥	子	丑	寅	卯
天干	甲	乙	丙	丁	戊	己	庚	辛	壬	癸
地支	辰	巳	午	未	申	酉	戌	亥	子	丑
天干	甲	乙	丙	丁	戊	己	庚	辛	壬	癸
地支	寅	卯	辰	巳	午	未	申	酉	戌	亥

第二节　五　运

五运，是木运、火运、土运、金运、水运的简称，指木、火、土、金、水五行之气在天地间的运行变化规律。五行在天为气，在地成形，形气相感，化生万物。自然界万物的新生与消亡、气候物候变化，以及人体疾病都与五行的生化运动有关。自然界春温属木、夏热属火、长夏湿属土、秋燥属金、冬寒属水，因此，五运可概括一年四季的气候变化特征，以及不同年份的气候变化。五运内容包括岁运、主运和客运。

一、岁运

岁运，又称中运、大运。因其反映全年的气候特征、物候特点及发病规律，故称岁运。岁运是五运的基础，统管全年的五运之气，能反映年与年之间的差异。

（一）天干化五运

1.基本规律　天干化五运，即岁运是由当年年干确定的，又叫"十干统运"或"十干纪运"。古人通过观察天象，发现了五运与天干的时空关系，从而使天干成了演绎五运的工具。《素问·天元纪大论》云："甲己之岁，土运统之；乙庚之岁，金运统之；丙辛之岁，水运统之；丁壬之岁，木运统之；戊癸之岁，火运统之。"即大凡年干是甲己之年，岁运是土运；年干是乙庚之年，岁运是金运；年干是丙辛之年，岁运是水运；年干是丁壬之年，岁运是木运；年干是戊癸之年，岁运是火运。这就是天干化五运的规律。天干化五运歌诀为：甲己化土乙庚金，丁壬化木水丙辛，戊癸化火为五运，五运阴阳仔细分。

2.基本原理　天干化五运是古人在对天体运动变化进行长期观察的基础上总结出来的。正如《素问·五运行大论》云："臣览《太始天元册》文，丹天之气经于牛女戊分，黅天之气经于心尾己分，苍天之气经于危室柳鬼，素天之气经于亢氐昴毕，玄天之气经于张翼娄胃。所谓戊己分者，奎壁角轸，则天地之门户也。夫候之所始，道之所生，不可不通也。"丹、黅、苍、素、玄指红、黄、青、白、黑五色之气，牛、女、心、尾等是二十八宿。见图2-1。

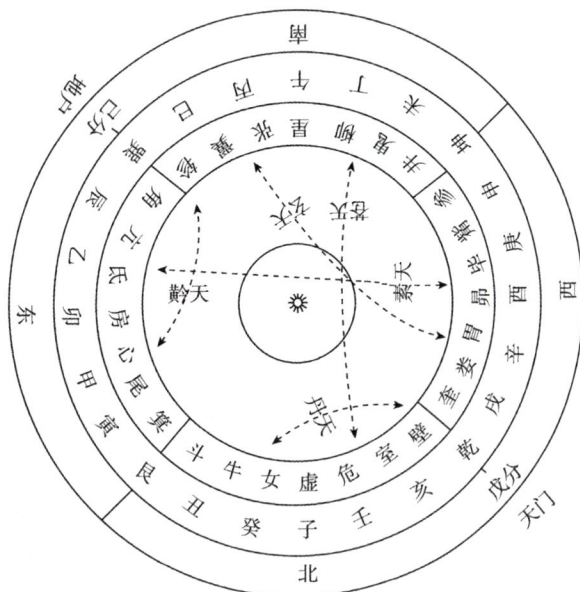

图 2-1　五气经天图

俯视图 2-1 就可清楚地看到二十八宿的方位，分别分布在东、南、西、北 4 个方位上。分布于图中的天干，是标示五行在五方的位置，即东方甲乙木、南方丙丁火、西方庚辛金、北方壬癸水。

牛、女二宿在北方偏东之癸位，奎、壁二宿当西方戊位，"丹天之气经于牛女戊分"，所以戊癸主火运；心、尾二宿当东方偏北之甲位，角、轸二宿当东南方己位，"黅天之气经于心尾己分"，所以甲己主土运；危、室二宿当北方偏西之壬位，柳、鬼二宿当南方偏西之丁位，"苍天之气经于危室柳鬼"，所以丁壬主木运；亢、氐二宿当东方偏南之乙位，昴、毕二宿当西方偏南之庚位，"素天之气经于亢氐昴毕"，所以乙庚主金运；张、翼二宿位于南方偏东之丙位，娄、胃二宿位于西方偏北之辛位，"玄天之气经于张翼娄胃"，所以丙辛主水运。

戊土属乾，己土属巽，六戊为天门，六己为地户。图中的天门、地户是根据太阳在黄道上的运行，以及时令气候的变化命名的。当太阳的周年视运动位于奎、壁二宿戊分时，时值春分，正当由春入夏，是一年之中白昼变长的开始，也是温气流行，万物复苏生发，故曰天门，言阳气开启。角、轸二宿为巽位己方，时值秋分，正当由秋入冬，是一年白昼变短的开始，又是清凉之气流行，万物收藏，故曰地户，言阳气始敛。所谓春分开启，秋分司闭，有门户之意，故将奎、壁二宿称为天门，将角、轸二宿称为地户。说明十干统运中的五气经天理论是建立在天文知识基础上的，并以天文背景为客观依据。古人观测天象，候察五气，从而揭示五运六气的运行规律。

岁运之所以又称之为中运，是因为五行之气处于天气地气升降之中的缘故。如《素问·六元正纪大论》云："天气不足，地气随之，地气不足，天气从之，运居其中而常先也。"天气在上，地气在下，天地间的气流不断地上下升降。天气不足，则地气随之而上升；地气不足，则天气随之而下降。因为运居于天地之气间，并随气流的运动而先行升降，所以亦称之为"中运"。

（二）岁运的特点

1. 岁运分太过与不及　岁运有太过和不及之分，逢阳干的甲、丙、戊、庚、壬则为岁运太过之年，逢阴干的乙、丁、己、辛、癸则为岁运不及之年。正如《素问·天元纪大论》云："五行之治，各有太过不及也。"所谓太过与不及是指五运气化的有余和不足，"至而不至，来气不及也；未至而至，来气有余也"（《素问·六微旨大论》）；"太过者先天，不及者后天"（《素问·气交变大论》）；"运有余，其至先，运不及，其至后，此天之道，气之常也"（《素问·六元正纪大论》），运有余，其气化来得早，运不及，其气化来得迟。对于太过与不及之年的气候变化规律，《素问·气交变大论》指出："岁木太过，风气流行"；"岁火太过，炎暑流行"；"岁土太过，雨湿流行"；"岁金太过，燥气流行"；"岁水太过，寒气流行"；"岁木不及，燥乃大行"；"岁火不及，寒乃大行"；"岁土不及，风乃大行"；"岁金不及，炎火乃行"；"岁水不及，湿乃大行"。见表 2-6。

表 2-6　岁运太过不及和气候变化表

五运	太过		不及	
土	甲	雨湿流行	己	风乃大行
金	庚	燥气流行	乙	炎火乃行
水	丙	寒气流行	辛	湿乃大行
木	壬	风气流行	丁	燥乃大行
火	戊	炎暑流行	癸	寒乃大行

2. 岁运与脏腑　岁运用以说明全年的气候变化情况和脏腑变化的大致情况。各岁运的特点与五行的特性相一致。该年是哪一个大运主岁，这年的气候变化（表2-6）和人体脏腑的变化就可能表现出与其相应的五行特性。如《素问·气交变大论》云："岁木太过，风气流行，脾土受邪。"说明木运太过之年，风气流行，木胜克土则脾土受邪。由此可见，岁运是古人在天人相应的思想指导下，总结出来的自然气候和人体脏腑变化相应的规律。

3. 岁运的交运时间　岁运的交运时间，受岁运太过与不及的影响而发生变化。《素问·六元正纪大论》云："帝曰：气至而先后者何？岐伯曰：运太过则其至先，运不及则其至后，此候之常也。"一般来说，属太过的年份在大寒节前十三日交运，属不及的年份在大寒节后十三日交运。这是由于太过之年，时未至而气先到，即"未至而至"；不及之年，时已至而气未到，即"至而未至"的缘故。

4. 岁运的胜复规律　胜，即胜气，偏胜之气。复，指报复之气。所谓胜气，指本运之气偏胜；而复气则指偏胜之气的所不胜之气，即制约偏胜之气的气。复气与胜气，在五行属性上为相克关系。复气的出现能使气候气化异常得到相对控制，并逐渐恢复正常，正如《素问·至真要大论》云："有胜则复，无胜则否。"岁运气候的胜复现象是自然界气候自稳调控机制自我调控的表现。一个甲子六十年周期中，有三十个阳干年及三十个阴干年，阳干年为太过之年，阴干年为不及之年。如果在没有被化为平气的情况下，太过不及之年气化存在着偏胜偏衰，会出现胜气和复气。据《素问》运气七篇，胜复规律如下：①岁运太过之纪，气候、物候的胜复规律为本气偏胜（胜气），所胜之气受邪，所不胜之气来复（复气）：太过之纪因本气有余，如未逢司天之气或其他因素的制约，则往往本气偏胜成为胜气，其所不胜之气成为复气。如木运太过之年，本气木太过成为胜气，在气候变化上以风气偏胜为特点，风能胜湿，木克土，所不胜之金气来复，制约太过的风气。因此，本年度的气候特点，除了考虑风气偏胜外，还要考虑到湿气不及、燥气来复的情况。该年份异常气候变化影响的脏腑主要有肝、脾、肺等。②岁运不及之纪，气候、物候的胜复规律为本气不及，所不胜乘之，所胜反侮：不及之纪，因本气不足，故所不胜之气成为胜气乘之，复气则是所不胜之胜气，即在五行属性上，制约克制胜气的气为复气。本气不及，所不胜之气偏胜（胜气），制约所不胜之气的气来复（复气）。如木运不及之年，风气不及，其所不胜之气燥气流行，暑热气作为复气制约燥金之气，因此，木运不及之年气候异常变化影响的脏腑主要有肝、肺、心等。木运不及之年的气候主要表现为风气不及、燥气偏胜，还可能会出现暑热的气候变化。"气有余，则制己所胜而侮所不胜；其不及，则己所不胜侮而乘之，己所胜轻而侮之。侮反受邪，侮而受邪，寡于畏也"（《素问·五运行大论》）。岁运的胜复规律是自然气候自稳调制的自然现象。有一分胜气便有一分复气，复气的多少依据胜气的多少而定，"微则复微，甚则复甚"。

总之，岁运主管一年的气候变化及民病，从大寒节起运，按天干十年为一个周期，各年岁运以五行相生之序轮转，太过、不及之岁交相互替，通过胜复规律自稳调节自然现象。

二、主运

主运是指主持一年中五季的正常气候变化之运。它是根据季节的气候变化及五行属性而确定的。主运的五个季运有固定次第，亦称为五步，依次为初运、二运、三运、四运、终运。每运主一时，依五行相生之序，始于木运，终于水运，年年不变。五运主五时，每运主七十三日零五刻，合计三百六十五日零二十五刻，正合周天之数。即木为初运应春，火为二运应夏，土为三运应长夏，金为四运应秋，水为终运应冬。《素问·天元纪大论》云："天有五行御五位，以生寒暑燥湿风，人有五脏化五气，以生喜怒思忧恐，论言五运相袭而皆治之，终期之日，周而复始。"即指主运的气候变化特征：初运属木主风，二运属火主热，三运属土主湿，四运属金主燥，终运属水主寒。见图 2-2。

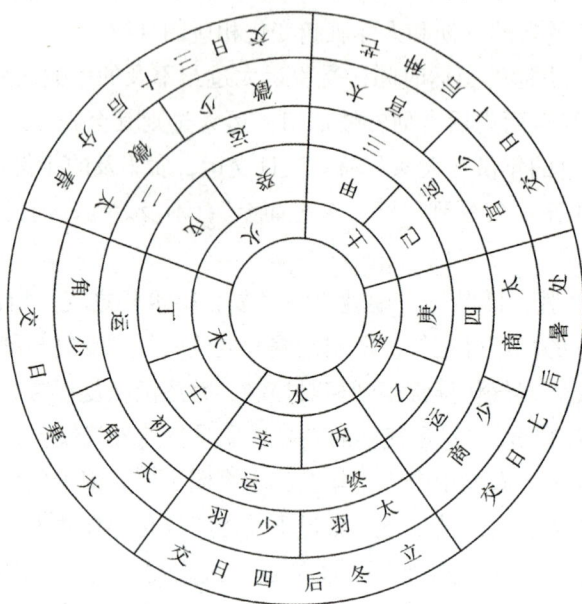

图 2-2　五运主运图

（一）主运推求方法

主运分主五个季运，虽然年年如此，固定不变，但主运五步却有太过、不及的变化。在推求时，可以运用"五音建运""太少相生"和"五步推运"等方法。

1.五音建运　五音，即角、徵、宫、商、羽五种清浊、高低、长短不同的音调。为了推求方便，分别将五音建于五运之中，并用五音代表五运，然后根据五音的太少，推求主运五步的太过和不及。五音建运不仅适用于主运，而且也适用于客运。关于五音建运，张介宾认为："五音者，五行之声音也。土曰宫，金曰商，水曰羽，木曰角，火曰徵。《晋书》曰：角者，触也，象诸阳气触动而生也，其化丁壬。徵者，止也，言物盛则止也，其化戊癸。商者，强也，言金性坚强也，其化乙庚。羽者，舒也，言阳气将复，万物将舒也，其化丙辛。宫者中也，得中和之道，无往不畜。"（《类经图翼·五音建运图解》）说明五音性同五行，可以代表五运，用角代表初运木运，用徵代表二运火运，用宫代表三运土运，用商代表四运金运，用羽代表终运水运。见表2-7。

表 2-7　主运五音五步相生表

初运	→	二运	→	三运	→	四运	→	五运
木运	→	火运	→	土运	→	金运	→	水运
角		徵		宫		商		羽

2. 太少相生 太少相生，即阴阳相生。太，太过、有余；少，即不及、不足。天干化五运，五运的十天干分阴阳，阳干属太，阴干属少。五音的太少分属：甲己土运宫音，甲属阳土为太宫，己属阴土为少宫；乙庚金运商音，乙属阴金为少商，庚属阳金为太商；丙辛水运羽音，丙为阳水为太羽，辛为阴水为少羽；丁壬木运角音，丁属阴木为少角，壬属阳木为太角；戊癸火运徵音，戊属阳火为太徵，癸属阴火为少徵。太少相生，就是建于五运之上的五音太少，按照五行关系而发生的相应变化。

主运五步太少相生的规律，如《类经图翼·五音五运太少相生解》云："盖太者属阳，少者属阴，阴以生阳，阳以生阴，一动一静，乃成易道。故甲以阳土，生乙之少商；乙以阴金，生丙之太羽；丙以阳水，生丁之少角；丁以阴木，生戊之太徵；戊以阳火，生己之少宫；己以阴土，生庚之太商；庚以阳金，生辛之少羽；辛以阴水，生壬之太角；壬以阳木，生癸之少徵；癸以阴火，复生甲之太宫。"即甲乙丙壬癸年主运五步：太角→少徵→太宫→少商→太羽。丁戊己庚辛年主运五步：少角→太徵→少宫→太商→少羽。五音太少在五运的推演中成了五运太过不及的代称，五运相生推移与太过不及之理，便从中体现出来。见图 2-3。

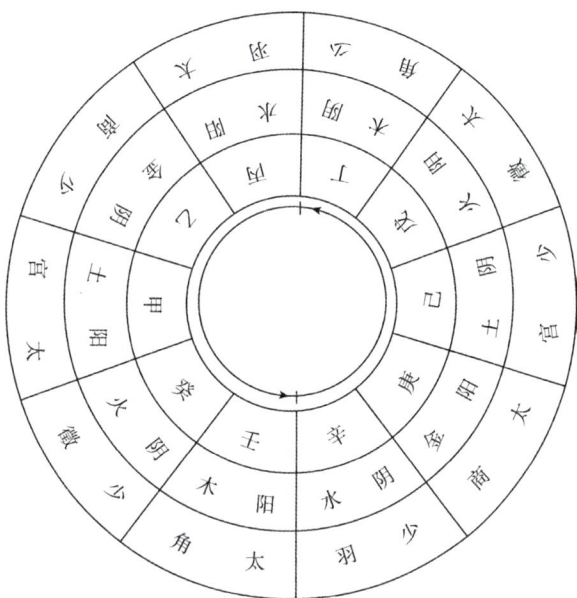

图 2-3 五音建运太少相生图

3. 五步推运 主运始于木、角音，循五行相生之序，终于水、羽音，年年不变。但各主运是太还是少，以及其余四步是太过还是不及，需运用五步推运之法。其方法是以当年年干的属太（阳干）属少（阴干），在"五音建运太少相生图"中找出相应位置的主时之运，然后按逆时针方向上推，见角即止，便可得出初运是太角还是少角，然后按太少相生规律依次确定二、三、四、终运的太少。

4. 主运的推算方法 ①先确定该年的岁运及其太过不及。②用该年的岁运及其太过与不及确定与该年岁运五行属性相同的主运的太过与不及。③用五音太少相生规律，前后一推便得。见表 2-8。

表 2-8 主运五步太少相生表

年干	初运	二运	三运	四运	终运
甲	木→太生少→火→少生太→土→太生少→金→少生太→水				
乙	木→太生少→火→少生太→土→太生少→金→少生太→水				
丙	木→太生少→火→少生太→土→太生少→金→少生太→水				
丁	木→少生太→火→太生少→土→少生太→金→太生少→水				
戊	木→少生太→火→太生少→土→少生太→金→太生少→水				
己	木→少生太→火→太生少→土→少生太→金→太生少→水				
庚	木→少生太→火→太生少→土→少生太→金→太生少→水				
辛	木→少生太→火→太生少→土→少生太→金→太生少→水				
壬	木→太生少→火→少生太→土→太生少→金→少生太→水				
癸	木→太生少→火→少生太→土→太生少→金→少生太→水				

注：有□的为太，无□的为少。

（二）主运交运时刻

主运的交运时刻是每年的大寒日起运，每运七十三天零五刻，五运共计三百六十五日零二十五刻。其具体交运时刻为每年大寒日起交初运，至春分后十三日交二运，至芒种后十日交三运，至处暑后七日交四运，至立冬后四日交终运。主运交运时刻歌诀：初大二春十三日，三运芒种十日晡，四运处暑后七日，五运立冬四日主。交运时间，一般来说，主运五步的是年年不变的，但是随着年份不同、气候不同，各年主运初运的具体交司时刻略有差异。见表 2-9。

表 2-9 主运的逐年初运起运时间表

主运 节气 交运时刻 年支	初运 大寒日	二运 春分后十三日	三运 芒种后十日	四运 处暑后七日	终运 立冬后四日
子、辰、申	寅初初刻起	寅正一刻起	卯初二刻起	卯正三刻起	辰初四刻起
丑、巳、酉	巳初初刻起	巳正一刻起	午初二刻起	午正三刻起	未初四刻起
寅、午、戌	申初初刻起	申正一刻起	酉初二刻起	酉正三刻起	戌初四刻起
卯、未、亥	亥初初刻起	亥正一刻起	子初二刻起	子正三刻起	丑初四刻起

由上表可见，各年主运的交运具体时刻规律：首先，初运逐年依次推移三个时辰。那么，各年的二运、三运、四运、终运起运的具体时间也随之往后推移。其次，由于每年 365.25 天，即每年余四分之一日，累积四年闰一日，故各年主运初运起运的时刻中，存在四年一周期的规律，即子辰申年同，丑巳酉年同，寅午戌年同，卯未亥年同。

三、客运

客运是指每年五季中气候的异常变化。客运与主运相对而言，也是主时之运，气候的异常变化因年份不同而有变化，如客之往来，故名客运。客运每运主一时，五运分主一年五时，每运各主七十三天零五刻，合计三百六十五日零二十五刻，亦是按五行相生之序，太少相生。但各年客运的五步之运随着各年岁运的五行属性不同而发生相应变化。

客运初运的五行属性及其太少与当年岁运的五行属性及太过与不及相同。先确定初运后，再按五音太少相生求出其他四步及其太少。但需要注意的是：客运太少相生只限于客运初运所在的这一个五行周期之内的从角至羽。如甲年，岁运是土运太过，那么客运的初运就是太宫，之后就以太宫为基准，以太少相生向后推求至羽，便可知：太宫 → 少商 → 太羽。
（初运） （二运） （三运）

关键是四运、终运的太少怎么求，前述太少相生只限于客运初运所在的五行周期内，不能太羽生少角往下推求。正确的方法是从太宫往前推求至角，生太宫的是少徵，生少徵的是太角，即：太角→少徵→太宫→少商→太羽。

之后，再将框内太角、少徵按五行相生之序移至太羽之后，便是客运的四运和终运。即甲年客运五步的太少便是：

太宫 → 少商 → 太羽 → 太角 → 少徵

初运 二运 三运 四运 终运

客运的推求方法是依据《素问·六元正纪大论》，原文中明确指出了六气司天之年各年份的主运客运。

例如：太阳司天之政

壬辰、壬戌年，太角$_{初正}$→少徵→太宫→少商→太羽$_{终}$

戊辰、戊戌年，太徵→少宫→太商→少羽$_{终}$→少角$_{初}$

甲辰、甲戌年，太宫→少商→太羽$_{终}$→太角$_{初}$→少徵

庚辰、庚戌年，太商→少羽$_{终}$→少角$_{初}$→太徵→少宫

丙辰、丙戌年，太羽$_{终}$→太角$_{初}$→少徵→太宫→少商

客运的气候变化特征为木运则主风，火运则主热，土运则主湿，金运则主燥，水运则主寒。客运的交运时刻与主运交运时刻相同，详见"主运交运时刻"。

综上，岁运、主运、客运都是运用阴阳五行学说配合天干来推求自然界气候变化和人体脏腑功能活动变化规律的方法。区别是岁运反映全年气候变化、物候变化及疾病流行情况；主运反映一年中各季节气候的变化和人体脏腑变化的一般情况；客运说明一年各季节气候的异常变化，以及人体脏腑随之发生的相应变化。

在五运六气的推求中，岁运是五运的基础，因为其统管全年，故一般以岁运为主；其次是客运，因为客运可以分析各年每个季节中天时民病的异常变化。

第三节 六 气

六气，指风、热、火、湿、燥、寒六种气候变化。六气，包括主气、客气、客主加临。主气用以测气候之常，客气用以测气候之变，客主加临是把主气和客气相结合，进一步综合分析气候变化及其对生物的影响。

六气的产生和变化离不开阴阳五行。风热湿火燥寒六气之气化，可用三阴三阳来识别，六气是气化之本，三阴三阳是六气产生的标象。标本相合，即风化厥阴、热化少阴、湿化太阴、火

化少阳、燥化阳明、寒化太阳。《素问·天元纪大论》云："厥阴之上，风气主之；少阴之上，热气主之；太阴之上，湿气主之；少阳之上，相火主之；阳明之上，燥气主之；太阳之上，寒气主之。所谓本也，是谓六元。"六气与五行关系密切。六气为五行在天之气，五行为六气在地之质。《素问·天元纪大论》云："在天为风，在地为木，在天为热，在地为火，在天为湿，在地为土，在天为燥，在地为金，在天为寒，在地为水。故在天为气，在地成形，形气相感而化生万物矣。"六气配合阴阳五行，即厥阴风木、少阴君火、少阳相火、太阴湿土、阳明燥金、太阳寒水。这六种具有不同特征的气候，时至而气至，便为宇宙间的六元正气。如果化非其时，便为邪气，也就是气候学所谓的灾害性天气。正如《素问·五运行大论》云："非其位则邪，当其位则正。"

一、主气

主气，即主时之气，指一年六个时段的正常气候变化规律，用来说明一年之内气候的常规变化。因其属常规变化，年年如此，恒居不变，静而守位，故称为主气。

主气，即风木、君火、相火、湿土、燥金、寒水，分主于春夏秋冬的二十四节气，显示着一年六时气候交替的常规，反映各时段不同的气候变化特点，所以它的次序仍是按着木、火、土、金、水五行相生之序排列的。

（一）主气六步运行规律

1. 主气分为六步，分主一年二十四节气，每步各主四个节气，时间是六十日零八十七刻半。初之气从大寒节算起。初之气主大寒、立春、雨水、惊蛰四个节气；二之气主春分、清明、谷雨、立夏四个节气；三之气主小满、芒种、夏至、小暑四个节气；四之气主大暑、立秋、处暑、白露四个节气；五之气主秋分、寒露、霜降、立冬四个节气；终之气主小雪、大雪、冬至、小寒四个节气。

2. 主气六步如《素问·六微旨大论》所云："愿闻地理之应六节气位何如？岐伯曰：显明之右，君火之位也；君火之右，退行一步，相火治之；复行一步，土气治之；复行一步，金气治之；复行一步，水气治之；复行一步，木气治之；复行一步，君火治之。"初之气起于厥阴风木，二之气少阴君火，三之气少阳相火，四之气太阴湿土，五之气阳明燥金，终之气终于太阳寒水。按五行相生之序运行，即木、火（君火）、火（相火）、土、金、水，年年如此，固定不变。其中火有君相之分，君火在前，相火在后，即先君后臣。见图2-4。

（二）主气交司时刻

据《素问·六微旨大论》归纳六气交司时刻如下：主气六步的交司时刻为初之气交自上一年大寒日，二之气交当年春分日，三之气交自小满日，四之气交大暑日，五之气交自秋分日，终之气交自小雪日。但是，由于每一气所主时间为六十日零八十七刻半，故其交司时刻就有差异，各岁不同。《素问·六微旨大论》详细指出了六气交司时刻，云："帝曰：愿闻其岁，六气始终，早晏何如？岐伯曰：明乎哉问也！甲子之岁，初之气，天数始于水下一刻，终于八十七刻半；二之气，始于八十七刻六分，终于七十五刻；三之气，始于七十六刻，终于六十二刻半；四之气，始于六十二刻六分，终于五十刻；五之气，始于五十一刻，终于三十七刻半；六之气，始于三十七刻六分，终于二十五刻。所谓初六，天之数也。乙丑岁，初之气，天数始于二十六刻，终于一十二刻半；二之气，始于一十二刻六分，终于水下百刻；三之气，始于一刻，终于八十七刻半；四之气，始于八十七刻六分，终于七十五刻；五之气，始于七十六刻，终于六十二刻半；

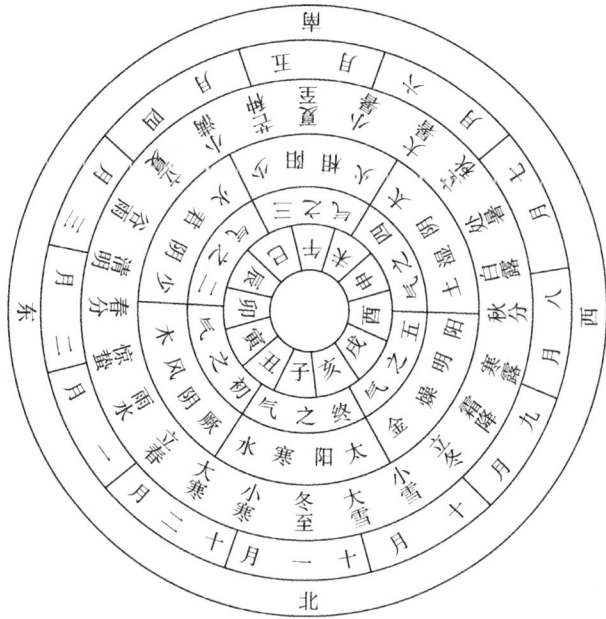

图 2-4 六气主时节气图

六之气，始于六十二刻六分，终于五十刻。所谓六二，天之数也。丙寅岁，初之气，天数始于五十一刻，终于三十七刻半；二之气，始于三十七刻六分，终于二十五刻；三之气，始于二十六刻，终于一十二刻半；四之气，始于一十二刻六分，终于水下百刻；五之气，始于一刻，终于八十七刻半；六之气，始于八十七刻六分，终于七十五刻。所谓六三，天之数也。丁卯岁，初之气，天数始于七十六刻，终于六十二刻半；二之气，始于六十二刻六分，终于五十刻；三之气，始于五十一刻，终于三十七刻半；四之气，始于三十七刻六分，终于二十五刻；五之气，始于二十六刻，终于一十二刻半；六之气，始于一十二刻六分，终于水下百刻。所谓六四，天之数也。次戊辰岁，初之气，复始于一刻，常如是无已，周而复始。帝曰：愿闻其岁候何如？岐伯曰：悉乎哉问也！日行一周，天气始于一刻，日行再周，天气始于二十六刻，日行三周，天气始于五十一刻，日行四周，天气始于七十六刻，日行五周，天气复始于一刻，所谓一纪也。是故寅午戌岁气会同，卯未亥岁气会同，辰申子岁气会同，巳酉丑岁气会同，终而复始。"六气交司时刻也是每四年一周期，初之气的交司时刻与主运、客运的初运交司时刻相同。见表 2-10。

表 2-10 六气交司时刻表

主运	初之气	二之气	三之气	四之气	五之气	终之气
节气 交运时刻 年 支	大寒日	春分日	小满日	大暑日	秋分日	小雪日
子、辰、申	寅初初刻	子正初刻	亥初初刻	酉正初刻	申初初刻	卯正初刻
丑、巳、酉	巳初初刻	卯正初刻	寅初初刻	子正初刻	亥初初刻	酉正初刻
寅、午、戌	申初初刻	午正初刻	巳初初刻	卯正初刻	寅初初刻	子正初刻
卯、未、亥	亥初初刻	酉正初刻	申初初刻	午正初刻	巳初初刻	卯正初刻

（三）六气之间的相互关系

六气之间具有相互制约、相互承制的关系，这一关系是自然界气候的正常自稳调控现象，说明六气之间有自然调节的作用。正如《素问·六微旨大论》所云："亢则害，承乃制，制则生化，外列盛衰，害则败乱，生化大病。"又说："相火之下，水气承之；水位之下，土气承之；土位之下，风气承之；风位之下，金气承之；金位之下，火气承之；君火之下，阴精承之。"下，指下承之气，因其位居于本气之后，故称"下"。承，指承接着而来的制约之气。说明六气之间相互制约，以维持气候按正常规律调节和变化。

二、客气

客气，亦是主时之气，指一年六个时段异常气候变化规律。由于其随年支的不同而变化，犹如客之往来，故称客气。

（一）客气六步运行规律

客气与主气一样，均将一年分为六步，但两者在六步的次序上完全不同。正如《素问·六微旨大论》所云："上下有位，左右有纪。故少阳之右，阳明治之；阳明之右，太阳治之；太阳之右，厥阴治之；厥阴之右，少阴治之；少阴之右，太阴治之；太阴之右，少阳治之。"即客气六步运行规律是先三阴后三阳，即一阴厥阴风木、二阴少阴君火、三阴太阴湿土、一阳少阳相火、二阳阳明燥金、三阳太阳寒水。客气同主气一样，分六气六步运行，每气一步，各主六十日零八十七刻半，交司时刻与主气六步的交司时刻相同。客气六步随各年年支不同，各气所主之位发生相应变化。

（二）客气司天、在泉及左右间气

客气包括司天之气、在泉之气、左右四间气，共六步。三阴三阳六步之气按照一定次序分布于上下左右，互为司天，互为在泉，互为左右间气，以六年为一周期，周行不息。推求各年客气变化，须先确定该年的司天、在泉及左右四间气。

1. 司天之气　司天，指轮值主司天气。六气往复运动于太虚之中，施化于万物。当六气运行于上方时，当天之位，故为司天之气。司天象征在上，主司上半年的气候变化，也称岁气，故《素问·六元正纪大论》云："岁半之前，天气主之。"天气，即指司天之气。司天的位置在六步气运的三之气位置上。不同年份司天之气有所不同，古人在对自然的长期观察中总结出以年支推演司天之气的规律。正如《素问·五运行大论》所云："子午之上，少阴主之；丑未之上，太阴主之；寅申之上，少阳主之；卯酉之上，阳明主之；辰戌之上，太阳主之；巳亥之上，厥阴主之。"上，即指位于上的天气，亦即司天之气。年支逢子、午，则为少阴君火之气所主；年支逢丑、未，则为太阴湿土之气所主；年支逢寅、申，则为少阳相火之气所主，余皆类推。六气与年支配合反映了六气所主不同时段的天时民病特点。其配属规律，见表2-11。

表2-11　地支化六气表

年支	子午	丑未	寅申	卯酉	辰戌	巳亥
三阴三阳	少阴	太阴	少阳	阳明	太阳	厥阴
六气	君火	湿土	相火	燥金	寒水	风木

如此相配的理由是三阴三阳六气正化、对化的不同。《玄珠密语·天元定化纪篇》云："厥阴所以司于巳亥者，何也？谓厥阴木也，木生于亥，故正司于亥也。对化于巳也，虽有卯为正位，木之分，谓阳明金，对化之所以从所生而顺于司也。少阴所以司于子午者，何也？谓少阴为君火，君火尊位，所以正得南方离位也，即正化于午，对化于子也。太阴所以司于丑未者，何也？谓太阴为土也，土王中宫，寄卦于坤，坤位西南，居未分也。即正化于未，对化于丑也。少阳所以司于寅申者，何也？谓少阳为相火之位，卑于君火也。虽有午位，君火以居之，即火生于寅。故正司于寅，对化于申也。阳明所以司于卯酉者，何也？谓阳明为金，西为西方金位，即正司于酉，对化于卯也。太阳所以司于辰戌者，何也？谓太阳为水，水虽有于子位，谓君火对化也。水乃复于土中，即六戌在天门，即成是也。六巳在地户，即辰是也。故水归土用，正司于戌，对化于辰也。"正化，即指产生六气本气的一方。对化就是指其对面受作用或相互影响的一方。午的位置在正南方，南方即火位，所以君火生于午，午之对面是子，因此对化于子，所以子午均属于少阴君火；未的位置在西南方，同时在月份上属长夏，土旺于长夏，所以土正化于未，对化于丑，余以此类推。确定各年客气司天之气的歌诀（亦称地支化六气歌诀）为：子午少阴化君火，丑未太阴湿土分，寅申少阳化相火，卯酉阳明化燥金，辰戌太阳化寒水，巳亥风木为厥阴。

例如：年支是子年或午年司天之气为少阴君火，即少阴君火位于主气六步的三之气的位置上，那么，按客气的三阴三阳的顺时针变化顺序，便可求出其余五气；即初之气是太阳寒水，二之气是厥阴风木，四之气是太阴湿土，五之气是少阳相火，终之气（在泉之气）是阳明燥金。见图2-5。

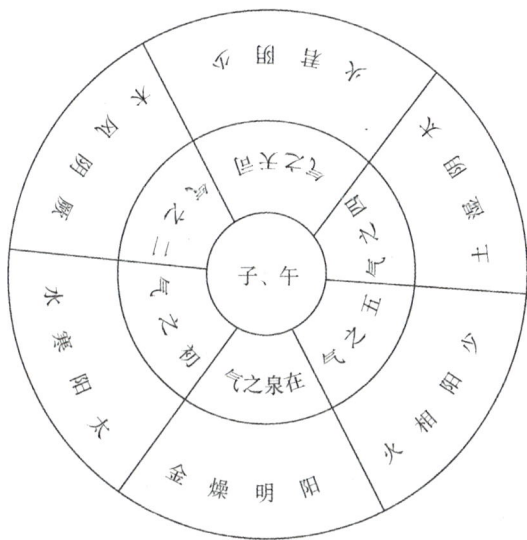

图2-5　子午年司天在泉图

《素问·五运行大论》指出："上者右行，下者左行，左右周天，余而复会也。"其中，"上者"指客气，"下者"指主气，"左""右"指司天之气的左右。意为客气六步逐年沿着司天之气右间气方向逆时针迁移，主气六步每年沿着司天之气左间气方向顺时针运行。

2. 在泉之气　在泉之气也是岁气之一，统管下半年的气候变化，在终之气的位置。故《素问·六元正纪大论》云："岁半之后，地气主之。"地气，指在泉之气。在泉之气与司天之气是相对的，即凡一阴司天，必然是一阳在泉；二阴司天，必然是二阳在泉；三阴司天，必然是三阳在泉，反之亦如此。即少阴君火与阳明燥金、太阴湿土与太阳寒水、少阳相火与厥阴风木，互为司天在泉，总是一阴与一阳、二阴与二阳、三阴与三阳司天与在泉相对，反之亦同。见图2-6。

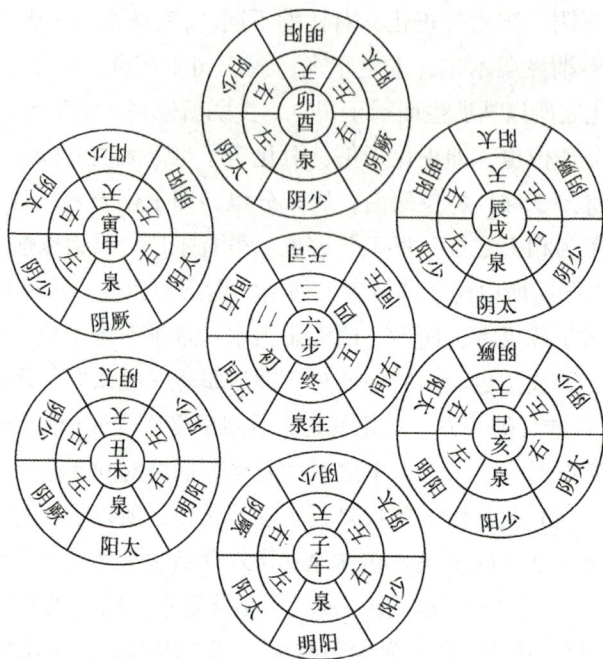

图 2-6　司天在泉左右间气位置图

3. 间气　客气六步，除司天在泉外，其余的初之气、二之气、四之气、五之气，统称间气。《素问·至真要大论》云："帝曰：间气何谓？岐伯曰：司左右者，是谓间气也。"说明司天、在泉的左右之气均为间气，间气能说明所主时段的气候异常变化。

间气有四，分别位于司天、在泉的左右，有司天的左间右间和在泉的左间右间之不同。司天的左间位于主气的四之气上，右间位于主气的二之气上；在泉的左间位于主气的初之气上，右间位于主气的五之气上。

司天左右间气，分别是四之气与二之气。四之气是司天之气的左间气，二之气是司天之气的右间气。如《素问·五运行大论》所云："诸上见厥阴，左少阴右太阳；见少阴，左太阴右厥阴；见太阴，左少阳右少阴；见少阳，左阳明右太阴；见阳明，左太阳右少阳；见太阳，左厥阴右阳明。所谓面北而命其位，言其见也。"即面北而立定司天的左右间气。

在泉左右间气，分别是初之气与五之气。初之气是在泉之气的左间气，五之气是在泉之气的右间气。如《素问·五运行大论》所云："何谓下？岐伯曰：厥阴在上则少阳在下，左阳明右太阴；少阴在上则阳明在下，左太阳右少阳；太阴在上则太阳在下，左厥阴右阳明；少阳在上则厥阴在下，左少阴右太阳；阳明在上则少阴在下，左太阴右厥阴；太阳在上则太阴在下，左少阳右少阴。所谓面南而命其位，言其见也。"即面南而立定在泉的左右间气。见图 2-6。

客气有司天、在泉、四间气，六位不同，其作用亦异。《素问·至真要大论》云："主岁者纪岁，间气者纪步也。"其中，"主岁者"，指司天在泉之气能主司一岁；"纪步"，指间气只主司其所在时位的气候。

（三）客气胜复变化

客气的胜复变化是气候变化在异常情况下的一般规律，也是气候变化过程中大自然自稳调节作用和现象。有一分胜气，便有一分复气，复气的多少及轻重是由胜气的轻重来决定的。《素问·五常政大论》指出："微者复微，甚者复甚，气之常也。"自然界气候本身存在着一种自稳调节现象，所以才能在气候变化的此起彼伏变化中始终维持着相对平衡的稳定状态。即使出现胜复之气的变化，但气候的"常"还是起主要作用，即稳定性因素超过变动性因素，以保持一年四季的正常变化。胜复之气的出现是异常变化，是一过性的、暂时的。《素问·至真要大论》论述了客气胜复变化的气候物候特点及民病特点，还指出了治疗原则。如："厥阴之胜，耳鸣头眩，愦愦欲吐，胃鬲如寒，大风数举，倮虫不滋，胠胁气并，化而为热，小便黄赤，胃脘当心而痛，上支两胁，肠鸣飧泄，少腹痛，注下赤白，甚则呕吐，鬲咽不通……治之奈何……岐伯曰：厥阴之胜，治以甘清，佐以苦辛，以酸泻之。少阴之胜，治以辛寒，佐以苦咸，以甘泻之。太阴之胜，治以咸热，佐以辛甘，以苦泻之。少阳之胜，治以辛寒，佐以甘咸，以甘泻之。阳明之胜，治以酸温，佐以辛甘，以苦泻之。太阳之胜，治以甘热，佐以辛酸，以咸泻之。帝曰：六气之复何如？岐伯曰：悉乎哉问也！厥阴之复，少腹坚满，里急暴痛，偃木飞沙，倮虫不荣，厥心痛，汗发呕吐，饮食不入，入而复出，筋骨掉眩清厥，甚则入脾，食痹而吐。冲阳绝，死不治。"复气是制约太过的胜气的，所以其五行属性与胜气是相克的关系。复气出现的轻重依胜气多少而定，但有时也会有矫枉过正的现象。

（四）客气不迁正、不退位

《素问·刺法论》中提出了客气的不迁正、不退位，云："司天未得迁正，使司化之失其常政。""迁正"是指上一年的司天左间，迁升为新一年的司天；上一年在泉的左间，迁升为新一年的在泉。所谓"不迁正"，是指值年的司天之气不能应时而至，即上一年的四之气应上升为三之气，但是因为前一年司天之气太过，值年司天之气不及，以致影响值年司天之气不能应时而至，不能按时主值司天之令，因此，发生异常气候变化。故原文云："太阳复布，即厥阴不迁正"；"厥阴复布，少阴不迁正"；"少阴复布，太阴不迁正"；"太阴复布，少阳不迁正"；"少阳复布，则阳明不迁正"；"阳明复布，太阳不迁正"。"复布"，指上一年司天之气继续施布主事。

"气过有余，复作布政，是名不退位也。使地气不得后化，新司天未可迁正，故复布化令其故也。""不退位"，是指上一年的司天之气太过，留而不去，至下一年在气候变化及其他方面仍然有上一年岁气的特点。如此则左右四间气自然亦是应升不升，应降不降，使客气的规律失序，出现反常的气候。如"巳亥之岁，天数有余，故厥阴不退位也，风行于上"，即巳年与亥年，司天的气数有余，到了午年与子年，则厥阴风木之气，不得退位，风气运行于上。木气布化于天。再如："子午之岁，天数有余，故少阴不退位也，热行于上"；"丑未之岁，天数有余，故太阴不退位也，湿行于上"；"寅申之岁，天数有余，故少阳不退位也，热行于上"；"卯酉之岁，天数有余，故阳明不退位也，金行于上"；"辰戌之岁，天数有余，故太阳不退位也，寒行于上"，均阐述了司天之气太过不退位造成的异常气候变化。原文又云："故天地气逆，化成民病，以法刺之，预可平疴。"即司天在泉之气出现异常变化就会导致疾病。

间气升降。升，指客气的在泉之气的右间至下一年升为司天的左间。降，指客气的司天之气的右间至下一年降为在泉之气的左间。如果上一年六气气化有余，应去而不去至下一年仍表现上年六气气化特征，即上一年司天或在泉之气不退位，下一年司天在泉之气不能迁至司天在泉之位，即不迁正，影响左右间气，使上年司天之气的右间不能降为在泉之气的左间，上一年在泉之气的右间不能升为司天之气的左间，称为不升不降。《素问·刺法论》称之为"升降不前"，即"升降不前，气交有变，即成暴郁"，异常天时则导致民病。

三、客主加临

（一）概念

客主加临，即将每年轮值的客气加临在固定的主气六步之上。也就是将某年的主气与客气在每年时间相位上一一对应。临，以上对下，有会合之意。主气能反映一年气候的常规变化，客气能反映一年气候的异常变化，因此，把随年支而变的客气与固定不变的主气加临在一起综合分析该年可能出现的气候特征，以把握该年实际的气候变化。

（二）推演方法

客主加临的推演，因各年主气运行次序是固定不变的，每年客气的司天之气总与主气的三之气少阳相火相加临，在泉之气总是与主气的终之气太阳寒水相加临，故推演客主加临时，先将该年的司天之气加临于主气的三之气上，在泉之气加临于主气的终之气之上，其余的四间气分别依次加临。主气的六步是按五行相生的次序，客气六步的次序是先三阴后三阳，即按阴阳一、二、三的顺序排列即可。客主加临时，由于主气六步运行次序年年固定不变，客气因年支不同，六步亦有按逆时针方向逐年推移一步的运行规律，因此，依年支归纳十二年客主加临规律如图2-7。

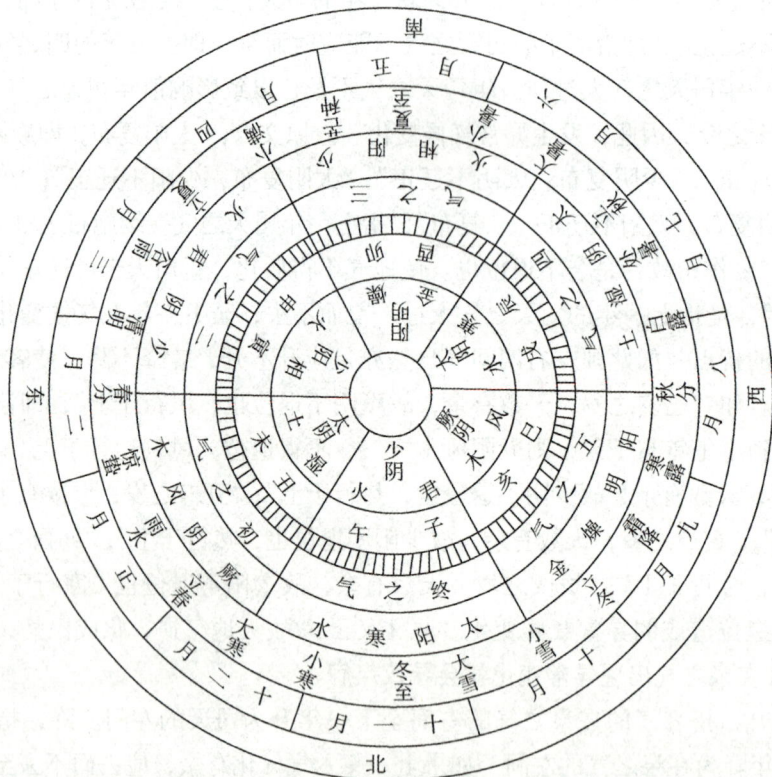

▯▯▯▯▯▯ 为可以转动的部分

图2-7　客主加临图

（三）客主加临的意义

客主加临，主要是用来推测该年四时气候的常变情况。它有三种情况：其一，主客之气是否相得。将客气加于主气之上，凡主客之气为相生关系，或者主客同气，便为相得。如果主客之气表现为相克关系，便为不相得。凡相得，则气候正常，人体不易发生疾病；不相得，则气候异常，容易引起疾病的发生。正如《素问·五运行大论》云："气相得则和，不相得则病。"其二，在不相得之中，主客相克又有顺和逆。凡客气胜（克）主气为顺，主气胜（克）客气为逆。所以《素问·至真要大论》中云："主胜逆，客胜从。"从，即顺和的意思。因为主气主常令，固定不变，客气轮流值年，主时是短暂的。如果主气制胜客气，则客气的作用受到抑制，所以为逆。相反，客气制约主气，但为时短暂，很快就会过去，因而对主气的影响不甚，所以是为顺和。其三，在相得中，君火与相火加临。君火为主，相火为从，因此，当君火为客气加临于相火（主气）时，也称为顺；而当相火为客气，君火为主气，相火加临于君火之上时，便为逆，即所谓"君位臣则顺，臣位君则逆"。

第四节　运气相合

运气相合，指将该年的五运与六气综合在一起分析当年的气候变化情况。五运六气理论认为，气候变化因素不是单一的，而是五运与六气两大系统相互作用及其各系统内部的各种因素相互影响的结果，因此，应综合五运与六气来分析气候变化。即在分析各年的岁运、主运、客运、主气、客气、客主加临情况的基础上，必须将五运与六气综合在一起，才能全面分析和推求出各年大致的气候及可能出现的异常气候。运气相合主要包括运气同化、运气异化、平气三种情况。

一、运气同化

运气同化，指岁运与客气在某些年出现了五行属性相同的情况，即五运与六气同类化合。在六十年的运与气的变化中，有二十六年是同化关系，可能出现比较典型的气候变化。因为岁运遇上同一性质的六气，或六气遇上同一性质的岁运，必然有同一气象的反映，这是由于五行性质相同的运与气共同作用的结果，无论是气或运，只要遇到同一性质的气或运的变化，如木同风化、火同暑化、土同湿化、金同燥化、水同寒化，便叫做同化。岁运有太过不及，客气有司天在泉，因此，就有同天化、同地化的区别，主要有天符、岁会、同天符、同岁会、太乙天符等五种类型。

（一）天符

天符，指该年岁运与司天之气的五行属性相同，又叫天符年。如《素问·六微旨大论》云："帝曰：土运之岁，上见太阴；火运之岁，上见少阳、少阴；金运之岁，上见阳明；木运之岁，上见厥阴；水运之岁，上见太阳，奈何？岐伯曰：天之与会也，故《天元册》曰天符。"文中土运、火运、金运、木运、水运指岁运，"上"，即当年的司天之气。如"土运之岁，上见太阴"，即己丑、己未年，岁运土运与司天的太阴湿土之气同化，故此二年称为天符年。

天符年，在六十年中有十二年。即：己丑、己未，岁运是土运，司天是太阴湿土；戊寅、戊申、戊子、戊午，岁运是火运，司天是少阳相火、少阴君火；丁巳、丁亥，岁运是木运，司天是厥阴风木；丙辰、丙戌，岁运是水运，司天是太阳寒水；乙卯、乙酉，岁运是金运，司天是阳明燥金。上述十二年岁运的五行属性与客气司天的五行属性相同，故称为"天符年"，因而《素问·天元纪大论》云："应天为天符。"见图2-8。

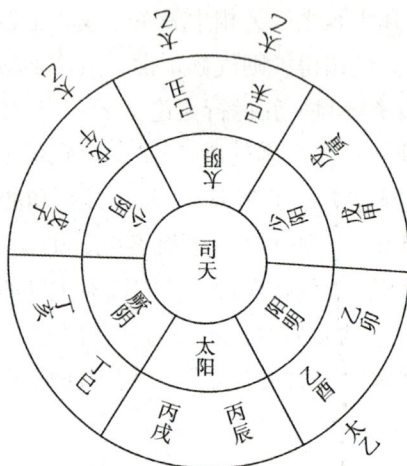

图 2-8 天符太乙图

天符年气候变化剧烈，人体疾病也比较凶猛，因岁运与司天之气均代表着该年特殊的气候变化，岁运与司天之气的五行属性相同，则说明某一气偏胜，必然导致剧烈的气候变化及较凶猛疾病的发生。如《素问·六微旨大论》云："天符为执法……中执法者，其病速而危。"

（二）岁会

岁会，指该年岁运的五行属性与该年年支的五行方位属性相同，又叫岁会年。《素问·六微旨大论》云："木运临卯，火运临午，土运临四季，金运临酉，水运临子，所谓岁会，气之平也。"所谓"临"，就是本运加临本气。例如丁卯年，丁年的岁运为木运，卯的五行方位属性是东方属木的正位，故称"木运临卯"。

岁会年，在六十年中有八年，甲辰、甲戌、己丑、己未、乙酉、丁卯、戊午、丙子。其中，己丑、己未、乙酉、戊午四年既属岁会年，又属天符年，因此单纯是岁会的年份，实际上只有四年。见图 2-9。

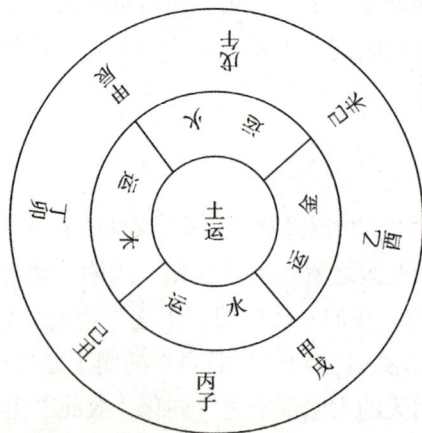

图 2-9 岁会图

岁会年气候变化较正常，人体疾病也较缓和。岁运虽代表着该年特殊的气候变化，但岁支的五行方位属性则代表着正常的季节气候变化与物化现象，因此，岁会之年气候变化与人体疾病并无特殊，基本属于正常范围。如《素问·六微旨大论》云："岁位为行令……中行令者，其病徐而持。"

（三）同天符

同天符，指逢阳干之年，太过岁运的五行属性与客气在泉之气的五行属性相同，又叫同天符年。《素问·六元正纪大论》云："太过而同地化者三……甲辰甲戌太宫下加太阴，壬寅壬申太角下加厥阴，庚子庚午太商下加阳明，如是者三。"又云："加者何谓？岐伯曰：太过而加同天符。"

同天符年，在六十年中有六年，甲辰、甲戌、壬寅、壬申、庚子、庚午。甲辰、甲戌，甲为太宫用事，岁运属土运太过，而客气的在泉之气又是太阴湿土，太过的土运与在泉之湿气相合而同化。壬寅、壬申年，壬为阳木太角用事，岁运是木运太过，而客气的在泉之气是厥阴风木，故太过的木运与在泉之风气相合而同化，共同作用。庚子、庚午年，庚为阳金太商用事，岁运是金运太过，而客气的在泉之气是阳明燥金，故太过的金运与燥气共同作用、相合而同化。可见在六十年中，同天符年有甲辰、甲戌、壬寅、壬申、庚子、庚午六年。同天符年气候变化特点似天符年。见图2-10。

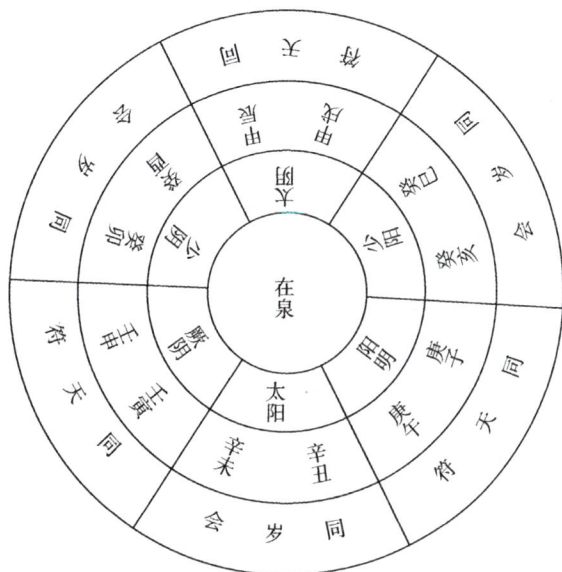

图 2-10　同天符同岁会图

（四）同岁会

凡逢阴干之年，不及的岁运与客气的在泉之气相合而同化的年份，为同岁会年。如《素问·六元正纪大论》云："不及而同地化者亦三……癸巳癸亥少徵下加少阳，辛丑辛未少羽下加太阳，癸卯癸酉少徵下加少阴，如是者三。"又云："不及而加同岁会也。"可见，在六十年中，同岁会年有癸巳、癸亥、辛丑、辛未、癸卯、癸酉六年。其中，癸卯、癸酉、癸巳、癸亥是阴干之年，岁运为火运不及，而客气的在泉之气分别是少阴君火（热）和少阳相火（暑）在泉，不及的岁运的五行属性（火）与在泉之气的五行属性相同而同化。辛丑、辛未年，岁运为水运不及，丑未年是太阳寒水在泉，不及的岁运（水）与在泉之气的五行属性相同而同化。上述六年均是不及的岁运与客气的在泉之气相合而同化，故是同岁会之年。同岁会年气候变化特点似岁会年。

（五）太乙天符

太乙天符，又称太一天符，指既是天符年、又是岁会年的年份。即该年岁运的五行属性与司天之气的五行属性及年支的五行方位属性相同的年份。《素问·六微旨大论》云："天符岁会何如？岐伯曰：太一天符之会也。"在六十年中，太乙天符年有四年，即戊午、乙酉、己丑、己未年。太乙天符是指岁运与司天之气、岁支之气的五行属性三化合主令，即《素问·天元纪大论》指出的"三合为治"。例如戊午年，戊为火运，午为少阴君火司天，年支午的五行方位属性为火，这既是岁运（火）与司天之气（火）同气的天符年，又是岁运（火）与岁支（火）同气居于南方正位的岁会年。乙酉年，乙为金运，酉为阳明燥金司天，既是岁运与司天之气同气的天符，又是岁运与岁支同居西方正位的岁会。己丑、己未年，己为土运，丑未为太阴湿土司天，丑未又为土居之正位，故此二年，岁运少宫与司天之气及岁支土位相合。以上四年，司天、岁运、岁支三者的五行属性同类化合，故均为太乙天符年。

在运气同化关系中，虽有天符、岁会、同天符、同岁会、太乙天符的区别，但都是用以说明运与气相会的年份，彼此由于没有胜复，失去相互制约，致使气候变化比较单一，因此，可能会造成一气偏胜独治的异常气候现象，这样就容易给人体及自然界生物造成危害。正如《素问·六微旨大论》所指出："岐伯曰：天符为执法，岁位为行令，太一天符为贵人。帝曰：邪之中也奈何？岐伯曰：中执法者，其病速而危；中行令者，其病徐而持；中贵人者，其病暴而死。"一年之中，岁运、司天、在泉各行其令，一旦自然会合，贯通在岁气之中，就会形成较强大而单纯的气候变化，所以《内经》分别以"执法""行令""贵人"形容其力量和作用。"执法"位于上，故为"天符"之邪所伤，则发病迅速而严重；"行令"位于下，故为"岁会"之邪所伤，则病势徐缓而持久；"贵人"统乎上下，故为"太乙天符"之邪所伤，则病势急剧而有死亡的危险。见表2-12。

表2-12 六十甲子运气同化表

甲子	乙丑	丙寅	丁卯 岁会	戊辰	己巳	庚午 同天符	辛未 同岁会	壬申 同天符	癸酉 同岁会
甲戌 岁会 同天符	乙亥	丙子 岁会	丁丑	戊寅 天符	己卯	庚辰	辛巳	壬午	癸未
甲申	乙酉 太乙天符	丙戌 天符	丁亥 天符	戊子 天符	己丑 太乙天符	庚寅	辛卯	壬辰	癸巳 同岁会
甲午	乙未	丙申	丁酉	戊戌	己亥	庚子 同天符	辛丑 同岁会	壬寅 同天符	癸卯 同岁会
甲辰 岁会 同天符	乙巳	丙午	丁未	戊申 天符	己酉	庚戌	辛亥	壬子	癸丑
甲寅	乙卯 天符	丙辰 天符	丁巳 天符	戊午 太乙天符	己未 太乙天符	庚申	辛酉	壬戌	癸亥 同岁会

二、运气异化

五运与六气结合，除上述运气同化形式的年份以外，还有运气异化的年份，这就需要根据运和气的五行生克关系来测定运与气的偏盛偏衰，综合分析气候变化。运气异化的年份根据运和气的五行生克关系，分为顺化、天刑、小逆、不和四种。

（一）运盛气衰

运生气或运克气，均为运盛气衰。运生气，为小逆；运克气，为不和。

例如：辛亥年，年干是辛，岁运是水运，年支是亥，故司天是厥阴风木，水与木的关系是水生木，运生气，因此，这一年是运盛气衰的小逆年。再如：丙寅年，丙年水运，寅年是少阳相火司天，水与火的关系是水克火，运克气，因此，这一年是运盛气衰的不和年。推求运气异化，可根据气运的盛衰，推求各年气候变化的主次。即运盛气衰的年份，在分析气候变化时，便以运为主、以气为次。运气盛衰还可以进一步推求各年复杂的气候变化，如小逆及不和之年气候变化较大。

（二）气盛运衰

气生运或气克运，便为气盛运衰。岁运不及之年，气克运，为天刑；岁运太过之年，气生运，为顺化。例如：己亥年，岁运是土运，年支是亥，故司天是风木，木与土的关系是木克土，即气克运，因此，这一年便是气盛运衰的天刑年。再如：甲子年岁运是土运，年支是子，故司天是少阴君火，火与土的关系是火生土，即气生运，因此，甲子年也是气盛运衰的顺化年。气盛运衰之年，分析气候变化时，以气为主、运为次，且顺化之年气候变化较平和，天刑之年气候变化较剧烈。

三、平气之年

平气之年气候平和，疾病流行较少，即使发病，病情也较单纯。平，平和之意。如该年气运既非太过，又非不及，即化为平气。平气之年、太过之年、不及之年并称为"五运三纪"。根据运和气的关系来推求平气之年。《类经图翼·五运太少齐兼化逆顺图解》云："平气，如运太过而被抑，运不及而得助也。"说明平气可由岁运和岁气之间的相互关系来确定。

1. 岁运太过而被司天所抑　凡岁运太过之年，如果当年的司天之气的五行属性与岁运的五行属性构成相克关系（即司天之气克岁运之气），那么，该年的运虽为太过，但因受司天之气的制约，则构成平气之年。如 1988 年（戊辰），岁运是火运太过，司天之气为太阳寒水，水克火，即构成平气之年。又戊戌、庚寅、庚申、庚午、庚子年亦是如此情况。

2. 岁运不及而得司天之助　岁运不及得司天之助构成的平气之年是该年的司天之气与不及的岁运是五行相生关系，即气生运。如辛卯、辛酉年，虽为水运不及，但得卯酉阳明燥金司天，又得卯酉西方金位，金能生水，故构成平气之年。

3. 干德符　《素问入式运气论奥·论月建》云："建时贴用日干同法，若五运阴年不及之岁，大寒日交初气，其日时建干与年干合者，谓之曰干德符，当为平气，非过与不及也。"即指岁运不及之岁，若年干的"阴"与大寒日初气所始之日、时的"阳干"相合时，则称为"干德符"。由于日与时的阳干补救了不及的年干，因此，干德符之年亦认为是平气之年。日与时的阳干能否补救不及的年干而化为平气，其理论还需进一步在实践中验证。

思考题

1. 怎样确定天干地支的阴阳五行方位属性？
2. 天干地支与脏腑相配属的规律是什么？

3. 举例说明，已知公元年求年干支及月干支的方法。

4. 天干化五运的规律是什么？岁运的特点是什么？

5. 试述主运的基本规律及推求方法。

6. 试述客运的基本规律及推求方法。

7. 主气六步的基本规律是什么？

8. 客气六步运行的基本规律是什么？

9. 如何确定司天在泉的左右间气？

10 客主加临的概念是什么？怎样运用客主加临的相互关系分析气候的变化？

11. 何谓运气同化？举例说明天符、岁会、同天符、同岁会、太乙天符的推求方法。

12. 如何根据五运六气的生克关系推求运与气的盛衰？

13 构成平气之年的条件是什么？

中医运气学在探讨自然规律与人体生命的密切关系时，提出了气化学说、升降出入、亢害承制、标本中气、六淫致病、病理机转、运气治则、制方纲要、气味用药、司岁备物等重要观点，这些观点及医学理论推动了中医学发展，对于后世中医学理论的临床运用起到了积极的促进作用。

第一节　气化理论

中医运气学受古代哲学中"气一元论"思想影响，在认识自然界及人体生命时，始终将气本源论作为其理论的核心，认为自然界万物均是气化的结果。如《素问·五常政大论》所谓："气始而生化，气散而有形，气布而蕃育，气终而象变，其致一也。"自然之气在运动变化过程中施化成的纷纭万物就是气化的结果。故所谓气化，其含义应是气的运动变化，以及同时化育万物的过程。可以说，气化为一切自然现象的根本特征，即有了气化才有自然万物的产生，因此，气化理论是中医运气学理论的核心。

一、自然之气化

《素问·天元纪大论》根据"气一元论"提出："太虚寥廓，肇基化元，万物资始，五运终天，布气真灵，惣统坤元，九星悬朗，七曜周旋，曰阴曰阳，曰柔曰刚，幽显既位，寒暑弛张，生生化化，品物咸章。"认为天地宇宙的运动是产生气化的根本，自然万物均存在气化活动。《素问》运气七篇大论详细论述了五运六气两大系统的气化活动，阐述了自然气候物候及万物的气化规律，并以此研究了人体生命与疾病的气化规律。

五运六气有不同的特性，其施之自然，便对自然气象与生化活动产生不同的影响，《内经》将此均以五运之化、六气之化的内容分别进行了表述。就五运而言，其存在五运气化的常化、不及与太过的不同气化结果，按《素问·五常政大论》五运气化的常化称为木曰敷和，火曰升明，土曰备化，金曰审平，水曰静顺。五运气化不及则称为木曰委和，火曰伏明，土曰卑监，金曰从革，水曰涸流。五运气化太过则称为木曰发生，火曰赫曦，土曰敦阜，金曰坚成，水曰流衍。

六气之气化亦有其规律，按《素问·至真要大论》所述，六气气化之常化为：厥阴司天为风化，在泉为酸化，司气为苍化，间气为动化。少阴司天为热化，在泉为苦化，不司气化，居气为灼化。太阴司天为湿化，在泉为甘化，司气为黅化，间气为柔化。少阳司天为火化，在泉为苦化，司气为丹化，间气为明化。阳明司天为燥化，在泉为辛化，司气为素化，间气为清化。太阳司天为寒化，在泉为咸化，司气为玄化，间气为藏化。《素问·六元正纪大论》详细阐述了六气气化太过与不及的气候、物候及病候的变化规律，指出六化六变乃"天地之纲纪，变化之渊源"。另外，六气之间还存在着相互转化规律，即《素问·六元正纪大论》所说的"夫六气之用，各归不胜而为化"。

二、人体之气化

自然界五运六气的气化活动是自然气象、万物征象产生的基础，因此，其气化活动正常与否自然会对人体产生影响。《素问·至真要大论》论外感六淫病机根本时，便从六气气化的正常异常而论，指出："百病之生也，皆生于风寒暑湿燥火，以之化之变也"。一般而言，六气的正常气化称为化，异常气化称为变，如《素问·天元纪大论》云"故物生谓之化，物极谓之变"，《素问·六微旨大论》亦云："夫物之生从于化，物之极由乎变，变化之相薄，成败之所由也"。

气化现象在人体表现繁杂多样。五脏六腑的功能活动、气血津液的化生过程、饮食糟粕的形成与代谢等均是依赖于气化完成的，可以说，人体的生命过程即是一系列气化活动的过程。《素问·阴阳应象大论》云："味归形，形归气，气归精，精归化；精食气，形食味，化生精，气生形；味伤形，气伤精，精化为气，气伤于味。"其"精归化"，及"化生精"，强调了人体精气的产生是气化活动的结果。而《素问·灵兰秘典论》所说的"小肠者，受盛之官，化物出焉……膀胱者，州都之官，津液藏焉，气化则能出矣"，则又论述了饮食精微或浊气的转化代谢依赖脏腑的气化。

五脏六腑均有气化活动，相对于五脏，《内经》更注重六腑的气化作用，如《灵枢·卫气》云："五藏者，所以藏精神魂魄者也；六府者，所以受水谷而行化物者也"，《素问·五藏别论》云："夫胃大肠小肠三焦膀胱，此五者，天气之所生也，其气象天，故泻而不藏，此受五藏浊气，名曰传化之府，此不能久留，输泻者也"，均强调六腑是人体气化的主体，并表述其内在机制与六腑的阴阳属性有关。

气化活动是在气的升降出入运动中进行的。升降出入是气化产生的前提，气化活动的正常与否亦依赖于气机升降出入的正常与否。《素问·六微旨大论》云："出入废则神机化灭，升降息则气立孤危。故非出入，则无以生长壮老已；非升降，则无以生长化收藏。是以升降出入，无器不有。故器者生化之宇，器散则分之，生化息矣。故无不出入，无不升降。化有小大，期有近远，四者之有，而贵常守，反常则灾害至矣。"即反复强调了气化与气机运行之间的关系。

后世医家广泛应用气化理论。认为人体所有脏腑、经络、精气的功能活动均是以气化的形式呈现的。刘完素认为"玄府"为人体与自然气化之通道，并用气化理论阐释五运主病与六气主病；张元素以气化学说建立本草药物理论；李杲则认为脾胃是脏腑气化的枢纽，少阳春升之气是人体气化活动的关键；孙一奎则注重原气命门的气化作用，将之归结为人体脏腑气化的原动力，从而将气化理论逐步深化和发展，使之成为中医学理论的独特内涵。

第二节　升降出入

升降出入是《内经》对物质运动形式的基本概括。《内经》认为，升降出入是自然万物气机运动的基本形式。气是形成自然万物的基本元素，宇宙空间及生命体中均存在着气的升降出入运动，气之升降出入运动于生命体是无物不有，无时不有。因此，无论天体还是生物体乃至人体，其气化均以升降出入为基本形式。正如《素问·六微旨大论》云："出入废则神机化灭，升降息则气立孤危。故非出入，则无以生长壮老已；非升降，则无以生长化收藏。是以升降出入，无器不有。故器者生化之宇，器散则分之，生化息矣。故无不出入，无不升降。化有小大，期有近远，四者之有，而贵常守，反常则灾害至矣。"其中"升降出入，无器不有"即论述了气的升降出入对于生物体存在的普遍性，指出了升降出入是所有物质均具有的基本运动形式；"非出入，则无以生长壮老已；非升降，则无以生长化收藏"则表明了气的升降出入对维持万物生化活动的重要性；"出入废则神机化灭，升降息则气立孤危"，以及"反常则灾害至"又表明反常的气机变化及生命体的死亡均是源自气的升降出入失常或止息。

升降出入理论虽出自运气学说，然由于气本源理论对《内经》理论体系的影响，升降出入理论广泛渗透到了《内经》理论的各个方面。纵观《内经》对阴阳、藏象、经络、营卫气血以及病机等认识，无不是升降出入理论的具体呈现。

一、升降出入是天地阴阳之气运动的基本规律

升降出入，在自然界表现为阴阳气交运动。天地是自然界之大阴阳，天地之间不仅是自然万物生存的空间，而且天地之气不停息的交流运动，亦为生命体进行生化活动提供了基础。天地之气的交流运动便表现为天气下降，地气上升的不停息的升降运动，如《素问·六微旨大论》云"气之升降，天地之更用也"，"升已而降，降者谓天；降已而升，升者谓地。天气下降，气流于地；地气上升，气腾于天。故高下相召，升降相因，而变作矣"，"上下之位，气交之中，人之居也……气交之分，人气从之，万物由之"。其"高下相召，升降相因，而变作矣"一语指出了天气下降，地气上升，升降相因，阴阳相感的过程是天地之气氤氲而化生万物的过程，只有天地之气升降不息，才有自然界的勃勃生机。

天地云雨之气的形成与转化，也是天地之气升降运动过程的主要表现。《素问·阴阳应象大论》言："地气上为云，天气下为雨，雨出地气，云出天气"，指出自然云雨的产生是天地之气升降运动相互转化的结果。而四时之气春生、夏长、秋收、冬藏的生化状态，实则是四时阳气春升、夏浮、秋降、冬沉所致，亦源自气的升降出入。张介宾《类经》谓："天地之交，四时之序，惟阴阳升降而尽之矣。自子之后，太阳从左而升，升则为阳；自午之后，太阳从右而降，降则为阴。大而一岁，小而一日，无不皆然。"因此，如若天气不降，地气不升，则自然界生机止息，万物死亡，如《素问·四气调神大论》所言："交通不表，万物命故不施，不施则名木多死。"

自然界气机的升降出入运动，在运气学中主要指客气六步位置的升降。主要表现有迁正、退位、不迁正、不退位及升降不前。其中，不迁正、不退位及升降不前属于自然界的气机升降出入运动失常，常易引起气候异常变化，轻则使人体脏腑气机升降失常，重则导致郁气以及温疫的发生。在临床上，可据此分析某些急症及流行病乃至温疫的病机，从而指导辨证论治。

二、升降出入是人体阴阳运动的基本形式

升降出入是人体阴阳之气运动的基本形式。升降，是升清阳，降浊阴；出入，是出浊阴，入清阳。所谓清阳，是指清阳升发之气，为精微物质的轻清部分；所谓浊阴，既可指精微物质的浓厚部分，在某种情况下又指糟粕。《素问·阴阳应象大论》言"清阳出上窍，浊阴出下窍；清阳发腠理，浊阴走五藏；清阳实四支，浊阴归六府"，即是谈人体阴阳之气的升降出入，"清阳出上窍，浊阴出下窍"是人体阴阳之气的升降运动，"清阳发腠理，浊阴走五藏；清阳实四支，浊阴归六府"则谈人体阴阳之气的出入运动。《素问·生气通天论》之"阴者，藏精而起亟也；阳者，卫外而为固也"，以及《素问·阴阳应象大论》的"阴在内，阳之守也；阳在外，阴之使也"，均是谈阴入阳出的运动过程。人体阴阳的升降出入失常，则产生疾病，如"清气在下，则

生飧泄；浊气在上，则生䐜胀"。

升降出入运动是人体脏腑气机运动的基本形式。升降出入运动停止，人体生命活动将终止。人体脏腑功能活动以气化的形式进行，而这种气化形成的基础也是五脏之气的升降出入运动，肝气自左而升，肺气自右而降，一升一降；心气为阳，布达于体表，肾气为阴，主治于体内，一出一入；脾胃位居中焦，为其他四脏气机升降出入之枢纽。如此有升有降有出有入，脏腑不仅可以进行各自的功能活动，而且还能维系着彼此之间相互和谐的关系。正如《素问·刺禁论》所云："肝生于左，肺藏于右，心部于表，肾治于里，脾为之使，胃为之市。"同时，人体精微之气的代谢和分布，亦是以五脏之气的升降出入为基础的，如《素问·经脉别论》云："饮入于胃，游溢精气，上输于脾，脾气散精，上归于肺，通调水道，下输膀胱，水精四布，五经并行。"

人体营卫之气运行亦表现为升降出入。人体的营卫之气是人体精气的重要组成部分，具有营养、护卫、温煦等重要生理功能。而营卫之气的运转、敷布，亦呈现为二者升降出入的过程。按《灵枢·营气》记载，营气的循行是沿着十二经脉流注的次序，一阳一阴交替运行，随着人体经脉的阴阳交替而不断地出入与升降。卫气的循行，按《灵枢·卫气行》记载，则昼行于阳经二十五度，夜行于五脏二十五度，随着昼夜的交替而进行着有规律的出入运动，而这种有规律的出入运行，又是人体睡眠机制形成的重要基础，即《灵枢·营卫生会》所云："气至阳而起，至阴而止"。一旦营卫之气的升降出入失常，则影响睡眠，因此，调和营卫成为临床治疗失眠或多寐的重要原则之一。

人体三阴三阳经脉主持人体阴阳表里出入。《灵枢·根结》指出，人体三阴三阳之气除运行气血，联络脏腑与肢体的功能之外，又有主持人体阴阳之气表里出入的作用，云："太阳为开，阳明为阖，少阳为枢……太阴为开，厥阴为阖，少阴为枢。"对此，张介宾《类经》解释为"太阳为开，谓阳气发于外，为三阳之表也。阳明为阖，谓阳气蓄于内，为三阳之里也。少阳为枢，谓阳气在表里之间，可出可入，如枢机也"，"太阴为开，居阴分之表也。厥阴为阖，居阴分之里也。少阴为枢，居阴分之中也，开者主出，阖者主入，枢者主出入之间"，即三阳经主持阳气的出入，三阴经主持阴气的出入。张志聪《伤寒论集注》则认为"无病之人，六气循行亦从厥阴而少阴，少阴而太阴，太阴而少阳，少阳而阳明，阳明而太阳"，即人体之气的运行是由一阴而三阴，由一阳而三阳，而邪气的传变，则与正气的运行相反，《伤寒论》所谓的六经传变正是邪气沿六经由表而入里的过程。

天地之气处于不停息的升降运动之中，一旦某种因素导致升降出入失常，便会引发自然界生化活动的紊乱以及人体疾病的产生。《素问·六元正纪大论》便从五运郁滞不发及郁极乃发的角度，论述了人体疾病的发生机制，云："郁极乃发，待时而作也……土郁之发……故民病心腹胀，肠鸣而为数后，甚则心痛胁膜，呕吐霍乱，饮发注下，胕肿身重……金郁之发……故民病咳逆，心胁满引少腹，善暴痛，不可反侧，嗌干面尘色恶……水郁之发……故民病寒客心痛，腰脽痛，大关节不利，屈伸不便，善厥逆，痞坚腹满……木郁之发……故民病胃脘当心而痛，上支两胁，鬲咽不通，食饮不下，甚则耳鸣眩转，目不识人，善暴僵仆……火郁之发……故民病少气，疮疡痈肿，胁腹胸背，面首四支，䐜愤胪胀，疡痱呕逆，瘛疭骨痛，节乃有动，注下温疟，腹中暴痛，血溢流注，精液乃少，目赤心热，甚则瞀闷懊憹，善暴死。"临床治疗此类疾病应从调整人体脏腑的气机升降出入运动着手，《素问·六元正纪大论》指出："木郁达之，火郁发之，土郁夺之，金郁泄之，水郁折之。"

三、后世医家的认识与运用

历代医家对升降出入理论多有发挥，并结合临床实践，颇有见解。金代医家刘完素认为，玄府是气机升降出入的通道，不仅世之万物皆存在升降出入的气机运动，在个体生命的每一部分亦皆存在气机的升降出入运动，这是人体各部分发挥功能活动的基础，其中，玄府即气机升降出入的通道，而人体疾病的发生，亦因气机运行失常。刘氏在《素问玄机原病式·六气为病》中云："玄府者，无物不有，人之藏府皮毛，肌肉筋膜，骨髓爪牙，至于世之万物，尽皆有之，乃气出入升降之道路门户也……'是以升降出入，无器不有'，人之眼、耳、鼻、舌、身、意、神识，能为用者，皆由升降出入之通利也；有所闭塞者，不能为用也。"由此可见，刘完素治疗热证在表者主张开郁散结是以升降出入理论为指导的。

金代医家李杲认为人体气机升降出入与自然之气同理。人以胃气为本，人体气机升降的枢纽在于中焦脾胃，因此，十分重视脾胃的升降作用。人体饮食精微的敷布是在脾胃的作用下升已而降，降已而升。一旦脾胃升降功能失常则精微下泻，气机紊乱。李杲在《脾胃论》中指出："盖胃为水谷之海，饮食入胃，而精气先输脾归肺，上行春夏之令，以滋养周身，乃清气为天者也；升已而下输膀胱，行秋冬之令，为传化糟粕，转味而出，乃浊阴为地者也……不然，损伤脾胃，真气下溜，或下泄而久不能升，是有秋冬而无春夏。"

金代医家张元素在《医学启源》中把药物的气味与其升降出入紧密结合，制定出药物的"风生升，热浮长，湿化成，燥降收，寒沉藏"等升降规律。如防风、羌活、升麻、柴胡、葛根等为风升之品，黑附子、干姜、乌头、肉桂等属于热浮长之品，黄芪、人参、甘草、当归等属于湿化成之药，茯苓、泽泻、猪苓、滑石、瞿麦属于燥降之品，大黄、黄柏、黄芩、黄连等属于寒沉之类，从而把升降出入理论引用到了临床应用之中。这种药物的分类方法对后世认识药性、合理组方配伍极有裨益。

清代吴达也强调中焦脾胃气机升降在五脏中的重要作用。其在《医学求是·血证求源论》中云："土位于中，而火上、水下、左木、右金。左主乎升，右主乎降。五行之升降，以气不以质也。而升降之权，又在中气，中气在脾之上、胃之下，左木、右金之际。水火之上下交济者，升则赖脾气之左旋，降则赖胃土之右转也。故中气旺，则脾升而胃降，四象得以轮旋。中气败，则脾郁而胃逆，四象失其运行矣。"指出中焦脾胃在火上、水下、左木、右金五行五脏之位中的重要地位与作用，中焦功能失常直接影响上下左右四脏功能。

清代医家张琦《素问释义·玉机真脏论》亦云"五脏相通，其气之旋转本有一定之次……其左右之行，则水木左升，火金右降，土居中枢，以应四维"，"中枢旋转，水木因之左升，火金因之右降"。脾胃不仅能促进各脏气机正常运转，使之不至于停滞为病，同时有制约各脏气机的升降过度，维持其协调状态的作用。何梦瑶在《医碥·气论》中指出："藏属肾，泄属肝（升则泄矣），此肝肾之分也；肝主升，肺主降，此肝肺之分也……而静藏不至于枯寂，动泄不至于耗散，升而不至于浮越，降而不至于沉陷，则属之脾，中和之德之所主也。"使脾胃在转枢五脏气机中的作用得以进一步发挥和引申。

清代医家周学海认为气机升降失常多为内伤，气机出入失常多为外感。其在《读医随笔·升降出入论》中指出："升降者，里气与里气相回旋之道也；出入者，里气与外气相交之道也。里气者，身气也；外气者，空气也。"认为升降是人体内部气机的运转形式，而出入是人体之气与自然之气的交流。其在病机，则"内伤之病，多病于升降，以升降主里也；外感之病，多病于出入，以出入主外也。"强调外感病机在于气机的出入失常，内伤病机在于气机的升降失常，言简意赅地总结了内伤外感病机的不同，逐一列举了治疗方法，提出不可直升直降、直散直敛的用药禁忌。

　　总之，在《内经》及后世中医学家的论著中，气机升降出入理论不仅指天地自然气机升降出入，而且被广泛地应用于人体脏腑经脉营卫气血生理功能的认识，以及治疗疾病乃至养生学当中，深刻认识其理论内涵，对准确把握中医理论的精髓，从而指导临床辨证治疗具有至关重要的作用。

第三节　亢害承制

　　亢害承制是关于六气相互制约关系的理论，出于《素问·六微旨大论》。原文曰："亢则害，承乃制，制则生化，外列盛衰，害则败乱，生化大病。"承，即制约；自然界五运六气变化中，六气过亢则为害，亢盛之气得到制约，自然界才能正常生化。

一、亢害承制理论的内涵

　　亢害承制阐述了自然界六气变化具有五行相互承制的特点。正如《素问·六微旨大论》云："相火之下，水气承之；水位之下，土气承之；土位之下，风气承之；风位之下，金气承之；金位之下，火气承之；君火之下，阴精承之。"承，就是制约；即六气主令之时，均有所承之气伴随存在，所承之气与主时之气的关系是按照五行相克关系呈现的。

　　所"承"之气的作用，一方面在六气正常的情况下，有防止六气过亢的作用；另一方面，在六气偏亢的情况下，制约亢盛之气，使气化恢复正常。例如"相火之下，水气承之"，指相火主时之气，其所以不得过亢，因为有水气的制约，从而保证了相火之气的正常。这种"承制"之气，从其形式而言，存在于六气之中；从作用而言，既可制约主气之太过，又可促进主气的生机。自然界承制关系的存在，不仅是维系六气在一定范围内变动的关键，也是维系自然界生化活动正常进行的必要条件。

　　亢害承制阐发了六气在主持自然气候时，存在着一种自稳定机制，以维持六气的正常运行。这种自稳定机制的实质是自然界五行相克规律作用的结果。由于五行是自然界普遍存在的规律，因此，六气之间亦呈现五行的制约关系，而这种制约关系对维持自然界正常生化状态是不可或缺的。

二、亢害承制理论产生的基础

　　自然界风寒暑湿燥火六气的变化现象与规律是亢害承制理论产生的基础。自然界四时气象变化中蕴含着六气的承制关系，唐代医家王冰在《黄帝内经素问》中，从自然现象的变化论证了亢害承制的存在之理，如"热盛水承，条蔓柔弱，凑润衍溢，水象可见""寒甚物坚，水冰流固，土象斯见""疾风之后，时雨乃零，是则湿为风吹，化而为雨""风动气清，万物皆燥，金承木下，其象昭然""煅金生热，则火流金，乘火之上，理无妄也""君火之位，大热不行，盖为阴精制承其下也"。即自然现象中，存在着六气之间承制关系及规律，自然界所表现出的自然现象是六气相互承制作用的结果。

三、亢害承制理论的临床运用

　　亢害承制是自然界事物之间存在的普遍规律。亢害承制变化与自然息息相关，自然之理及运动规律也体现在人体生命之中。即人之生命活动、疾病的发生发展乃至疾病的治疗方法，亦包含着亢害承制之理。后世众医家从临床角度对其理论进行深入研究，并将其广泛应用于病证的分析及治疗，丰富了亢害承制理论的实际应用，并使其成为中医学理论的重要内容。

金代医家刘完素基于《内经》亢害承制，提出六气过亢则"反兼胜己之化"的理论，将五行生化的自然之理推之于人体病机，用以说明疾病病理存在本质与标象的内在联系。其在《素问玄机原病式》中云："风木旺而多风，风大则反凉，是反兼金化，制其木也；大凉之下，天气反温，乃火化承于金也；夏火热极而体反出液，是反兼水化制其火也。"提出："所谓五行之理，过极则胜己者反来制之"的著名观点，正是由于这种"反兼胜己之化"的存在，才使自然气运维持正常，自然气候不至太过与不及，万物才能生化不息。人之五脏六腑与天之运气相应，因而此理也同样存在于脏腑功能变化之中；因此，可以从亢害承制角度来探讨疾病的病机。由于五运之气的偏亢过度会出现"胜己之化"的假象，故在临床上，如湿邪过盛而见筋脉强直，即是"湿过极则反兼风化制之"的表现；而风邪太过而见筋脉拘急，又是"燥金主于紧敛短缩劲切，风木为病，反见燥金之化"所致。由此，刘完素得出"木极似金，金极似火，火极似水，水极似土，土极似木者也……谓己亢过极，则反似胜己之化也。俗未知之，认似作是，以阳为阴，失其意也"的结论，为临床所见的火极似水、阳证似阴等复杂疑似证候提供了可靠的诊断依据。可见，刘完素将运气学中亢害承制理论灵活地应用于临床分析病因病机，指导辨证论治，其观点对后世疾病的诊断和治疗有很大启发。

元代医家朱震亨在《丹溪治法心要·妇人科》论月经病时，借助于亢害承制理论分析病情，云："经水，阴血也，阴必从阳，故其色红，禀火色也……紫者，气之热；黑者，热之甚也。今见紫黑作痛者，成块者，率指为风冷所乘，而行温热之剂，误矣。设或有之，亦千百中之一二耳。经水黑者，水之色，紫者黑之，渐由热甚必兼水化，此亢则害，承乃制也。"

元代医家王履则认为在人体也有"亢而自制"和"亢而不能自制"两种情况。"亢而自制"则使"五脏更相平"，即一脏不平，所不胜之脏更相平之，平则生化不息；若"亢而不能自制"，则发而为病，故用汤液、针石、导引之法以助之，制其亢，除其害。将亢害承制论结合人体生理、病理及治疗进行解释，充分体现出亢害承制规律的普遍性和实用性。

明代卢之颐《学古诊则》中将亢害承制理论的阐释进行了扩展，使之应用于人体生理、病理现象的分析。指出："夫天地万物，无往而非五行，则亢害承制，亦无往而非胜复之道。其在于人，则五脏更相平也；五志更相胜也；五气更相移也；五病更相变也。"即五脏之间功能的和谐、情志的转换、邪气的更易、疾病的传变，无不是"承制"关系的表现，将亢害承制理论的阐释进行了扩展，使之应用于人体生理、病理现象的分析。

明代医家周之干在《慎斋遗书·亢害承制》中运用亢害承制分析五脏病治疗，云："气失其平则成病，故肝木太旺则肝亢矣。肝亢则害脾，脾害则不能生金而防水，故木亢则金水亦俱伤。斯时当以扶金为要，金扶则木制而木平，木平则能和土而水不泛，金得生矣。"

明·李梴《医学入门》分析了自然界之亢害承制规律，其在《医学入门》中云："亢者，过极而不退也。当退不退，始则灾害及物，终则灾害及己……以天时言之，春时冬令不退，则水亢极而害所承之木。然火为木之子，由是乘土而制水，则木得化生之令，而敷荣列秀于外。"并进一步运用于对人体疾病病机的分析，指出："以人身言之，心火亢甚，口干、发燥、身热，则脾土失养，肺金受害。由是水乘而起，以复金母之仇，而制平心火，汗出发润、口津身凉而平矣。苟肾水愈微而不能上制，心火愈盛而不能下退，则神去气孤，而灾害不可解矣。"

总之，亢害承制作为运气学中的重要理论，肇始于《内经》，发展于后世，在中医学中应用深广，其运用已远远不局限在运气理论，已经成为中医学的重要组成部分。

第四节　标本中气

标本中气是运气学中关于六气与三阴三阳相互关系的理论，主要研究六气变化规律及其与三阴三阳的相互关系。所谓"本"，是指风热火湿燥寒六气；"标"，指三阴三阳，为六气的阴阳标识；"中气"，指处于标本之间的气，亦为三阴三阳之气。标本中气理论概括了自然六淫之气对人体病机影响的规律，在中医病因病机及辨证论治方面具有一定指导意义。

中医学的标本中气理论主要记载于《素问·天元纪大论》《素问·五运行大论》《素问·至真要大论》《素问·阴阳离合论》《素问·六微旨大论》等篇章中。

一、标本中气的基本原理

标本中气理论以六气为本，以三阴三阳为标。《素问·六微旨大论》所言："少阳之上，火气治之，中见厥阴；阳明之上，燥气治之，中见太阴；太阳之上，寒气治之，中见少阴；厥阴之上，风气治之，中见少阳；少阴之上，热气治之，中见太阳；太阴之上，湿气治之，中见阳明。所谓本也，本之下，中之见也，见之下，气之标也，本标不同，气应异象。"可见，标本中气的基本内容是阐述三阴三阳与风热火湿燥寒六气标本从化的关系，即少阳为火，阳明为燥，太阳为寒，厥阴为风，少阴为热，太阴为湿；指出了六气的阴阳属性及六气的阴阳制约关系。

中气，是指与标气互为表里的气，又是与本气相关或相反的气，如少阳火的中气是厥阴风，就自然现象而言，往往存在风火相煽的现象；阳明燥的中气是太阴湿，燥湿二气相反但又相济；太阳寒的中气为少阴热，寒热有相互制约的关系。同样，厥阴风的中气为少阳火，少阴热的中气为太阳寒，太阴湿的中气为阳明燥。因此，中气的作用是通过与标气的互根阴阳表里关系对标气进行制约与调解，以维持六气的阴阳平衡；又能通过与本气的关联性，体现六气之间或相助，或相制的复杂的气候特性。可见，标本中气理论表达了六气之间相互影响、互相制约又互相接济的复杂关系。

二、标本中气的从化规律

标本中气的从化规律有标本同气从本、标本异气从本从标，以及从乎中气三种。正如《素问·至真要大论》所言："六气标本，所从不同奈何？……少阳太阴从本，少阴太阳从本从标，阳明厥阴，不从标本从乎中也。故从本者化生于本，从标本者有标本之化，从中者以中气为化也。"

1. 标本同气从其本　指本与标的阴阳属性相同。如少阳之标为阳，其本是火也为阳；太阴之标为阴，其本是湿也为阴，是谓标本同气，故其病性亦表现为本气的特性，治疗时则从本。

2. 标本异气从本从标　指本与标的阴阳属性相反。如少阴之标为阴，其本却是热属阳；太阳之标为阳，其本却是寒属阴，是谓标本异气，故其作用于人体，既可表现为本的病性，又可表现为标的病性，在治疗时，应根据病证的从化，或从标治，或从本治。

3. 从乎中气　指中气对标本有调节作用。如阳明本燥，燥从湿化，故中见之气为太阴湿。厥阴本风，木从火化，故中见之气为少阳相火。阳明从乎中气之湿，其机制是燥湿互济的结果，又是对阳明之病临床亦可表现为湿邪内盛的提示。厥阴风木从乎中气之火，其机制为风火相煽，风邪内盛，临床易于表现为火热之象。见表3-1。

表 3-1　标本中气及从化关系表

本	中气	标	所从
风	少阳	厥阴	从其中气
燥	太阴	阳明	
火	厥阴	少阳	从其本气
湿	阳明	太阴	
寒	少阴	太阳	从本从标
热	太阳	少阴	

六气标本从化规律体现了自然界一年六气的化生作用。春夏风火相助，生长万物；夏至一阴生，阳极生阴，故有太阳标阳本寒之说；长夏与秋，燥化其湿，万物枯萎凋落；冬至一阳生，阴极生阳，故有少阴标阴本热之说。这一生化规律展现了天道的生长壮老已的规律。以冬至和夏至为阴阳分界线来划分六气阴阳属性，则冬至到夏至为阳，风火主之，故厥阴少阳为表里。夏至到冬至为阴，湿燥主之，故太阴阳明为表里。冬至阴极一阳生，故少阴之上，热气治之，夏至阳极一阴生，故太阳之上，寒气治之，因此，少阴太阳为表里。

阴阳同气互根规律及阴阳转化规律是形成六气与三阴三阳从化关系的原因。六气变化超过一定常度即向相对立的方面转化，故标本异气就存在着转化的情况。由于六气有盛衰胜复的不同情况，因此，六气也就存在有余不足的可能。太过不及便可向相对立的方面转化，如热气不及便是寒，寒气有余便是燥。而阳明、厥阴从乎中是因燥湿相济、木火同气之故，体现了阴阳互根的道理。

标本中气从化关系，实际上也就是六气之间的气化关系，体现了六气气化之间三组承制关系，即：燥湿调和，水火既济，风火相助，从而维持着自然界六气正常变化，四季寒暑交替。

三、标本中气理论的指导意义

1. 指导病机分析　六气的三种从化规律对临床有针对性地分析病机有一定指导价值。临床时结合症状表现，确定其病在本、在标，还是中见，从而决定治疗方向，《素问·至真要大论》曰"夫标本之道，要而博，小而大，可以言一而知百病之害"，指出了分析标本中气理论对分析病机的重要性。如太阳表寒证其病机为从于本，而太阳表热证则为病从于标，阳明病出现太阴湿证者则为病在中。另外，根据标本异气或从标或从本的理论，就应注意疾病传变有向相反方向转化的可能性。如太阳、少阴从本从标，就有寒化、热化的可能性；而阳明、厥阴从乎中气，当注意燥湿转化和风火相助的病机变化。张介宾指出："六气太过不及皆能为病，病之化生，必有所因，故或从乎本，或从乎标，或从乎中气，知其所从，则治无失矣。"

2. 确定治疗方向　六气作用于人体，其从化关系是不同的，因而在治疗六淫导致的疾病时，亦当根据六气的标本中气关系进行分析辨治。六淫之邪作用于人体，可以相互转化，表现为不同的从化变化，《伤寒论》六经病证的设立即是以标本中气理论为基础。少阳太阴从本，即少阳之病，易从热化、火化，而表现为火热上炎的征象，临床治疗应以清泻火热为主；太阴病，易于湿化，临床多见湿浊困阻之病，应以健脾化湿为主。太阳少阴从标从本，则少阴之病，可从标而寒化，从本而热化，因此，既可以四逆汤类温化少阴之寒，又可以黄连阿胶汤类清少阴之热；太阳之病亦是如此，既可从热化而表现出麻黄汤证，又可从寒化表现出四逆汤及诸附子汤证。阳明厥阴从乎中气，则阳明病从中可见太阴虚寒证，可用温补太阴之剂，厥阴从乎中可见少阳相火证，可用清热泻火熄风止痉之剂。总之，六经病证不离标本中气之特性。

第五节　六淫致病

六气，即风热火湿燥寒六气。六气在正常气化情况下是生命之源，但异常气化时即为六淫，导致人体发生疾病。中医运气学高度重视六淫致病，如《素问·至真要大论》所云："夫百病之生也，皆生于风寒暑湿燥火，以之化之变也"，认为百病之生不外风寒暑湿燥火六气的异常变化。

一、六气异常化六淫

风寒暑湿燥火六气皆由五运六气所化，当六气气化失常或不当其位时，则六气异常而成为致病邪气，即六淫。

1. 气化失常为六淫　"非气化者，是谓灾也"（《素问·六元正纪大论》），即非正常气化可产生灾害，导致疾病发生。中医运气学十分重视气化，若气化正常，人体能够与之相适应，则不会致病，亦即"气相得则和"；若气化反常，六气便演化为六淫，人体若不能与之相适应则易发生疾病，即"不相得则病"。说明气化的正常与否是导致疾病发生的主要外因。

2. 不当其位为六淫　运气理论认为五运和六气均有主持的相应气位，气位正常才能保证气化正常，人体安和。若失于位序，则易引起气候反常而使人体发生疾病。如《素问·五运行大论》云："不当其位者病，迭移其位者病，失守其位者危。"强调了五运六气正常化序是气候正常的保证，而异常化序是气候发生异常变化的重要因素。

二、六淫致病特点

1. 六淫致病各异　《素问·五常政大论》云"寒热燥湿，不同其化也"，意即天之六气各有不同的气化作用。六气之气化特性为："燥胜则地干，暑胜则地热，风胜则地动，湿胜则地泥，寒胜则地裂，火胜则地固矣"（《素问·五运行大论》）。其致病亦表现出不同特点，即"风胜则动，热胜则肿，燥胜则干，寒胜则浮，湿胜则濡泄，甚则水闭胕肿，随气所在，以言其变耳"（《素问·六元正纪大论》）。

2. 六淫相兼为病　六淫相兼为病常有同气相求的特征，即《素问·六微旨大论》所谓："寒湿相遘，燥热相临，风火相值。"《素问·六元正纪大论》亦云"风生高远，炎热从之，云趋雨府，湿化乃行，风火同德"，说明其性相近的六淫邪气多相兼致病，但因气候变化的复杂性，以及人体体质差异，故也可有风湿、湿热等为患。

3. 六淫相互转化　六气之间存在着向所胜关系转化的特点，湿可化寒，寒可化热，热可化燥，燥可化风，风可化湿。同理，六气致病过程中，病性也可以相互转化，如寒邪入里可以化热，热邪可化燥伤阴等。《素问·六元正纪大论》云："六气之用，各归不胜而为化。故太阴雨化，施于太阳，太阳寒化，施于少阴，少阴热化，施于阳明，阳明燥化，施于厥阴，厥阴风化，施于太阴。"

后世医家丰富和发展了六淫致病理论。金元时期医家刘完素发展了六淫致病理论。提出"六气皆从火化"，认为多数病证由热、火所致，自制许多辛凉解表、通里解表的方剂，对于温病学的发展作出了重要贡献。张元素以《内经》运气理论为本，吸收并发挥了刘完素六淫致病理论，从五运主病、六气为病及六气方治等方面论述了六淫与疾病的关系。

六淫致病是中医运气学病因理论的核心，也是中医病因学的重要组成部分。它揭示了六淫致病与气化的密切关系，提示了研究六淫病因既要注意主气常规气化与致病的规律，更要考虑六淫特殊气化与致病的机制。六淫致病理论不仅对现代病因学的研究有重要参考价值，而且对未来病因学的揭示亦有深远意义。

第六节　病理机转

病理机转，指疾病发生、发展变化及转归的机制。主要研究人体疾病发生及病机变化的过程与规律。运气理论以五运六气变化规律为基础，提出了分析病机的纲领，即"审察病机，无失气宜"（《素问·至真要大论》）。强调辨析病机是辨证的关键，即在审察疾病发生发展变化机理时，一定要考虑气运盛衰变化，观察有无胜复郁发之变，不要违背六气的主时规律，并将此作为审察病机的准则。病机理论以《素问·至真要大论》病机十九条为代表，它为审证求因制定了辨证纲领，奠定了中医病机学基础。

一、五脏病机

人体是以五脏为核心的有机整体，五脏功能正常与否直接影响人体生命健康。因此，五脏病机在中医学病机理论中占有重要地位。《素问·至真要大论》研究病机变化时，首先提出了五脏病机的辨析方法，云："诸风掉眩，皆属于肝。诸寒收引，皆属于肾。诸气膹郁，皆属于肺。诸湿肿满，皆属于脾……诸痛痒疮，皆属于心。"文中根据五脏生理功能特点及病理变化状况，指出了辨别五脏病机的一般规律，以及临床应用的基本方法。

二、五运病机

运气理论指出了五运与脏腑病机密切相关，即自然界运气变化对人体脏腑有直接影响，如果当年岁运所致的气候变化超过人体适应限度，则导致相应脏腑发生疾病。

《素问·气交变大论》详细阐述了五运太过与不及之岁所致脏腑病机变化规律。例如：木运太过之岁的主要病机为"岁木太过，风气流行，脾土受邪，民病飧泄，食减，体重烦冤，肠鸣，腹支满，上应岁星，甚则忽忽善怒，眩冒巅疾……反胁痛而吐甚，冲阳绝者死不治"，指出木运太过则肝气偏胜而病实证，肝旺乘土，导致其所胜之脾病。

木运不及之岁的主要病机为"岁木不及，燥乃大行……民病中清，胠胁痛，少腹痛，肠鸣溏泄……脾土受邪，赤气后化，心气晚治，上胜肺金，白气乃屈，其谷不成，咳而鼽"，木运不及，燥金之气大行，则肝气受邪而病，肺金实而自病；木不及，其子火气为复气制约肺金之气，则出现心火亢盛而自病。

五运病机变化，表明了岁运太过，则与之五行属性相应之脏偏盛为病，其变化规律即《素问·五运行大论》所说："气有余，则制己所胜，而侮所不胜。"

《素问·至真要大论》指出了分析病机的思路与方法。人体疾病的病机变化虽然大体可以运用五脏、六气、五运等方法来推求，但是，实际疾病的病机变化难以胜数，因此，《素问·至真要大论》指出了分析病机的思路与方法：首先，"审察病机，无失气宜"，即分析病机时要考虑到自然气候季节变化对病机的影响；其二，"谨守病机，各司其属"，即谨慎辨析病机，掌握各种病象的病机归属；其三，"有者求之，无者求之"，对于原文中没有谈及的病证也当按照病机分析方法探求其病机归属，能举一反三，灵活运用；其四，"盛者责之，虚者责之"，对于邪气盛实及正气不足的病证表现，均应认真追究病机归属。

综观运气学的病机理论，反映了中医学天人相应的整体观念，提出了掌握病机的重要性，指出了疾病病机归类的一般规律与方法，奠定了中医病机学说的基础，成为后世中医病机学说的重要内容。后世医家在此基础上，结合临床实践，使中医病机理论得到了丰富与发展，例如：《金匮要略》《中藏经》《备急千金要方》等；尤其，金元时期医家刘完素，在《素问玄机原病式》中补充了燥的病机，即"诸涩枯涸，干劲皴揭，皆属于燥"，提出了"六气皆从火化"，发展了六气病机，使六气病机趋于完善。运用运气理论分析人体疾病病理机转，对指导中医临床辨证论治具有重要指导意义及临床实用价值。

三、六气病机

自然界六气盛衰对人体脏腑有相应影响，并且决定着疾病的病位和病性。因此，可根据六气盛衰变化对脏腑疾病进行定位和定性。

《素问·至真要大论》云"夫百病之生也，皆生于风寒暑湿燥火，以之化之变也"，认为六气异常变化是疾病发生及变化的重要原因。《素问·至真要大论》在阐述六气病机时，指出"诸热瞀瘛，皆属于火……诸禁鼓栗，如丧神守，皆属于火。诸痉项强，皆属于湿。诸逆冲上，皆属于火。诸胀腹大，皆属于热。诸躁狂越，皆属于火。诸暴强直，皆属于风。诸病有声，鼓之如鼓，皆属于热。诸病胕肿疼酸惊骇，皆属于火。诸转反戾，水液浑浊，皆属于热。诸病水液，澄澈清冷，皆属于寒。诸呕吐酸，暴注下迫，皆属于热"，将多种常见疾病进行了六气定性，为临床分析病机、研究疾病传变规律提供了重要的界定原则。

运气理论进一步认为六气升降失常直接影响脏腑气机。《素问·刺法论》指出："升降不前，气交有变，即成暴郁。"升降气机失常主要有不迁正，不退位及升降不前等情况，自然界气机升降失常，气交壅塞，致使其气暴郁，进而直接影响脏腑气机失常，主要使脏腑气机阻滞甚至闭塞，易发生各种病证。

运气理论指出自然界六气升降不前则气化失司，气机升降郁塞，还易导致温疫的暴发。"升之不前，即有其甚也。木欲升而天柱窒抑之……当刺足厥阴之井……水欲发郁，亦须待时，当刺足少阴之合"（《素问·刺法论》），认为司天在泉及四间气之六气，当升不升，天地气机郁滞，会有剧烈的气候变化，其郁滞之气不同，能影响相应之脏腑气机，可针刺相应脏腑之五输穴调治。《素问·刺法论》又云"刚柔二干，失守其位……天地迭移，三年化疫"，"假令甲子年，刚柔失守……如此三年变大疫也……刺之当先补肾俞……次三年作土疠"。明确指出司天在泉的左右间气不能迁正为司天在泉，三年左右可造成疫病流行，其疫疠大体可分为木疫、火疫、土疫、金疫、水疫五种，影响相应脏腑气机，可以针刺相应脏腑俞穴预防。

此外，运气胜复与病机虚实也有密切关系。《素问·至真要大论》指出"盛者责之，虚者责之"，意为病机虚实与运气胜衰密切相关。运气的盛衰取决于运气的太过不及，太过者有余则气盛，不及者不足则气衰。因此，感受胜气之邪则病实，感受衰气之邪则病虚。说明运气的胜复郁发影响着运气盛衰，这也是人体虚实病机产生的机制。无论运气太过或不及均可产生胜气，"有胜必复"、"胜盛则复甚"，所以出现胜气之后，其所不胜之气必为复气，因此，受邪的脏腑必然发生虚实转化，形成胜复相搏，虚实互移，胜极则复，实极必虚的胜复虚实转化关系。

第七节 运气治则

运气学以天人相应整体观为指导，结合长期临床实践，根据岁运太少，六气司天在泉及其胜复，地域不同所致的不同气候、物候、病候等情况，确立了众多的治疗原则及治法，充分体现了中医学辨证论治思想及因时、因地、因人制宜医学思想的科学性，充分体现了中医治疗的原则性及灵活性，中医学的寒温治则、虚实治则、正治反治、方药配伍、食疗毒药等重要治则均出自中医运气学。

运气学提出的总的治疗原则是："无失天信，无逆气宜，无翼其胜，无赞其复，是谓至治。"即治疗疾病不要违背天时气运胜复规律。可见，运气学提出的治则的特点体现在以运气气化为基础，把脏腑失调和运气气化失常密切联系，宏观整体地对人体脏腑进行调治。其治疗思想充分发挥了整体性治疗的作用，丰富了中医治疗学的内容。

一、岁运太过不及治则

《素问·六元正纪大论》指出了岁运气化太过与气化不及的治则，气化太过则"必折其郁气，资其化源"，"食岁谷以安其气，食间谷以去其邪"。气化不及，则"益其岁气，无使邪胜"，"食岁谷以全其真，食间谷以保其精"。即六气气化太过与不及，在治疗上必须掌握两个原则，其一，气化太过之年要抑制太过的胜气，根据具体情况采用散之、清之、燥之、温之、润之等治法泻其太过之胜气，观气寒温以调其过，注意祛邪无伤其正。其二，气化不及之年，要益其岁气，滋其化源，抑制偏胜的邪气，即滋其被郁之脏之母，如木失所养资其水，金失所养培其土等。

二、运气郁发治则

运气郁发是五运六气变化过程中常见的现象，是运气气化过程中的自稳机制作用的体现。郁气，是指被胜气所抑郁的气，郁气到一定的程度时则会变成复气进行报复，这就是运气郁发。郁气应于人体则有相应的病证，轻则只出现与郁气相应脏腑病证，重则与郁气和胜气相应脏腑病证俱见，导致五郁病证。在《素问·六元正纪大论》中提出了五郁的治则，即"木郁达之，火郁发之，土郁夺之，金郁泄之，水郁折之"。

1. 木郁达之 达，疏通畅达。清泻抑木之金气，资助生木之水气，振奋肝木升发之气，使郁气得发。用于"岁金太过，燥气流行，肝木受邪"的肝疏泄失职，气血运行不畅，郁结不通，甚而生机不畅的肝郁。

2. 火郁发之 发，即发越、发散。应培土治水，温振心阳，使热郁得解，寒气外散。用于治疗"岁水太过，寒气流行，邪害心火"的心气受抑，热郁不宣，或寒束于表，热郁于里之"心郁"。

3. 土郁夺之 夺，即劫夺，大凡消导、攻下、涌吐、祛湿等逐邪之法皆可称之夺。抑制肝气，培扶脾土以达到疏理脾气的目的。用于治疗"岁木太过，风气流行，脾土受邪"之脾气郁遏，中焦气机壅滞之证。

4. 金郁泄之 泄之，即宣泄，疏利。承制心火，扶助肺气，复其宣降之职。用于治疗"岁火太过，炎暑流行，肺金受邪"之肺失宣降，气机不畅，气化不利之证。

5. 水郁折之 折，折其水势。当抑土太过，振奋肾气，水气自散。用于治疗"岁土太过，雨湿流行，肾水受邪"之肾藏失职，水气泛滥的"肾郁"。

三、六气胜复治则

六气胜复治则详细记载于《素问·至真要大论》，例如："微者随之，甚者制之。气之复也，和者平之，暴者夺之。皆随胜气，安其屈伏，无问其数，以平为期，此其道也。"即在自然界六气胜复变化过程中，胜气较微弱，可以随其自然，不予处理，若胜气偏盛较甚，必须予以制伏，如治热以寒，治寒以热等。复气较和平不甚，也可不予处理，若复气甚则必须有针对性的治疗，制约复气，要以胜气为主；还要注意制伏来发的复气；疾病的轻重缓急并无定数，要以人体脏腑功能活动恢复正常为标准。继而《素问·至真要大论》又指出了客气偏胜当视胜气之多少，运用药物性味调治，但总的原则是"高者抑之，下者举之，有余折之，不足补之，佐以所利，和以所宜，必安其主客，适其寒温，同者逆之，异者从之""治寒以热，治热以寒，气相得者逆之，不相得者从之"。即根据胜气轻重不同，症状及病位所在脏腑不同，辨证应用正治法及反治法。

四、标本中气治则

自然界气化运行过程中，标本中气相互影响而有非常之变，人体生命生存于气交之中，易感受邪气而发生疾病。其病有的生于本，有的生于标，有的生于中气，情况不同，其治亦异。《素问·至真要大论》指出病生于标的治则，"病反其本，得标之病，治反其本，得标之方"。即对于疾病要从病因反求其三阴三阳所在，就能得知其病之三阴三阳及病位病性所在，例如，风邪所伤，从病因，反推其标，可知风为厥阴，继而可知病位在肝胆，病性属风热。

病候与气候关系密切，并且均存在着标本问题。一般情况下，重点在于本；但在特殊情况下，要从实际出发，有时重在标，有时重在本，有时标本并重。《素问·至真要大论》指出："有生于本者，有生于标者，有生于中气者。"病有生于本、标、中气之不同，一般的规律是少阳少阴从本；少阴太阳从本从标；阳明厥阴不从标本，从乎中气，主要看病机所在。又指出："有取本而得者，有取标而得者，有取中气而得者，有取标本而得者。"即病生于本，应治其本，病生于标应治其标，病生于中气者，应治其中气，病生于标本应标本同治；病发复杂，治疗应灵活。

五、寒热季节治则

《内经》认为在寒冷的季节，治疗用药要禁用或慎用寒凉药物；在炎热的季节，治疗用药要禁用或慎用温热药物。反复强调指出"用寒远寒，用凉远凉，用温远温，用热远热，食宜同法""热无犯热，寒无犯寒"（《素问·六元正纪大论》）。认为一般情况下，治疗疾病时要考虑到季节与用药的关系，如果违反了这个原则，则使原有的病情加重，即"寒热内贼，其病益甚"（《素问·六元正纪大论》）。但《内经》还指出如果疾病需要有目的的使用寒凉药或温热药时，也可慎重用药，即"发表不远热，攻里不远寒"，是指只要具备表寒证，任何时节都可以用辛温解表药；只要具备里热证，任何时节都可用清里攻下的寒凉药；应具体情况具体分析，既要考虑到季节，又不拘泥于季节。

六、地域环境治则

中医运气学认为，"地有高下，气有温凉，高者气寒，下者气热"（《素问·五常政大论》）。由于方位东西南北不同，地势高低寒凉有别，故气候物候病候变化亦各有特点和差异。因此，治疗也要因地制宜。如西北地区气候寒凉、人体肌表易被寒邪束闭，阳气不得发散，郁结在里，故易形成表寒里热的病变，所以在治疗上，宜采取辛温发散解表、苦寒清热清里的方法，即"西北之气，散而寒之"（《素问·五常政大论》）。东南地区气候温热，人体阳气偏盛，肌表发泄太甚，汗出过多，加之贪凉饮冷，易形成表虚里寒的病理表现，所以在治疗上宜采取收敛固涩、固表止汗、温中祛寒的治疗方法，即"东南之气收而温之"（《素问·五常政大论》）。

《内经》运气理论进一步认为居住在东西南北不同地域方位的人，由于受不同自然环境气候物候的影响，因而形成了各地域人的体质在生理病理上的不同特点，各地区有常见病和多发病，即便是同一病也是"一病而治各不同"，必须因地因人制宜，采取不同的治疗方法。如《素问·异法方宜论》认为：东方之域，人们易患痈疡之类的疾患，当以砭石刺之；西方之域，易患内伤一类的疾病，治宜用药物调理；北方之域，易脏寒而生胀满，治宜用灸法去寒。南方之域，人们易患湿热浸淫所致的筋脉、拘急麻木不仁等病证，治宜用微针调整经络气血；中央之域，人们易患痿弱、厥逆寒热等病，治宜采取导引按跷之法。

七、正治反治治则

《素问·至真要大论》提出的正治反治的原则，为中医治疗学奠定了基础。

正治法：即"逆者正治"，适用于病变早期，或病情比较轻微。由于外在的症状能够反映疾病的本质，因此，要逆其症状而治疗，包括寒者热之，热者寒之，坚者削之，客者除之，劳者温之，结者散之，留者攻之，燥者濡之，急者缓之，散者收之，损者温之，逸者行之，惊者平之，上之下之，摩之浴之，薄之劫之，开之发之等。

反治法：即"从者反治"，适用于疾病比较严重，或病情比较复杂，外在的症状不能反映疾病的本质，而是出现假象的病证，因此，要顺从某些症状表现治疗。包括热因热用，寒因寒用，塞因塞用，通因通用。

第八节　制方纲要

中医运气学的制方理论对中医方剂学产生及发展具有深远影响。主要在于提出了君、臣、佐、使的组方原则及将方剂的种类分为大、小、缓、急、奇、偶、重的分类方法，奠定了中医方剂学的基础。

一、君臣佐使的制方原则

中医运气学首次提出了"君、臣、佐、使"的制方原则。运气学认为，方剂组成中，药物的作用应该有主有次，并用"君、臣、佐、使"来代表每一味药物在方剂中的地位与作用。如《素问·至真要大论》云："方制君臣，何谓也？岐伯曰：主病之谓君，佐君之谓臣，应臣之谓使。"即方剂中"君"是针对主证、起主要治疗作用的药物，"臣"是协同和加强君药功效的药物，"佐"是起辅助或反佐作用的药物，"使"是引药达于病所或调和诸药的药物。正如张介宾《类经·论治类》指出："主病者，对证之要药也，故谓之君。君者，味数少而分两重，赖之以为主也。佐君者谓之臣，味数稍多而分两稍轻，所以匡君之不逮也。应臣者谓之使，数可出入而分两更轻，所以备通行向导之使也。此则君臣佐使之义。"这一制方原则，一直为历代医家沿用至今。

二、七方分类原则

中医运气学根据组成方剂的君、臣、佐、使各类药物的味数与用量，将方剂分为大、小、缓、急、奇、偶、重七个种类。其内容主要记载于《素问·至真要大论》当中。

中医运气学中的大方和小方是根据药味的多少来区分的。《素问·至真要大论》云："君一臣二，制之小也；君一臣三佐五，制之中也；君一臣三佐九，制之大也。"由此可见，凡臣、佐之药味数多的即为大方，味数少的即为小方。大方用于治疗较为复杂或严重之病，小方用于治疗比较单纯或轻浅之疾。正如张志聪《素问集注》所云："病之甚者，制大其服。病者微之，制其小服。"

奇方和偶方是以药味的单、双数来区分的。《素问·至真要大论》云："君一臣二，奇之制也；君二臣四，偶之制也；君二臣三，奇之制也；君二臣六，偶之制也。"即一味君药，两味臣药，总数是三，为奇数，则为奇方；两味君药，四味臣药，总数是六，为偶数，则称偶方。以此类推。奇方和偶方的作用亦有区别，一般而言，奇方的药味为单数，治疗作用单一而轻；偶方的药味为双数，治疗作用较多而大。故《素问·至真要大论》云："近者奇之，远者偶之，汗者不以奇，下者不以偶。"张介宾《类经·论治类》注云："近者为上为阳，故用奇方，用其轻而缓也。远者为下为阴，故用偶方，用其重而急也。汗者不以偶，阴沉不能达表也；下者不以奇，阳升不能降下也。"但是，奇方和偶方的作用并不是绝对的，其功效之强弱，还与药量有关，故《素问·至真要大论》又云："近而奇偶，制小其服也；远而奇偶，制大其服也。大则数少，小则数多。多则九之，少则二之。"大，指用量大而味数少，则药力专一，故能治部位较"远"的病证；小，指用量小而味数多，则药力轻散，故可治病位较"近"的病证。正如张介宾《类经·论治类》所云："近而奇偶，制小其服，小则数多，而尽于九，盖数多，则分两轻，分两轻则性力薄而仅及近处也。远而奇偶，制大其服，大则数少而止于二。盖少则分两重，分两重则性力专，而直达深远也。"

缓方与急方是以药物气味厚薄和作用峻缓来区分的。气味薄而药力和缓的方剂，称为缓方。气味厚而药力峻烈的方剂，称为急方。《素问·至真要大论》云："补上治上，制以缓；补下治下，制以急。急则气味厚，缓则气味薄，适其至所，此之谓也。"病在上焦者，欲其药力作用于上，则宜用缓方；病在下焦者，欲其药力能直达下焦病所，则宜用急方。此外，如病情轻缓的，可用缓方；病势危急的，当用急方。

重方，重组之方。《素问·至真要大论》云："奇之不去则偶之，是谓重方。"张志聪《素问集注》云："所谓重方者，谓奇偶之并用也。"即在病情复杂，单独使用奇方或偶方、大方或小方后疗效不明显的情况下，可综合使用各类方剂以治之，如此组成之方叫做重方。

第九节　气味用药

中医运气学认为一切药物食物都有其各自的气味特点、阴阳属性及治疗作用。如《素问·至真要大论》云："气味有薄厚，性用有躁静，治保有多少，力化有浅深。"

中药有气味之分。《内经》运气学中药物气味是根据药物的质地、性质、作用趋势划分的，气性药是指药性偏于温热、作用向上向外的药物，味性药是指药性偏于凉润、作用向下向内的药物，这与后世药物四气五味的概念略有不同。

一、药食气味分阴阳

中药的气味不同，其阴阳属性亦异。以气与味言之，则气为阳，味为阴。以气味分阴阳，又因厚薄不同而分为阴中之阴、阴中之阳、阳中之阴、阳中之阳。如《素问·阴阳应象大论》云："阳为气，阴为味……阴味出下窍，阳气出上窍，味厚者为阴，薄为阴之阳；气厚者为阳，薄为阳之阴。味厚则泄，薄则通；气薄则发泄，厚则发热。"马莳的《黄帝内经素问注证发微》云："味之厚者为纯阴，所以用之则泄泻，其物于下，如大黄气大寒，味极厚，为阴中之阴，主于泄泻……味之薄者为阴中之阳，所以用之则流通，不至于泄泻也，如木通、泽泻，为阴中之阳，主于流通……气之薄者为阳中之阴，所以用之则发其汗于上，如麻黄为气之薄者，阳也，升也，故能发表出汗……气之厚者为纯阳，所以用之则发热，不止于发汗也，如用附子则大热之类。"因药物的性味不同，其作用也不同，寒性之药可治热病，热性之药可治寒病，凉性之药可治温病，温性药物可治清冷的病证。

五味亦有阴阳属性的不同，《素问·至真要大论》云："五味阴阳之用何如？岐伯曰：辛甘发散为阳，酸苦涌泄为阴，咸味涌泄为阴，淡味渗泄为阳。六者或收或散，或缓或急，或燥或润，或耎或坚，以所利而行之，调其气，使其平也。"即其味酸者长于收敛，味苦者长于坚阴，味甘者长于缓急，味辛者长于宣散，味咸者长于软坚。治疗疾病则应当根据病情选用适当性味的药物。

《内经》对药物性味的阴阳分类方法为后世研究药物的性味及分类奠定了基础。后世医家在此分类基础上作了进一步的划分，如李杲《脾胃论·君臣佐使法》云："辛甘淡中热者，为阳中之阳；辛甘淡中寒者，为阳中之阴；酸苦咸之寒者，为阴中之阴；酸苦咸之热者，为阴中之阳。"这种药物气味阴阳的划分方法，虽与后世对药物的认识方法略有不同，但对认识药性及合理使用不同性味药物治疗疾病有重要的指导作用。

二、药食气味各归所喜之脏

中医运气学提出了药物作用部位的归属问题，所谓"五味入胃，各归所喜"。即不同性味的药物有其不同的作用部位。《素问·至真要大论》云："夫五味入胃，各归所喜，故酸先入肝，苦先入心，甘先入脾，辛先入肺，咸先入肾。"这种五味入五脏的理论，直接指导着脏腑疾病的治疗用药，服用不同气味的药物，药力可有针对性地到达病所从而产生应有的疗效。

三、药食气味应用法度

中医运气理论认为药食气味虽然各有所喜之脏，但是在使用药物治疗疾病时，必须适可而止。长期服用药物或饮食五味偏嗜，能够造成人体脏气偏盛，引发各种疾病，甚至危害生命。《素问·至真要大论》指出："久而增气，物化之常也。气增而久，夭之由也。"《素问·五常政大论》根据药物毒性，即阴阳之偏程度的大小，提出用药的法度，云："有毒无毒，服有约乎？岐伯曰：病有久新，方有大小，有毒无毒，固宜常制矣。大毒治病，十去其六；常毒治病，十去其七；小毒治病，十去其八，无毒治病，十去其九。谷肉果菜，食养尽之，无使过之，伤其正也。"即使用"无毒"之药治病，亦仅宜十去其九，未尽之病当以饮食调养，使人体逐渐康复，以免用药过多损伤人体正气。《素问·六元正纪大论》举例说："妇人重身，毒之何如？岐伯曰：有故无殒，亦无殒也……大积大聚，其可犯也，衰其大半而止，过者死。"此虽然强调"有是证便用是药"，说明即使孕妇有当攻泻之病，亦应泻之，既不会损伤胎儿，亦不会损害母体；但必须注意，攻泻"大积大聚"之证，只可衰其大半而停药，若过剂则可造成胎儿死亡。

四、岁运与气味用药

中医运气学根据岁运的太过不及来决定所用药食的四气五味，这是运气理论中治疗用药的特点之一。如《素问·六元正纪大论》详述了一个甲子周 60 年的岁运、司天在泉气化物化现象及疾病表现，以及各岁运药食气味之所宜。如原文云："甲子、甲午岁，上少阴火，中太宫土运，下阳明金……其化上咸寒，中苦热，下酸热，所谓药食宜也。"即甲子、甲午之岁是土运太过，少阴君火司天，阳明燥金在泉，上半年气候可能偏热，故在疾病治疗及饮食调理上以咸味性寒的药物为宜，下半年气候可能偏凉偏燥，所以当以味酸性热的药物和食物为宜，酸甘化阴可润燥，热能胜凉，因岁运是土运太过，湿气较胜，尤其是其与岁运相应的长夏季节，表现可能更为明显，湿热交蒸，雨湿流行，故在治疗及饮食调理上当以苦味性热的药食为宜，用苦以泄热，用热以燥湿。

五、司天在泉与气味用药

中医运气学根据司天、在泉之气所主之时，制定了相应的气味用药法则。如《素问·至真要大论》云："诸气在泉，风淫于内，治以辛凉，佐以苦，以甘缓之，以辛散之。热淫于内，治以咸寒，佐以甘苦，以酸收之，以苦发之。湿淫于内，治以苦热，佐以酸淡，以苦燥之，以淡泄之。火淫于内，治以咸冷，佐以苦辛，以酸收之，以苦发之。燥淫于内，治以苦温，佐以甘辛，以苦下之。寒淫于内，治以甘热，佐以苦辛，以咸泻之，以辛润之，以苦坚之。"

同样，"司天之气，风淫所胜，平以辛凉，佐以苦甘，以甘缓之，以酸泻之。热淫所胜，平以咸寒，佐以苦甘，以酸收之。湿淫所胜，平以苦热，佐以酸辛，以苦燥之，以淡泄之。湿上甚而热，治以苦温，佐以甘辛，以汗为故而止。火淫所胜，平以酸冷，佐以苦甘，以酸收之，以苦发之，以酸复之，热淫同。燥淫所胜，平以苦湿，佐以酸辛，以苦下之。寒淫所胜，平以辛热，佐以甘苦，以咸泻之"（《素问·至真要大论》)，即根据六气司天在泉及六气胜复，决定所用药食的四气五味。

根据各年司天之气的气候物候病候变化决定气味用药。如《素问·六元正纪大论》专门讨论了太阳、阳明、少阳、太阴、少阴、厥阴六气司天之年气候物候病候及该岁运药食之所宜。如太阳寒水司天之岁，"岁宜苦以燥之温之"；阳明燥金司天之岁，"岁宜以咸以苦以辛"；少阳相火司天之岁，"岁宜咸辛宜酸"；太阴湿土司天之岁，"岁宜以苦燥之温之"；少阴君火司天之岁，"岁宜咸以栗之……甚则以苦泄之"；厥阴风木司天之岁，"岁宜以辛调上，以咸调下"。《素问·至真要大论》亦云："司天之气，风淫所胜，平以辛凉，佐以苦甘，以甘缓之，以酸泻之……寒淫所胜，平以辛热，佐以甘苦，以咸泻之。"

根据各年在泉之气的气候物候变化决定气味用药。如《素问·五常政大论》云："少阳在泉，寒毒不生，其味辛，其治辛苦甘，其谷白丹。太阴在泉，燥毒不生，其味咸，其气热，其治甘咸。"《素问·至真要大论》亦云："诸气在泉，风淫于内，治以辛凉，佐以苦，以甘缓之，以辛散之……寒淫于内，治以甘热，佐以苦辛，以咸泻之，以辛润之，以苦坚之。"

根据六气胜复的气候物候病候决定气味用药。如《素问·至真要大论》云："厥阴之胜，治以甘清，佐以苦辛，以酸泻之……太阳之胜，治以甘热，佐以辛酸，以咸泻之……厥阴之复，治以酸寒，佐以甘辛，以酸泻之，以甘缓之……太阳之复，治以咸热，佐以甘辛，以苦坚之。"

《素问·至真要大论》进一步强调在治疗时不要拘泥于六气胜复治则，临床应用时，当视具体情况灵活变化。总之，"治诸胜复，寒者热之，热者寒之，温者清之，清者温之，散者收之，抑者散之，燥者润之，急者缓之，坚者软之，脆者坚之，衰者补之，强者泻之，各安其气，必清必静，则病气衰去。归其所宗，此治之大体也。"

第十节 司岁备物

中医运气学认为每年的运气情况不同，其施与万物之气化亦不同。就药物而言，不同的年份，药物所秉受的运气性质不同，会导致药物质量存在差异，因此，提出了"司岁备物"的问题。

一、司岁备物的内涵

"司岁备物"，指根据不同年份的气候变化采集应气运生长的药物。《素问·至真要大论》中指出："司岁备物，则无遗主矣。帝曰：先岁物何也？岐伯曰：天地之专精也。"意即根据各个年份不同的气候特点，采集与气候变化相应的药物，这样的药物质优效佳。具体而言，厥阴司岁则备酸物，少阴、少阳司岁则备苦物，太阴司岁则备甘物，阳明司岁则备辛物，太阳司岁则备咸物，这样的药物得天地精专之化，气全力厚。反之，若不按岁气所司采备非主岁所化生的药物，那么这样的药物质量就差，即如《素问·至真要大论》所说的"非司岁物何谓也？岐伯曰：散也，故质同而异等也"。

二、司岁备物的运用

中医运气学强调"司岁备物"，以保证药物的质量。这一理论为后世医药学家所重视，如孙思邈指出："夫药采取，不知时节，不以阴干曝干，虽有药名，终无药实，故不依时采取，与朽木不殊，虚费人功，卒无补益"。《汤液本草》亦说："凡诸昆虫草木，产之有地，根、叶、花、实，采之有时，失其地则性味少异矣，失其时则气味不全矣。"说明了药物的产地与采集时间的重要性。这也是临床用药强调"地道药材"的原因所在。

此外，在《素问·至真要大论》中还提出了南政北政理论，亦是中医运气学中的基本理论之一。《素问·至真要大论》云："北政之岁，少阴在泉，则寸口不应；厥阴在泉，则右不应；太阴在泉，则左不应。南政之岁，少阴司天，则寸口不应；厥阴司天，则右不应；太阴司天，则左不应……北政之岁，三阴在下，则寸不应；三阴在上，则尺不应。南政之岁，三阴在天，则寸不应；三阴在泉，则尺不应。左右同。"原文中"南北"，即指南政和北政。在中医运气学中，用南北政将一个甲子周60年中有的年份归属于南政之年，有的年份归属于北政之年。但是，对于如何确定南北政的年份这一问题，众说纷纭，尚无统一认识。

主要观点如下：其一，甲己土运为南政。认为五运中除甲己土运为南政外，其他均为北政，其理由为"五运以土为尊"；以王冰、刘温舒、马莳、张介宾等医家为代表赞同此观点，如王冰在《素问·至真要大论》注中曰："木火金水运，面北受气"，"土运之岁面南行令"。其二，戊癸火运为南政。认为五运中，戊癸火运为南政。以张志聪为代表，指出："五运之中，戊癸化火，以戊癸年为南政，甲乙丙丁己庚辛壬为北政。"（《黄帝内经素问集注》）。其三，黄道南纬为南政，黄道北纬为北政。岁支亥子丑寅卯辰属于南政，巳午未申酉戌属于北政，以任应秋《运气学说》为代表，任应秋曰："南，即黄道南纬，起于寿星辰宫，一直到娵訾亥宫，因而岁支的亥子丑，寅卯辰，都属为南政。北，即黄道北纬，起于降娄戌宫，一直到鹑尾巳宫，因而岁支的巳午未、申酉戌，都属为北政"。还有以十二支化气的正化对化分南北政观点，即凡年支属正化的年份为北政，年支属对化的年份为南政。因此，寅午酉戌亥各年属北政之年，子丑卯辰巳申各年属南政之年。另外，尚有以卯酉线分南北政的观点，其中又有以卯辰巳午未申为南政之年，酉戌亥子丑寅为北政之年；又有以酉戌亥子丑寅为南政之年，卯辰巳午未申为北政之年。南北政问题涉及古代天文历法，划分标准尚未统一，有待进一步研究。

思考题

1. 气化理论的基本内涵是什么？试举例说明人体存在的气化形式。
2. 气机升降出入与生命活动的关系是什么？在《内经》理论中有何体现？
3. 亢害承制理论的基本内容是什么？后世医家对此有何丰富和发展？
4. 运气标本中气理论的基本内容是什么，其从化关系表现在哪些方面？
5. 试述六淫之邪的致病特点，阐述其对后世中医外感病因学的影响。
6. 根据《素问·至真要大论》试述运气病机。
7. 试述五运郁发胜复治则及三因制宜治则。
8. 试述《素问·至真要大论》的制方原则及制方分类。
9. 试述五运和六气气味用药原则及规律。
10. "司岁备物"的含义是什么？试述其理论的指导意义。

自然界天地阴阳变化必然导致气候、物候发生相应变化，其变化的太过与不及均可影响人体发生相应变化。《素问·五常政大论》指出"乘危而行，不速而至，暴虐无德，灾反及之"，即是此义。人居天地之间，应天地之气而生，即《灵枢·阴阳二十五人》所云："天地之间，六合之内，不离于五，人亦应之。"人体的各种生理活动均与日月星辰、阴晴晦明、寒暑温凉等自然因素休戚相关，《素问·八正神明论》云"天温日明，则人血淖液而卫气浮，故血易泻，气易行；天寒日阴，则人血凝涩而卫气沉。月始生，则血气始精，卫气始行；月郭满，则血气实，肌肉坚；月郭空，则肌肉减，经络虚，卫气去，形独居。是以因天时而调血气也"，即指出日月运行不仅带来气温的寒热变化，而且对人体气血运行、经络盈虚、肌肉强弱等均可产生影响。若自然气化的偏胜偏衰作用于人体，则导致生理功能失调而为病，故《灵枢·百病始生》篇云："夫百病之始生也，皆生于风雨寒暑……其中于虚邪也，因于天时，与其身形，参以虚实，大病乃成。"运气学正是研究气候变化与疾病的关系这一问题，因此，根据运气学对气象运动变化规律的认识，了解气候、物候对人体生理活动的影响，测知疾病的发生，以及对疾病的预防、治疗，都具有十分重要的临床意义。正如《素问·藏气法时论》所说："合人形以法四时五行而治。"

第一节　方法与原则

一、推测气候

自然界气候变化直接影响人体，掌握自然四时变化规律，则能使人体更好地适应时令季节变化的法则，故《素问·宝命全形论》云："天覆地载，万物悉备，莫贵于人，人以天地之气生，四时之法成。"自然界气候复杂多变，但有规律可循，如季节有春温、夏热、长夏湿、秋凉、冬寒之不同；日温有早温、午热、晚凉、夜寒之差别；就地域环境而言，东方气候温而多风，西方气候清凉而多燥，南方气候炎热而多火，北方气候凛冽而多寒，中央气候多湿。《素问·六微旨大论》云"天气始于甲，地气治于子，子甲相合，命曰岁立，谨候其时，气可与期"，即运用干支相合的方法，可以推测气候变化规律。天干数为十，地支数为十二，循环相配，计数60为甲子一周。以干支循环一周的60日为计算单位，循环6次约等于地球环绕太阳一周的回归年。地球在太阳回归年中的相对位置，正是决定气候变化的主要因素。古人经过长期观察研究，把一年气候的常规变化概括为五运的主运与六气的主气；将影响各年份气候变化的因素，概以岁运、司天之气、在泉之气来加以说明。因此，一般的气候变化可用主运、主气的变化规律来推测，特殊的气候变化可以根据岁运、司天、在泉的变化规律来推测。

（一）岁运与气候

岁运统主一年气化，用以说明全年天时民病的特点，反映年与年之间的气候差异。岁运有太过、不及之别，气化则有偏盛、偏衰之异。所谓岁运太过，是指该运的气化有余；岁运不及，是指该运的气化不足。如《素问·六元正纪大论》云："运有余，其至先；运不及，其至后，此天之道。"岁运分太过、不及，运有余，其气化来得早；运不及，其气化来得迟。《素问·气交变大论》也指出："太过者先天，不及者后天。"

1. 岁运太过与气候 岁运太过之年，气候的一般特点是本气流行，即该年的气候特征主要表现为岁运本身的气化偏盛。据《素问·气交变大论》载"岁木太过，风气流行""岁火太过，炎暑流行""岁土太过，雨湿流行""岁金太过，燥气流行""岁水太过，寒气流行"。即一甲子周60年中，逢壬所纪六年，岁运为木运太过，则该年可能风气偏盛；逢戊所纪六年，岁运为火运太过，则该年可能气候偏热，暑热易于偏亢；逢甲所纪六年，岁运为土运太过，则该年可能降雨偏多，气化多易湿邪偏盛；逢庚所纪六年，岁运为金运太过，则该年可能雨水较少，气化偏于干燥；逢丙所纪六年，岁运为水运太过，则该年可能气温偏低，寒邪易于为害。

2. 岁运不及与气候 岁运不及之年，全年气候表现为本气不足、所不胜之气偏胜的特征，还可能会出现制约胜气的复气的气候特征。《素问·气交变大论》云"岁木不及，燥乃大行，生气失应，草木晚荣，肃杀而甚，则刚木辟著，柔萎苍干……复则炎暑流火"，意为逢丁所纪六年，为木运不及之年，易于出现其所不胜之气燥气的流行变化，因此，木运不及之年气候主要表现为风气不及、燥气偏胜，还会有暑热的气候变化。"岁火不及，寒乃大行，长政不用，物荣而下，凝惨而甚，则阳气不化，乃折荣美……复则埃郁，大雨且至"，即逢癸所纪六年，为火运不及之年，其所不胜之气寒气易于流行，因此，火运不及之年气候主要表现为火热之气不及、寒气偏胜，还会有雨湿的气候变化。"岁土不及，风乃大行，化气不令，草木茂荣，飘扬而甚，秀而不实……复则收政严峻，名木苍雕"，逢己所纪六年，为土运不及之年，容易导致所不胜之气风气流行，因此，土运不及之年气候主要表现为湿气不及、风气偏胜，还会有燥气的气候变化。"岁金不及，炎火乃行，生气乃用，长气专胜，庶物以茂，燥烁以行……复则寒雨暴至，乃零冰雹霜雪杀物"，逢乙所纪六年，为金运不及之年，其所不胜之气火气常易流行，因此，金运不及之年气候主要表现为燥气不及、火气偏胜，还会有寒气的影响。"岁水不及，湿乃大行，长气反用，其化乃速，暑雨数至……复则大风暴发，草偃木零，生长不鲜"，逢辛所纪六年，为水运不及之年，常易出现其所不胜之气湿气流行，因此，水运不及之年气候主要表现为寒气不及、湿气偏胜，还会受到风气的影响。

（二）主运与气候

《素问·五运行大论》云："东方生风，风生木，木生酸……神在天为风，在地为木……南方生热，热生火，火生苦……其在天为热，在地为火……中央生湿，湿生土，土生甘……其在天为湿，在地为土……西方生燥，燥生金，金生辛……其在天为燥，在地为金……北方生寒，寒生水，水生咸……其在天为寒，在地为水。"即五运是运用五行的气化特征来代表气候变化特征。

主运主司一年五季正常气候变化，每运主一季，各主七十三天零五刻，依五行相生的顺序，始于木运，终于水运，用以说明一年春风、夏热、长夏湿、秋燥、冬寒的气候依次递变规律。年年如此，居恒不变。初运木运，在大寒日起运，时间是从上一年的大寒开始至春分后13日，相当于每年的春季，由于木在天为风，因此，每年初运所司时段在气候上以风气变化为特点；二运火运，春分后 13 日交运至芒种后 10 日，相当于每年的夏季，由于火在天为热，因此，每年二运所司时段在气候变化上以逐渐转热为其特点；三运土运，在芒种后 10 日交运至处暑后 7 日，相当于每年的长夏季节，由于土在天为湿，因此，每年三运所司时段在气候变化上以雨水较多为特点；四运金运，在处暑后 7 日交运至立冬后 4 日，相当于每年的秋季，由于金在天为燥，因此，每年四运所司时段在气候变化上以较为干燥为其特点；终运水运，在立冬后四日交运至大寒前，相当于每年的冬季，由于水在天为寒，所以，每年终运所司时段在气候变化上以寒冷为其特点。故《素问·六元正纪大论》云："风温春化同，热曛昏火夏化同……燥清烟露秋化同，云雨昏瞑埃长夏化同，寒气霜雪冰冬化同，此天地五运六气之化，更用盛衰之常也。"

（三）主气与气候

《素问·六节藏象论》云："五日谓之候，三候谓之气，六气谓之时，四时谓之岁"，即在自然界每五天其气候、物候就有较明显变化，故以五天为一候，三候十五天便是一个节气，六个节气九十天正是一季，一年四季正合二十四节气。二十四节气实际是把黄道分成二十四段，每段占黄经十五度，太阳在其视运动中每到一个分点上就表示到了一个节气。运气学中的"六气"便是以每四个节气为一个计算单位，对应于一年的六个时段，分别以风、热、火、湿、燥、寒来描述各时节的气候特征。"厥阴之上，风气主之；少阴之上，热气主之；太阴之上，湿气主之；少阳之上，相火主之；阳明之上，燥气主之；太阳之上，寒气主之"（《素问·天元纪大论》），因此，主气六步是以厥阴风木、少阴君火、少阳相火、太阴湿土、阳明燥金、太阳寒水的次第，反映了一年各时节气候的常规变化。

初之气厥阴风木，起于上年十二月大寒日，经立春、雨水、惊蛰，至二月中之春分前夕，主春分前六十日又八十七刻半。这一时段的气化舒缓和平，天时风气偏胜，植物开始破土而出，万物萌芽生发。二之气少阴君火，起于春分，经清明、谷雨、立夏，至四月中之小满前夕，主春分后六十日又八十七刻半。这一时段的气化和煦温热，天时热气偏胜，植物生长欣欣向荣，万物繁荣生长。三之气少阳相火，从小满开始，经芒种、夏至、小暑，至六月中之大暑前夕，主夏至前后各三十日又四十三刻有奇。这一时段的气化炎暑火热，天时十分炎热，植物生长显著，万物茂盛充实。四之气太阴湿土，从大暑开始，经立秋、处暑、白露，至八月中之秋分前夕，主秋分前六十日又八十七刻半。这一时段的气化暑热潮湿，天时湿热偏胜，植物生长充实成熟，万物生化成熟。五之气阳明燥金，始于秋分，经寒露、霜降、立冬，至十月中之小雪前夕，主秋分后六十日又八十七刻半。这一时段的气化清凉收敛，天时干燥肃杀，植物生长停止，树凋叶落，万物长成而收获。六之气太阳寒水，起于小雪，经大雪、冬至、小寒至十二月之大寒结束，主冬至前后各三十日又四十三刻有奇。这一时段的气化寒凉封藏，天时寒气偏盛，生物该尽冬眠，万物闭藏。

这种将一年划分为风季、暖季、热季、雨季、干季、寒季六个时段的方法，非常符合黄河中下游地区常年气候的实际情况，譬如六气划分季节中的雨季和干季与黄河流域的实际气候基本一致，历代黄河中下游的暴雨成涝多发生在六季的雨季，据秦汉时期四百余年的史料统计，黄河中下游发生涝灾大多集中于七月、八月、九月，尤以八月份为最高，这与四之气太阴湿土所主时间非常吻合。秋分之后降水量骤然减少，在黄河中下游也非常显著，故继雨季之后为干季，这一点从现代对大气环流型的研究，以及季风进退的研究也得到了证实，这正是五之气阳明燥金所主的时间段。如《国语·周语中》所载："夫辰角见而雨毕，天根见而水涸"，"辰角"，据韦昭注解谓："建戌之初寒露节也；雨毕者，杀气日盛，雨气尽也"，又说"天根，亢氐之间也；涸，竭也；谓寒露雨毕之后五日，天根朝见，水潦尽竭也"。

（四）客气与气候

各年气候、物候变化与客气的司天、在泉之气密切相关。一般来说，司天之气主管上半年，在泉之气主管下半年。《素问·六元正纪大论》云："岁半之前，天气主之；岁半之后，地气主之。"此"天气"，即指司天之气，通主上半年气化，始于上年十二月的大寒，至当年六月的大暑；所谓"地气"，即是在泉之气，通主下半年气化，始于六月中的大暑，至十二月中的大寒。

1. 司天与气候　巳亥之年，厥阴风木司天。《素问·至真要大论》云："厥阴司天，风淫所胜，则太虚埃昏，云物以扰，寒生春气，流水不冰。"意为厥阴风木司天之年，则上半年风邪淫其所胜之土气，其气候特点是天空悬浊昏暗，春气早至，寒冷季节出现春令；物候特点是云行风吹，物以扰动，流水不结冰。

子午之年，少阴君火司天。《素问·至真要大论》云："少阴司天，热淫所胜，怫热至，火行其政。"意为少阴君火司天之年，则上半年热邪淫其所胜之金气，其气候特点是热气怫郁，气候炎热，热极生阴，大雨时有所至。

丑未之年，太阴湿土司天。《素问·至真要大论》云："太阴司天，湿淫所胜，则沉阴且布，雨变枯槁。"意为太阴湿土司天之年，则上半年湿邪淫其所胜之水气，其气候特点是阴云密布天空，雨水连绵；物候特点是雨湿浸渍，草木枯萎。

寅申之年，少阳相火司天。《素问·至真要大论》云："少阳司天，火淫所胜，则温气流行，金政不平。"意为少阳相火司天之年，则上半年火邪淫其所胜金气，其气候物候特点是温热之气流行，天气应凉而未凉，燥金之气难以行令。

卯酉之年，阳明燥金司天。《素问·至真要大论》云："阳明司天，燥淫所胜，则木乃晚荣，草乃晚生……名木敛，生菀于下，草焦上首。"意为阳明燥金司天之年，则上半年燥邪淫其所胜之木气，其物候特点是树木繁荣较晚，草类生长延迟；木气收敛，郁于下而不生发，草类易于上部焦枯。

辰戌之年，太阳寒水司天。《素问·至真要大论》云："太阳司天，寒淫所胜，则寒气反至，水且冰。"意为太阳寒水司天之年，则上半年寒邪淫其所胜之火气，气候特点是不当寒时寒气反至，且水易结冰。

2. 在泉与气候　巳亥之年，少阳相火在泉。《素问·至真要大论》云："岁少阳在泉，火淫所胜，则焰明郊野。"少阳相火在泉，则下半年火邪淫其所胜之金气，其气候、物候特点是气候炎热，荒郊野外易燃而火焰光明，寒冷与炎热交替更至。

子午之年，阳明燥金在泉。《素问·至真要大论》云："岁阳明在泉，燥淫所胜，则霿雾清瞑。"阳明燥金在泉，则下半年燥邪淫其所胜之木气，其气候、物候特点是雾气清冷，阴暗晦暝。

丑未之年，太阳寒水在泉。《素问·至真要大论》云："岁太阳在泉，寒淫所胜，则凝肃惨慄。"太阳寒水在泉，则下半年寒邪淫其所胜之火气，其气候、物候特点是天气寒凝肃杀，凄惨慄冽。

寅申之年，厥阴风木在泉。《素问·至真要大论》云："岁厥阴在泉，风淫所胜，则地气不明，平野昧，草乃早秀。"厥阴风木在泉，则下半年风邪淫其所胜之土气，其气候特点是尘土飞扬，大地旷野昏昧不清；物候特点是草木提前发芽。

卯酉之年，少阴君火在泉。《素问·至真要大论》云："岁少阴在泉，热淫所胜，则焰浮川泽，阴处反明。"少阴君火在泉，则下半年热邪淫其所胜之金气，其气候、物候特点是山川泽地炎热，阴暗之处反而明亮。

辰戌之年，太阴湿土在泉。《素问·至真要大论》云："岁太阴在泉，草乃早荣，湿淫所胜，则埃昏岩谷，黄反见黑，至阴之交。"太阴湿土在泉，则下半年湿邪淫其所胜之水气，气候、物候特点是草木提早发芽开花，岩谷之中尘埃昏暗，黄色反变为黑色，此乃至阴土气与水气相交的结果。

（五）客主加临与气候

客主加临，即将客气六步与主气六步进行综合分析，以研究一年各时节的气候变化特征，亦即《素问·五运行大论》所说："上下相遘，寒暑相临，气相得则和，不相得则病。"所谓相得，即客气与主气同气，或客气与主气彼此相生。所谓不相得，一般是客气和主气彼此相克，又根据《素问·至真要大论》所载"主胜逆，客胜从"的原则，如果是主气胜，即主气克客气，此为"逆"，乃属不相得；如果是客气胜，即客气克主气，此为"从"，为顺从安和。

1. 相得则安和　相得之岁，气化平和，一般无太过、不及之害，即《素问·五运行大论》所谓"气相得则和"。

例如：丑未之年，主气六步依次是厥阴风木，少阴君火，少阳相火，太阴湿土，阳明燥金，太阳寒水；客气六步之序为厥阴风木，少阴君火，太阴湿土，少阳相火，阳明燥金，太阳寒水。由此可见，客主加临，初之气同是厥阴风木，二之气同是少阴君火，五之气同是阳明燥金，终之气同是太阳寒水，皆是主客同气，同气相求，属相得而安和。三之气主气是少阳相火，客气是太阴湿土，火生土，主气生客气；四之气主气是太阴湿土，客气是少阳相火，客主对比，客气生主气，皆为主、客气相生，亦属相得而安和。因此，丑未年总体上各时节的气候正常，人体不易发生疾病。其余年份可按此类推分析。

2. 不相得则病　不相得之岁，以主气克客气，使客气无以发挥其司令的气化作用，故气候易受影响而发生异常，《素问·五运行大论》谓之"不相得则病"。

例如：卯酉之年，主气六步按序仍然是厥阴风木，少阴君火，少阳相火，太阴湿土，阳明燥金，太阳寒水；客气六步则分别为太阴湿土，少阳相火，阳明燥金，太阳寒水，厥阴风木，少阴君火。客主比较可见，初之气主气是厥阴风木，客气是太阴湿土，木克土；三之气主气是少阳相火，客气是阳明燥金，火克金；四之气主气是太阴湿土，客气是太阳寒水，土克水；五之气主气是阳明燥金，客气是厥阴风木，金克木；终之气主气是太阳寒水，客气是少阴君火，水克火。即是说，卯酉年的初、三、四、五、终之气均为主气克客气，"主胜逆"，为不相得，该年份相应各时节易于出现异常气候。

3. 君臣位顺逆　客主加临时，如少阴君火与少阳相火加临，虽是同属火气，但还要以君臣位置的上下来定其顺逆。《素问·六微旨大论》云："君位臣则顺，臣位君则逆。逆则其病近，其害速；顺则其病远，其害微。"这里所谓"君位臣"是指客气为少阴君火临于主气的少阳相火之上，如子午年的三之气，客气为少阴君火，主气为少阳相火，客气行于上，主气行于下，这便是君居臣上，故为顺。所谓"臣位君"则是指客气为少阳相火临于主气的少阴君火之上，如卯酉年的二之气，客气为少阳相火，主气为少阴君火，此即臣凌驾于君位之上，故为逆。为何"臣位君则逆"呢？因为少阳相火代表的是炎暑气候，本应见于三之气的盛夏时段（从四月中之小满至六月中之大暑），而在卯酉年却出现在了代表温煦气候的二之气春夏之交的时段（二月中春分至四月中之小满），因而对该时段的气化产生影响。

（六）运气同化与气候

五运与六气均用以表述一年天时气化规律，但是运与气之间并不是孤立的，二者常常相互作用，共同影响当年的气候变化。岁运与六气的五行属性相同，称为运气同化，主要有天符、岁会、同天符、同岁会、太乙天符 5 种。运气同化之年，由于天地之气同化，运气符会构成了比较特殊的年份，可能会出现比较典型的气候变化。

1. 化为平气 平气之年，运得其平，不胜不衰，无偏颇之害，《素问·六元正纪大论》所谓"运非有余非不足，是谓正岁，其至当其时"。就气候征象而言，《素问·五常政大论》谓之"木曰敷和，火曰升明，土曰备化，金曰审平，水曰静顺"。即是说，木运平气之年，则气化敷布温和，万物得以生长发育；火运平气之年，其气则上升而光明显露，万物繁荣；土运得其平，其气则备具生化，万物皆备化育；金运平气之年，则气化清顺平定，万物生长平静稳定；水运平气之年，则气化清静随顺，万物清静而顺其势。此五运之性，各守其平。

2. 气化偏胜 阳干太过之年，岁运本气已是太过偏亢，再遇司天、在泉、岁支之气与岁运同化一气，故易发生气化偏胜之害。主要出现于如下年份。

天符年中戊子、戊午、戊寅、戊申、丙辰、丙戌六年，均为岁运太过，又遇司天之气同化，这就是《素问·六元正纪大论》所谓"太过而同天化者三"。阳干之年岁运本已太过易亢，再得气之同化，故气化易出现偏亢为害，根据《素问·六元正纪大论》所述"岁半之前，天气主之"的原则，主要导致上半年气化太过。

岁会年中的甲辰、甲戌、丙子、戊午四年，皆是阳干岁运太过之年，恰与岁支五行属性同化，气化亦易偏亢。特别是其中之戊午年，岁运、司天、岁支三者皆同化一气，谓之太乙天符，全年气化极易亢胜为害，民病则多重而危，正如《素问·六微旨大论》所云："太乙天符为贵人……中贵人者，其病暴而死。"

同天符年的甲辰、甲戌、庚子、庚午、壬寅、壬申六年，即是岁运太过，又遇在泉之气同化，此即是《素问·六元正纪大论》所谓"太过而同地化者三"。阳干之年岁运为太过，又与在泉之气的五行属性相同，亦易于导致气化偏胜，根据《素问·六元正纪大论》所述"岁半之后，地气主之"的原则，故此偏胜多发生在下半年。

二、预测疾病

《素问·至真要大论》云："夫百病之生也，皆生于风寒暑湿燥火，以之化之变也。"说明自然气候对疾病的流行、证候的发生有极大的影响。中医学运气理论不仅运用五行生克制化法则，推测自然气化的变化规律，而且借以探讨脏腑之间的动态平衡及其整体关系，阐明脏腑生理功能与自然气化之间的联系，说明脏腑之间病机演变、预后转归等。因此，运用运气学在测知气候变化的同时，亦可以推测疾病的发生与流行。

（一）岁运与发病

1. 岁运太过与发病 岁运太过之年，其发病规律是本气之脏偏胜而病，所胜之脏受损而病。
《素问·气交变大论》云："岁木太过，风气流行，脾土受邪。民病飧泄食减，体重烦冤，肠鸣腹支满……甚则忽忽善怒，眩冒巅疾……反胁痛而吐甚。"木运太过之年人体发病的规律是肝木本身及其所胜之脏脾土的病变。肝木之气太过，则见善怒、眩冒颠疾、胁痛等症；木胜克土，则见飧泄、食欲减退、肢体困重、肠鸣、腹部胀满等症。

按《素问·气交变大论》各岁运太过年份的疾病流行规律分别为：岁火太过，炎暑流行，火气偏胜则易见胸中痛、胁部胀满疼痛、膺背肩胛间及两臂内痛、身热骨痛而为浸淫疮等；火胜克金致肺金受邪，则易病疟、少气咳喘、血溢血泄、注下、咽燥耳聋、胸中及肩背热等。岁土太过，雨湿流行，土气偏胜则肌肉萎、肢体痿软弛缓不收、行走时易瘈疭抽搐、脚下疼痛、水湿饮邪内停、中满食减、腹满溏泄肠鸣；土胜克水致肾水受邪，则病腹痛、四肢清冷厥逆、肢体沉重、意不乐、心烦闷等。岁金太过，燥气流行，金气偏胜则喘咳逆气、肩背疼痛、尻阴股膝髀腨胻足等处皆生病痛等；金胜克木致肝木受邪，则病两胁下及少腹痛、目赤疼痛、目眦疮疡、耳无所闻等。岁水太过，寒气流行，水气偏胜则腹部肿大、胫肿、喘促咳嗽、寝汗出、恶风、肠鸣溏泄、食谷不化等；水胜克火则邪害心火，则病身热烦躁心悸、谵语妄言、心痛等。详见表4-1。

表4-1 岁运太过与人体发病关系表

五运太过	发病之脏	主要症状表现
木	肝、脾	飧泄，食减，体重，烦冤，肠鸣腹支满，善怒，眩冒，颠疾，胁痛而吐甚腹
火	心、肺	疟，少气，咳喘，血溢，血泄，注下，咽嗌耳聋，中热，肩背热，胸中痛，胁支满胁痛，膺背肩胛间痛，两臂内痛，身热骨痛
土	脾、肾	腹痛，清厥意不乐，体重烦冤，肌肉萎，足痿不收，行善瘈，脚下痛，饮发，中满，食减，四肢不举，腹满，溏泄，肠鸣
金	肺、肝	两胁下少腹痛，目赤痛，眦疡，耳无所闻，体重、烦冤、胸痛引背、两胁满且痛引少腹，喘咳，逆气，肩背痛，尻阴股膝髀腨胻，腨胻足皆痛，胠胁不可反侧，咳逆甚而血溢
水	肾、心	身热，烦心，躁悸，阴厥上下中寒，谵妄心痛，腹大胫肿，喘咳，寝汗出，憎风，腹满肠鸣，溏泄，食不化，渴而妄冒

2. 岁运不及与发病 岁运不及之年，其发病规律是本气之脏表现不及而病，所不胜之脏偏盛而病，因复气偏胜而产生相应的病证。如《素问·气交变大论》所言：岁木不及，"民病中清，胠胁痛，少腹痛，肠鸣溏泄……复则炎暑流火……病寒热疮疡痱胗痈痤……上胜肺金，白气乃屈，其谷不成，咳而鼽。"木运不及之年人体发病的规律是肝、所不胜之肺和来复之气的心发生病变。肝木不及则见腹中清冷、胠胁痛、少腹痛、肠鸣溏泄等症；肺气偏胜则见咳而鼽等症；心火之气来复则见疮疡、痱胗、痈痤等症。

根据《素问·气交变大论》所载，其余各岁运不及之年的天时民病情况为：火运不及之年，易患胸中痛，胁下胀满疼痛，膺、背、肩胛间及两臂内侧疼痛，抑郁眩冒，心痛，突然失暗，胸腹部肿大，胁下与腰背部相互牵引而痛，甚则肢体蜷屈不能伸，髋部髀部好似分离不相联结等；脾土之气来复则病鹜溏腹满，食饮不下，腹中寒冷肠鸣，腹泻腹痛，四肢拘挛痿软麻痹，两足难以支撑身体。土运不及之年，易患飧泄霍乱，体重腹痛，筋骨繇复，肌肉瞤酸，善怒等症；肺金之气来复则见胸胁暴痛，下引少腹，善大息。金运不及之年，容易患肩背瞀重，鼽嚏血便注下等病证；肾水之气来复则易致头痛，并延及囟顶发热，口疮，甚则心痛等病。水运不及之年，病多见腹满身重，濡泄，阴寒疮疡，腰股疼痛，腘、腨、股、膝活动不便，心中烦闷，两足痿软清厥，脚下痛，甚则足肿，腹满，浮肿；肝木之气来复则易见筋骨拘挛，肌肉瞤瘛，两眼视物昏花，肌肤发疹，痛于心腹等。详见表4-2。

表 4-2　岁运不及与人体发病关系表

五运不及	发病之脏	主要症状表现
木	肝肺心	中清，胠胁痛，少腹痛，肠鸣，溏泄，寒热，疮疡，痈肿，痈痤，咳而鼽
火	心肾脾	胸中痛，胁支满，两胁痛，膺背肩胛间及两臂内痛，郁冒矇昧，心痛暴喑，胸腹大，胁下与腰背相引而痛，髋髀如别，鹜溏腹满，食饮不下，寒中肠鸣，泄注腹痛，暴挛痿痹，足不任身
土	脾肝肺	飧泄霍乱，体重腹痛，筋骨繇复，肌肉瞤酸，善怒，胸胁暴痛，下引少腹，善太息
金	肺心肾	肩背瞀重，鼽嚏血便注下，阴厥且格阳反上行，头脑户痛，囟顶发热，口疮，心痛
水	肾脾肝	腹满身重，濡泄寒疡流水，腰股痛发，腘腨股膝不便，烦冤，足痿，清厥，脚下痛，跗肿，寒疾于下，腹满浮肿，筋骨并辟，肉瞤瘛，目视𥊙𥊙，肌肉胗发，气并膈中，痛于心腹

（二）主运、主气与发病

主运主司一年五季气候的常规变化，故可借以推测每年各季疾病流行的一般情况。初运为木运，应于春季，气化特点以风为主，风气通于肝，故春季易引起人体肝气发生变化。二运为火运，应于夏季，气化特点以火为主，火气通于心，故夏季人体心气易于偏旺而为病。三运为土运，应于长夏，气化特点多湿，湿气通于脾，故长夏人体脾气容易受到影响，易发生脾胃疾病。四运为金运，应于秋季，气化特点多燥，燥气通于肺，故秋季燥邪易于犯肺，肺脏疾患较多。五运为水运，应于冬季，气化特点多寒，寒气通于肾，故冬季人体肾气易为寒气所伤。

根据主气推测疾病流行情况与主运基本相同。主气分六步，初之气为厥阴风木，主时大寒到春分，故多影响于肝。二之气为少阴君火，主时春分到小满；三之气为少阳相火，主时小满到大暑，君火、相火同属于火，故均易影响于心，以致暑热心病。四之气为太阴湿土，主时大暑到秋分，故疾病流行以脾胃病为其特点。五之气为阳明燥金，主时秋分到小雪，秋燥主要影响于肺。终之气为太阳寒水，主时从小雪到大寒，主要影响于肾。

（三）客气与发病

各年疾病发生流行情况还与客气的司天、在泉之气密切相关。司天、在泉之气淫胜时，除引起与之相应的内脏发病外，同时还会出现胜气的所胜之脏也为之病。

1. 司天与发病　不同年份的司天之气对人体脏腑之气均有影响，《素问·至真要大论》有详尽记载。

巳亥之年，厥阴风木司天，"民病胃脘当心而痛，上支两胁，膈咽不通，饮食不下，舌本强，食则呕，冷泄腹胀，溏泄瘕水闭。蛰虫不去，病本于脾。"即厥阴风木司天之年，则上半年风邪淫其所胜之土气，其病候是脾胃易于受病，证候多见胃脘当心处疼痛，胸部两胁支满，咽嗌阻塞不通，饮食不下，舌根强硬，食后呕吐，腹胀泄泻，水闭不通，腹中瘕块。

子午之年，少阴君火司天，"民病胸中烦热，嗌干，右胠满，皮肤痛，寒热咳喘，大雨且至，唾血血泄，鼽衄嚏呕，溺色变，甚则疮疡胕肿，肩背臂臑及缺盆中痛，心痛肺䐜，腹大满，膨膨而喘咳。病本于肺。"意为少阴君火司天之年，则上半年热邪淫其所胜之金气，其病候是肺金易于受病，证候多见胸中烦热，咽干，右胸胁胀满，皮肤疼痛，寒热时作，咳嗽喘息，吐血便血，鼻涕鼻衄，喷嚏呕吐，小便色变，甚者皮肤疮疡，足部水肿，肩背、上肢缺盆部位疼痛，心痛肺胀，腹部胀大痞满，肺部膨膨郁闭胀闷而咳喘，尺泽脉绝者，乃肺之真气已脱，则多属死证而不治。

丑未之年，太阴湿土司天，"胕肿、骨痛、阴痹，阴痹者，按之不得，腰脊头项痛，时眩，大便难。阴气不用，饥不欲食，咳唾则有血，心如悬。病本于肾"。指出太阴湿土司天之年，则上半年湿邪淫其所胜之水气，其病候是湿土气胜，乘克于肾，证候多见浮肿、骨痛、阴痹等病，阴痹者，腰脊、头项疼痛，时时头目晕眩，大便难，阴精之气不用，阳痿不举，饥不欲食，咳嗽唾血，心中空虚如悬不宁。

寅申之年，少阳相火司天，"民病头痛，发热恶寒而疟，热上皮肤痛，色变黄赤，传而为水，身面胕肿，腹满仰息，泄注赤白，疮疡，咳唾血，烦心胸中热，甚则鼽衄。病本于肺"。指出少阳相火司天之年，则上半年火邪淫其所胜金气，其病候是病本于火邪伤肺，民病多见头痛，发热恶寒如疟，热在上部，皮肤痛，肤色呈现黄赤色，病进而传变为水病，身面浮肿，腹部胀满，仰面喘息，泄下赤白如注，皮肤疮疡，咳嗽唾血，心胸烦热，甚者鼻塞流涕、鼻衄等。

卯酉之年，阳明燥金司天，"民病左胠胁痛，寒清于中，感而疟，大凉革候，咳，腹中鸣，注泄鹜溏……心胁暴痛，不可反侧，嗌干面尘，腰痛，丈夫㿉疝，妇人少腹痛，目昧眦，疡疮痤痈。蛰虫来见，病本于肝"。指出阳明燥金司天之年，则上半年燥邪淫其所胜之木气，其病候是燥金易伤肝木为病，证候多见筋骨病变，左胸胁疼痛，清凉之气伤于内而发疟疾，寒凉肃杀之气改变了气候，则易致咳嗽、肠鸣、泄泻鹜溏。或见心胁急剧疼痛，不能转侧，咽干，面色如尘，腰痛，男子易患疝气，妇女少腹痛，两目昏昧不清，眼眦疮疡，痤疮痈疡。

辰戌之年，太阳寒水司天，"血变于中，发为痈疡，民病厥心痛，呕血、血泄、鼽衄、善悲，时眩仆。运火炎烈，雨暴乃雹。胸腹满，手热、肘挛、腋肿，心澹澹大动，胸胁胃脘不安，面赤，目黄，善噫，嗌干，甚则色炲，渴而欲饮。病本于心"。指出太阳寒水司天之年，则上半年寒邪淫其所胜之火气，病候是寒水易伤心而为病，证候多见血脉变化于内，易发痈疮，厥心痛，吐血，便血，鼻塞衄血，易悲伤，时时晕眩而仆倒。若遇岁运火热炎烈，易出现暴雨与冰雹俱下的天气，人们则发生胸腹胀满，手热，肘部拘紧，腋下肿痛，心胸动悸不宁，胸胁胃脘不安，面色赤，目黄，常常嗳气，咽干，甚至面色灰黑，渴欲饮水。

2. 在泉与发病 《素问·至真要大论》同时也记载了在泉之气对疾病发生流行的影响。

巳亥之年，少阳相火在泉。"民病注泄赤白，少腹痛，溺赤，甚则血便"。少阳相火在泉，则下半年火邪淫其所胜之金气，其症候是腹泻如注，泻痢赤白，少腹疼痛，小便赤，甚至便血。

子午之年，阳明燥金在泉。"民病喜呕，呕有苦，善太息，心胁痛不能反侧，甚则嗌干面尘，身无膏泽，足外反热"。阳明燥金在泉，则下半年燥邪淫其所胜之木气，其证候是呕吐，吐苦水，善太息，心与胁部疼痛不能转侧，甚者咽干而面色如尘，肌肤干枯而不润泽，足外侧发热。

丑未之年，太阳寒水在泉。"民病少腹控睾，引腰脊，上冲心痛，血见，嗌痛颔肿"。太阳寒水在泉，则下半年寒邪淫其所胜之火气，其病候是少腹连及睾丸疼痛，痛引腰脊，上冲心胸痛，出血，以及咽喉、颔下肿痛。

寅申之年，厥阴风木在泉。"民病洒洒振寒，善伸数欠，心痛支满，两胁里急，饮食不下，鬲咽不通，食则呕，腹胀善噫，得后与气，则快然如衰，身体皆重"。厥阴风木在泉，则下半年风邪淫其所胜之土气，其证候是洒洒然战栗恶寒，时常伸欠，心痛而胸部撑胀，两胁部拘急，饮食不下，咽膈阻塞不通，饮食后则呕吐、腹胀，容易嗳气，大便与矢气后症状减轻，身体沉重。

卯酉之年，少阴君火在泉。"民病腹中常鸣，气上冲胸，喘不能久立，寒热，皮肤痛，目瞑、齿痛、颀肿，恶寒发热如疟，少腹中痛，腹大"。少阴君火在泉，则下半年热邪淫其所胜之金气，证候是腹中肠鸣，气上冲胸，喘息不能久立，时发寒热，皮肤疼痛，两目不欲见光，牙齿疼，眼下肿，恶寒发热如同疟疾，少腹疼痛，腹部胀大。

辰戌之年，太阴湿土在泉。"民病饮积，心痛，耳聋浑浑焞焞，嗌肿喉痹，阴病血见，少腹痛肿，不得小便，病冲头痛，目似脱，项似拔，腰似折，髀不可以回，腘如结，腨如别。"太阴湿土在泉，则下半年湿邪淫其所胜之水气，其证候是水饮积聚，心痛，耳聋，咽肿喉痹，两阴出血，少腹痛肿，小便不利，气逆上冲而头痛，目肿胀痛如脱，颈部疼痛如拔，腰痛如折，腿髀活动伸屈不能，膝关节活动不灵，小腿肚转筋疼痛欲裂。

三、指导防治

中医运气学主要研究气候变化规律及其对人体疾病的影响，推求各年份气候和疾病流行情况的最终目的是指导临床预防与治疗。中医运气学的疾病预防与治疗思想，仍然以"天人相应"整体观为指导，以时气变化为基础。如《素问·至真要大论》所说："故治病者，必明六化分治，五味五色所生，五藏所宜，乃可以言盈虚病生之绪也。"

（一）调摄防病

《素问·四气调神大论》云："夫四时阴阳者，万物之根本也。"可见，四时阴阳的气候变化，是自然界万物生长化收藏的根本，而"人与天地相应"（《灵枢·邪客》），故人们应法天地之道，顺应四时阴阳，以调摄其身，增强机体抗病能力，所以《素问·上古天真论》云："上古之人，其知道者，法于阴阳，和于术数，食饮有节，起居有常，不妄作劳，故能形与神俱。"根据时令季节变化，采取相应措施便能预防某些疾病的发生，如春夏养阳以防冬寒致病，秋冬养阴预防夏暑热疾。顺应自然的正常变化，则诸疾不生；而违背四时的变化规律，则百病由生。如《素问·四气调神大论》所云："所以圣人春夏养阳，秋冬养阴，以从其根……逆其根则伐其本，坏其真矣。故阴阳四时者，万物之终始也，死生之本也。逆之则灾害生，从之则苛疾不起。"

各年运气变化不同，致使疾病的发生与流行情况亦有别，临床可根据各年气候和疾病的大致发生规律制定相应预防措施。如《素问·气交变大论》云："岁土太过，雨湿流行，肾水受邪。"说明岁土太过之年，气化以雨湿偏盛，湿困脾土，则脾易于为病；土胜克水，故肾水亦易受邪而病。根据疾病发生与流行规律，在预防上则应从调理脾肾之气入手，和七情，慎饮食，辅佐药，防止脾气太过，避免肾气受制。其余各年的预防措施可以类推。所以《素问·至真要大论》云："佐以所利，和以所宜，必安其主客，适其寒温。"

（二）因时治宜

《素问·五常政大论》指出："必先岁气，无伐天和。"所谓"岁气"，即每年的气候变化；"天和"即自然气候的正常变化。这就是强调治疗疾病要根据气候变化因时制宜，选方用药必须因应四时而不得违背。如《素问·六元正纪大论》所云："用热远热，用凉远凉，用温远温，用寒远寒。"即是告诫人们夏暑时节应慎用辛热发散之品，以免耗气伤津或助热生变；寒冬时节当慎用寒凉之品，因为其时人体阴盛而阳气内敛，过用寒凉则有损伤阳气之虑。《素问·至真要大论》指出了司天、在泉及六气胜复所致疾病的治疗方法，如"司天之气，风淫所胜，平以辛凉，佐以苦甘，以甘缓之，以酸泻之。热淫所胜，平以咸寒，佐以苦甘，以酸收之。湿淫所胜，平以苦热，佐以酸辛，以苦燥之，以淡泄之……火淫所胜，平以酸冷，佐以苦甘，以酸收之，以苦发之，以酸复之。热淫同。燥淫所胜，平以苦湿，佐以酸辛，以苦下之。寒淫所胜，平以辛热，佐以甘苦，以咸泻之"。这一根据司天在泉及六气胜复以五味组方的防治原则被沿用至今。

四、灵活运用

中医运气学理论是中医学的精髓之一。天人相应观是《内经》立论的基础，《内经》的全部医学思想及理论都是以此为核心阐述的。中医运气学的自然科学基础是天文历法等，特别是日月五星运动规律和六十甲子历。五运主要是研究月地关系，即探讨月亮运动对地球及生物的影响及规律。六气主要是研究日地关系，即探讨太阳相对于地球的视运动规律及其对地球生物影响的规律。由此可知，中医运气学的天人相应观是基于天文历法气象规律，运用整体恒动的认知方法来认识自然及认识自然与人体关系的，其目的是探索自然规律及其对生物包括人体的影响。

中医运气学是古人在长期的生产生活实践中总结出来的理论，并经过了长期生产生活及医疗实践的验证。中医运气学整体观的认识论和切合于临床实用的防治理论及经验，充分体现了中医学高水平的理论及临床精华，其总结的气候与疾病的规律和方法是古人留下的非常重要而又宝贵的医学资料，对于我们现今研究外感病发病规律，流行病、地方病与年份、季节气候的关系，甚至疫病的发生及预防都具有重要价值。

同时也必须指出，在实际应用过程中，要注意因时因地因人制宜，要根据气候、地域特点及实际的气候与疾病关系灵活运用，随机达变，顺天以察运、因变以求气，不可拘泥。即便是详尽阐发运气理论的《素问》运气七篇大论之中，也一再告诫不可不分方隅高下，一概而论。如《素问·六元正纪大论》指出："至高之地，冬气常在；至下之地，春气常在。"《素问·至真要大论》也言："时有常位，而气无必也。"后世历代医家更是强调要灵活运用，如汪机在《运气易览·序》中指出："运气一书……岂可徒泥其法，而不求其法外之遗耶！如曰冬有非时之温，夏有非时之寒，春有非时之燥，秋有非时之暖，此四时不正之气，亦能病人也……又况百里之内，晴雨不同；千里之邦，寒暖各异，此方土之候，各有不齐，所生之病，多随土著，乌可皆以运气相比例哉！务须随机达变，因时识宜，庶得古人未发之旨，而能尽其不言之妙也。"张介宾在《类经·运气类》中亦指出："读运气者，当知天道有是理，不当曰理必如是也。"当代著名医家任应秋也一再强调要灵活掌握和运用中医运气理论，要从天地人各方面进行综合分析，根据实际情况具体运用，这才符合运气学说的精神实质。其于所著《运气学说》一书中说："对待运气学说，应该是随机达变，因时识宜，顺天以察运，因变以求气，也就是要灵活地掌握和应用。"从实际气候上的变化来看，各年有共同点，也有不同点，这是客观存在不容否定的。至于疾病的流行情况、轻重程度，各个年份并不相同。某些病在某些年份流行面就比较广，临床症状表现也比较重，而在某些年份流行面就比较小，临床表现也比较轻。

关于中医运气学的研究与应用，在《素问·气交变大论》篇中早已明示："善言天者，必应于人；善言古者，必验于今；善言气者，必彰于物；善言应者，同天地之化；善言化言变者，通神明之理。"

第二节 五运变化与辨治

一、岁运太过与辨治

岁运统主一年的气化，用以说明全年天时民病的特点。岁运太过之年，本运的气化有余，相应时令气化来得早，即《素问·六元正纪大论》所谓："运有余，其至先。"若致民病，则多发病较急暴，故《素问·六元正纪大论》言："太过者暴……暴者为病甚。"针对岁运太过之年气化偏盛的特点，调治原则当以抑制其太过为要。

（一）气化特征

五运太过之纪，气化有余。《素问·五常政大论》对五运太过之纪的气化特征有明确记载，"帝曰：太过何谓？岐伯曰：木曰发生，火曰赫曦，土曰敦阜，金曰坚成，水曰流衍"，并对这些特征所代表的气候、物候变化规律进行了详细描述，"发生之纪，是谓启陈[1]，土疏泄，苍气达，阳和布化，阴气乃随，生气淳化，万物以荣"，即所谓木运太过发生之年，其特点是启发陈旧，称为启陈，木气条达，生发之气和调敷化，故万物繁荣。"赫曦之纪，是谓蕃茂，阴气内化，阳气外荣，炎暑施化，物得以昌"，即所谓火运太过赫曦之年，其特点是万物繁华茂盛，称为蕃茂，因为阳气荣于外，火热炎暑之气施行布化，故万物得以昌盛。"敦阜之纪，是谓广化，厚德清静，顺长以盈，至阴内实，物化充成，烟埃朦郁[2]，见于厚土，大雨时行，湿气乃用"，即所谓土运太过敦阜之年，其特点是万物广受土气之化，土气内充则物化得以成实，土气太过则易见烟雾尘埃笼罩，时有大雨降下，故湿气易盛。"坚成之纪，是谓收引，天气洁，地气明，阳气随，阴治化，燥行其政，物以司成，收气繁布，化洽不终"，即所谓金运太过坚成之年，其特点是阳气收敛、阴气为用，称为收引，燥气为政，万物得以成熟。"流衍之纪，是谓封藏，寒司物化，天地严凝，藏政以布，长令不扬"，即所谓水运太过流衍之年，其特点是天气封蛰、地气闭藏，称为封藏，天地之气严寒阴凝，以致火气之长令不得发扬。

又据《素问·气交变大论》所载，岁运太过之年，本运之气偏盛，气候的一般特点是岁运本身的气化易于流行。《素问·气交变大论》云："岁木太过，风气流行……生气独治[3]，云物飞动，草木不宁，甚而摇落。"这就是说，岁运为逢壬所纪的木运太过的六年，可能风气偏盛；木之生气独盛主治，则云飞物动，草木不宁，甚则摇动折落。"岁火太过，炎暑流行……长气独明，雨水霜寒……上临少阴少阳，火燔焫，水泉涸，物焦槁"，即岁运为逢戊所纪的火运太过的六年，可能气候偏热，暑热易于偏亢；而火之长气独行，盛极必衰，衰则寒水之气来乘，亦可变生雨雪冰霜之灾；若再遇司天之气为少阴（戊子、戊午年）、少阳（戊寅、戊申年）的年辰，则火气燔灼，水涸物焦。"岁土太过，雨湿流行……化气独治之，泉涌河衍，涸泽生鱼，风雨大至"，即岁运为逢甲所纪的土运太过的六年，可能降雨偏多，气化多易湿邪偏盛；土之化气独盛，则风雨大至，水泉喷涌，河水泛溢。"岁金太过，燥气流行……收气峻，生气下，草木敛，苍干凋陨"，即岁运为逢庚所纪的金运太过的六年，可能雨水较少，气化偏于干燥；金之收敛之气太过，木之生气受伐，则可造成草木凋零。"岁水太过，寒气流行……寒气早至……上临太阳，则雨冰雪，霜不时降"，岁运为逢丙所纪的水运太过的六年，可能气温偏低，寒邪易于先时早至而为害；若再遇司天之气为太阳寒水之年（丙辰、丙戌年），则雨雪冰霜尤多。

（二）易发病变

岁运太过之年，本气偏盛，易于影响人体相应脏腑发生病变，且发病较急暴，如《素问·六元正纪大论》所云："太过者暴……暴者为病甚。"其发病规律是本气之脏偏盛而病，所胜之脏受

---

[1] 启陈：陈，古"陈"字。指春季万物发生、陈旧布新之象。

[2] 烟埃朦郁：指土湿之气偏盛，烟雨苍茫的自然景象。

[3] 生气独治：生气，指木气。岁木太过，自然界木盛土衰，化气不能行令，木气独治。

损而病。按《素问·气交变大论》所载，各岁运太过年的疾病流行规律分别为：

"岁木太过，风气流行，脾土受邪。民病飧泄食减，体重烦冤，肠鸣腹支满……甚则忽忽善怒，眩冒巅疾……反胁痛而吐甚。"木运太过之年易致肝木本身及其所胜之脏脾土的病变：肝木之气太过，则见情志失常、烦闷、喜怒、头晕目眩、巅疾、胁痛等；木胜克土，则见飧泄、食欲减退、肢体困重、肠鸣、腹部胀满等。

"岁火太过，炎暑流行，肺金受邪。民病疟，少气咳喘，血溢血泄注下，嗌燥耳聋，中热肩背热……甚则胸中痛，胁支满胁痛，膺背肩胛间痛，两臂内痛，身热骨痛而为浸淫……病反谵妄狂越，咳喘息鸣，下甚血溢泄不已。"火运太过之年易致心本脏病变及其所胜之脏肺金的病变：心病则胸中痛、胸胁胀满疼痛、膺背肩胛间及两臂内痛；心火之气偏盛则易见身热肤痛而为浸淫疮、谵语妄言、狂躁等；火胜克金而肺金受邪，则易病疟、少气咳喘、血溢血泄、泻下、咽燥耳聋、胸中及肩背热等。

"岁土太过，雨湿流行，肾水受邪。民病腹痛，清厥意不乐，体重烦冤……甚则肌肉萎，足痿不收，行善瘛，脚下痛，饮发中满食减，四支不举……病腹满溏泄肠鸣。"土运太过之年易致脾本脏病变及其所胜之脏肾水的病变：脾土为病则腹痛、肌肉萎、肢体痿软弛缓不收、行走时易瘛疭抽搐、脚下疼痛；湿盛困脾则水饮内停、腹满食减、溏泄肠鸣；土胜克水而肾水受邪，则病四肢清冷厥逆、肢体沉重、意不乐、烦闷等。

"岁金太过，燥气流行，肝木受邪。民病两胁下少腹痛，目赤痛眦疡，耳无所闻……则体重烦冤，胸痛引背，两胁满且痛引少腹……甚则喘咳逆气，肩背痛，尻阴股膝髀腨胻足皆病……病反暴痛，胠胁不可反侧，咳逆甚而血溢。"岁金太过之年易致肺本脏病变及其所胜之脏肝木的病变：肺金之气偏盛为病则喘咳逆气、咳逆甚而血溢、胸痛、肩背疼痛等；金胜克木而肝木受邪，则病情志不畅烦闷，胁胀满转侧不利，两胁下及少腹痛，尻阴股膝髀腨胻足等处皆生病痛，目赤疼痛，目眦疮疡，耳无所闻等。

"岁水太过，寒气流行，邪害心火。民病身热烦心躁悸，阴厥上下中寒，谵妄心痛……甚则腹大胫肿，喘咳，寝汗出憎风……病反腹满肠鸣，溏泄食不化，渴而妄冒。"水运太过之年易致肾本脏病变及其所胜之脏心火的病变：肾水受病则肢冷厥逆、腹部肿大、胫肿、喘促咳嗽、寝汗出、恶风、腹胀、肠鸣溏泄、食谷不化等；水胜克火而邪害心火，则病身热烦躁心悸、谵语妄言、心痛、口渴、头目昏瞀、言行失常妄为等。见表4-3。

表 4-3　岁运太过与人体发病关系表

岁运	易受病脏	主要症状表现
木运太过	肝、脾	胁痛，烦闷，喜怒，眩晕，巅疾；飧泄，食欲减退，肢体困重，肠鸣腹满
火运太过	心、肺	胸中痛，胸胁胀满疼痛，膺背肩胛间痛，两臂内痛，身热骨痛，浸淫疮，谵语妄言，狂躁；疟疾，少气，咳喘，血溢，血泄，注下，咽嗌耳聋，中热，肩背热
土运太过	脾、肾	腹痛，腹满，食减，溏泄肠鸣，饮发，肌肉萎，肢体痿软弛缓不收，四肢不举，瘛疭抽搐，脚下痛；四肢清冷厥逆，肢体沉重，意不乐，烦闷
金运太过	肺、肝	喘咳逆气，甚则咳血，胸痛引背，肩背痛；情志不畅烦闷，胁胀满转侧不利，两胁下及少腹痛，尻阴股膝髀腨胻足痛，目赤疼痛，眦疡，耳无所闻
水运太过	肾、心	肢冷厥逆，腹大胫肿，喘咳，寝汗出，憎风，腹胀肠鸣，溏泄，食谷不化；身热，烦躁心悸，谵语妄言，心痛，口渴，头目昏瞀，言行失常妄为

（三）论治理法

《素问·气交变大论》指出"夫五运之政，犹权衡也，高者抑之，下者举之"，说明对于五运六气变化的调节应像权和衡的关系，高者当加以抑制，低者应给予增益。因此，气化太过之年总的调治原则是要抑制其太过，根据具体情况采用散之、清之、燥之、润之、温之等治法，泻其太过之胜气。木运太过之年，"风气流行"，故宜疏散风邪；火运太过之年，"炎暑流行"，故宜清泻暑热；土运太过之年，"雨湿流行"，故宜燥以祛湿；金运太过之年，"燥气流行"，故宜润燥；水运太过之年，"寒气流行"，故宜温热散寒。

针对岁运太过，易于导致所胜之脏受邪为病，宋代医家陈无择在《三因极一病证方论·五运时气民病证治》中，进一步提出了相应论治方药，可供参考：凡遇六壬年……岁木太过，风气流行，脾土受邪，以苓术汤［白茯苓、姜厚朴、白术、青皮、干姜（炮）、半夏、草果、炙甘草各等分］"治脾胃感风，飧泄注下，肠鸣腹满，四肢重滞，忽忽善怒，眩冒颠晕，或左胁偏疼"；凡遇六戊年……岁火太过，炎暑流行，肺金受邪，以麦门冬汤（麦门冬、白芷、半夏、竹叶、炙甘草、钟乳粉、桑白皮、紫菀、人参各等分）"治肺经受热，上气咳喘，咯血痰壅，嗌干耳聋，泄泻，胸胁满，痛连肩背，两臂膊疼，息高"；凡遇六甲年……岁土太过，雨湿流行，肾水受邪，以附子山茱萸汤（炮附子、山茱萸各一两，木瓜干、乌梅各半两，半夏、肉豆蔻各三分，丁香、藿香各一分）"治肾经受湿，腹痛寒厥，足痿不收，腰脽痛，行步艰难，甚则中满，食不下，或肠鸣溏泄"；凡遇六庚年……岁金太过，燥气流行，肝木受邪，以牛膝木瓜汤（酒牛膝、木瓜各一两，芍药、姜杜仲、枸杞子、黄松节、酒菟丝子、天麻各三分，炙甘草半两）"治肝虚遇岁气，燥湿更胜，胁连小腹拘急疼痛，耳聋目赤，咳逆，肩背连尻、阴、股、膝、髀、腨、胻皆痛"；凡遇六丙年……岁水太过，寒气流行，邪害心火，以川连茯苓汤（黄连、茯苓各一两，麦门冬、炒车前子、姜通草、姜远志各半两，半夏、黄芩、炙甘草各一分），"治心虚为寒冷所中，身热心躁，手足反寒，心腹肿病，喘咳自汗，甚则大肠便血"。

《素问·六元正纪大论》还进一步明确提出不同岁运太过年份，由于其司天、在泉之气不同，气化不尽一致，故所宜的药食性味亦当各有差别。

土运太过之年，"其化上咸寒，中苦热，下酸热"，即甲子、甲午年，司天为少阴君火故宜用咸寒，中运太宫湿土故宜用苦热，在泉为阳明燥金故宜用酸温；"其化上苦热，中苦温，下苦温"，即甲戌、甲辰年，司天为太阳寒水故宜用苦热，中运太宫湿土故宜用苦温，在泉为太阴湿土故宜用苦温；"其化上咸寒，中咸和，下辛凉"，即甲申、甲寅年，司天为少阳相火故宜用咸寒，中运太宫湿土故宜用咸和，在泉为厥阴风木故宜用辛凉。

水运太过之年，"其化上咸寒，中咸热，下酸温"，即丙子、丙午年，司天为少阴君火故宜用咸寒，中运太羽寒水故宜用咸热，在泉为阳明燥金故宜用酸温；"其化上苦热，中咸温，下甘热"，即丙戌、丙辰年，司天为太阳寒水故宜用苦热，中运太羽寒水故宜用咸温，在泉为太阴湿土故宜用甘热；"其化上咸寒，中咸温，下辛温"，即丙寅、丙申年，司天为少阳相火故宜用咸寒，中运太羽寒水故宜用咸温，在泉为厥阴风木故宜用辛温。

火运太过之年，"其化上咸寒，中甘寒，下酸温"，即戊子、戊午年，司天为少阴君火故宜用咸寒，中运太徵炎火故宜用甘寒，在泉为阳明燥金故宜用酸温；"其化上苦温，中甘和，下甘温"，即戊辰、戊戌年，司天为太阳寒水故宜用苦温，中运太徵炎火故宜用甘和，在泉为太阴湿土故宜用甘温；"其化上咸寒，中甘和，下辛凉"，即戊寅、戊申年，司天为少阳相火故宜用咸寒，中运太徵炎火故宜用甘和，在泉为厥阴风木故宜用辛凉。

金运太过之年，"其化上咸寒，中辛温，下酸温"，即庚子、庚午年，司天为少阴君火故宜用咸寒，中运太商燥金故宜用辛温，在泉为阳明燥金故宜用酸温；"其化上苦热，中辛温，下甘热"，即庚辰、庚戌年，司天为太阳寒水故宜用苦热，中运太商燥金故宜用辛温，在泉为太阴湿土故宜用甘热；"其化上咸寒，中辛温，下辛凉"，即庚寅、庚申年，司天为少阳相火故宜用咸寒，中运太商燥金故宜用辛温，在泉为厥阴风木故宜用辛凉。

木运太过之年，"其化上咸寒，中酸凉，下酸温"，即壬子、壬午年，司天为少阴君火故宜用咸寒，中运太角风木故宜用酸凉，在泉为阳明燥金故宜用酸温；"其化上苦温，中酸和，下甘温"，即壬辰、壬戌年，司天为太阳寒水故宜用苦温，中运太角风木故宜用酸和，在泉为太阴湿土故宜用甘温；"其化上咸寒，中酸和，下辛凉"，即壬申、壬寅年，司天为少阳相火故宜用咸寒，中运太角风木故宜用酸和，在泉为厥阴风木故宜用辛凉。

二、岁运不及与辨治

岁运不及是指主岁之运气衰少不及，时节已到，而气候还不到，即《素问·六元正纪大论》云："运不及，其至后。"若致民病，则多发病较徐缓而持续，故《素问·六元正纪大论》言："不及者徐……徐者为病持。"针对岁运不及之年气化不及的特点，调治原则当以补其不足为要。

（一）气化特征

五运不及之纪，气化不足。全年气候多表现为本气不足、所不胜之气偏胜的特征，还可能会出现制约胜气的复气的气候特征。

《素问·五常政大论》言："帝曰：其不及奈何？岐伯曰：木曰委和，火曰伏明，土曰卑监，金曰从革，水曰涸流。"并对这些特征所代表的气候、物候变化规律进行了详细描述。

"委和之纪，是谓胜生，生气不政，化气乃扬"即委和木运不及之年，受金气制约而木之生气不得施用，土不受制而化气得以发扬，木之子火的长气自能保持平静，木之所不胜金的收气提前来临，凉雨时时降下，风云并起，草木繁荣较晚，易于干枯凋落。

"伏明之纪，是谓胜长，长气不宣，藏气反布，收气自政，化令乃衡，寒清数举，暑令乃薄"即伏明火运不及之年，火之长气被水气所胜，火不及则长气不得宣发，水之藏气反而布施，金的收气维持政令，土之化气趋于平稳。金气自行其令，所以频频发生寒冷凉爽的气候。

"卑监之纪，是谓减化，化气不令，生政独彰，长气整，雨乃愆，收气平，风寒并兴，草木荣美，秀而不实，成而秕也"卑监土运不及之年，土主的化气被木气抑制而减弱，化气不能行令，木之生气反而独旺，火之长气不受影响而平稳，湿气不得施化，雨水至期不降，金之收气不受影响而自平，木水之气俱旺，故风寒并起，草木虽然华美，因化气不足，故不能成实，成熟如糠秕。

"从革之纪，是谓折收，收气乃后，生气乃扬，长化合德，火政乃宣，庶类以蕃……"从革金运不及之年，收气被火气克制，金运不及，其收气晚至，木之生气得以发扬，火气与土气相合为用，火气之政得以宣发，万物繁茂。

"涸流之纪，是谓反阳，藏令不举，化气乃昌，长气宣布，蛰虫不藏，土润水泉减，草木条茂，荣秀满盛"涸流水运不及之年，水之藏气不行，阳气反得施行，藏气不得发挥，土之化气昌盛，火气不畏其制则长气得以宣布，蛰虫在外不藏，土层湿润，水泉减少，草木条达茂盛，万物繁华秀美。

据《素问·气交变大论》载："岁木不及，燥乃大行，生气失应，草木晚荣，肃杀而甚，则刚木辟著，柔萎苍干……复则炎暑流火。"即木运不及之年（逢丁所纪六年），易于出现其所不胜之气燥气的流行变化，因此，木运不及之年的气候主要表现为风气不及、燥气偏胜，还会出现暑热的气候变化。"岁火不及，寒乃大行，长政不用，物荣而下，凝惨而甚，则阳气不化，乃折荣美……复则埃郁，大雨且至。"即火运不及之年（逢癸所纪六年），其所不胜之气寒气易于流行，因此，火运不及之年的气候主要表现为火热之气不及、寒气偏胜，还会出现雨湿的气候变化。"岁土不及，风乃大行，化气不令，草木茂荣，飘扬而甚，秀而不实……复则收政严峻，名木苍雕。"土运不及之年（逢己所纪六年），容易导致所不胜之气风气流行，因此，土运不及之年的气候主要表现为湿气不及、风气偏胜，还会出现燥气的气候变化。"岁金不及，炎火乃行，生气乃用，长气专胜，庶物以茂，燥烁以行……复则寒雨暴至，乃零冰雹霜雪杀物。"金运不及之年（逢乙所纪六年），其所不胜之气火气常易流行，因此，金运不及之年的气候主要表现为燥气不及、火气偏胜，还会受到寒气的影响。"岁水不及，湿乃大行，长气反用，其化乃速，暑雨数至……复则大风暴发，草偃木零，生长不鲜。"水运不及之年（逢辛所纪六年），常易出现其所不胜之气湿气流行，因此，水运不及之年的气候主要表现为寒气不及、湿气偏胜，还会受到风气的影响。

（二）易发病变

岁运不及之年，其发病规律是本气之脏表现不及而病，所不胜之脏偏盛而病，还可因复气偏盛而产生相应的病证。根据《素问·气交变大论》所载，各岁运不及之年的天时民病情况如下：

岁木不及之年，"民病中清，胠胁痛，少腹痛，肠鸣溏泄……复则炎暑流火……病寒热疮疡痱胗痈痤……上胜肺金，白气乃屈，其谷不成，咳而鼽"。故木运不及之年人体发病的规律是本运肝脏、所不胜之肺脏和复气之心脏发生病变。肝木不及则见腹中清冷、胠胁痛、少腹痛、肠鸣溏泄等症；木运不及，"己所不胜侮而乘之"，则胜运之肺气偏盛，可见寒热、咳而鼽等症；木运不及，金气胜木，木郁生火，火能克金，故木气受制时，其子气来复，故心火之气亢盛可见疮疡、痱疹、痈痤等暑热病证。

火运不及之年，"民病胸中痛，胁支满"，即火运不及之年，由于阴寒凝积，阳气不化，寒水之气大行，则易患胸中痛，胁下胀满疼痛，膺、背、肩胛间及两臂内侧疼痛，抑郁眩冒，心痛，突然失音，胸腹部肿大，胁下与腰背部相互牵引而痛，甚则肢体蜷屈不能伸，髋部髀部好似分离不相联结等；若火被水抑，土气来复，则脾失健运，出现便溏腹满，食饮不下，腹中寒冷肠鸣，腹泄腹痛，四肢拘挛、痿软、麻痹，两足难以支撑身体等。

土运不及之年，脾土气衰，风乃大行，木乘湿土则易患飧泄霍乱、体重腹痛、筋骨繇复、肌肉𰒄酸、善怒等；土为木克，金气来复，则见胸胁暴痛、下引少腹、善太息。

金运不及之年，火气流行，金衰不能制木，木气旺盛，则容易患肩背瞀重、鼽嚏血便注下等病证；金气被制，水气来复，寒气偏胜，阴气厥逆而格拒，则易致头痛，并延及囟顶，并可出现发热、口疮，甚则心痛等病证。

水运不及之年，湿土之气大行，多见腹满身重，濡泄，阴寒疮疡，腰股疼痛，腘、腨、股、膝活动不便，两足痿软清厥，脚下痛，甚则足肿；水不制火也可见火气旺盛，可见心中烦闷；若逢太阴司天，寒水在泉，则患下部寒疾，甚则腹满浮肿；水被土抑，木气来复，肝木克土，则易见筋骨拘挛、肌肉𰒄瘛、两眼视物昏花、肌肤发疹、痛于心腹等。五运不及与人体发病情况见表4-4。

五运太过和不及，由于均有本气、胜气、复气的关系，其发病往往涉及多个脏腑，临床表现亦较复杂。一般而言，病变除影响到本脏外，根据五行生克制化的关系，又常影响到所胜和所不胜的脏腑，《素问·五运行大论》谓"气有余，则制己所胜而侮所不胜，其不及，则己所不胜侮而乘之，己所胜轻而侮之"，甚至还可波及其所生的脏腑，因此，发病脏腑和疾病症状也各不相同。

表 4-4　岁运不及与人体发病关系

岁运	发病脏腑	发病的主要症状表现
木运不及	肝肺心	中清，肢胁痛，少腹痛，肠鸣，溏泄，寒热，疮疡，痱胗，痈痤，咳而衄
火运不及	心肾脾	胸中痛，胁支满，两胁痛，膺背肩胛间及两臂内痛，郁冒朦昧，心痛暴喑，胸腹大，胁下与腰背相引而痛，髋髀如别，鹜溏腹满，食饮不下，寒中肠鸣，泄注腹痛，暴挛痿痹，足不任身
土运不及	脾肝肺	飧泄霍乱，体重腹痛，筋骨繇复，肌肉瞤酸，善怒，胸胁暴痛，下引少腹，善太息
金运不及	肺心肾	肩背瞀重，鼽嚏血便注下，阴厥且格阳反上行头，脑户痛，囟顶发热，口疮，心痛
水运不及	肾脾肝	腹满身重，濡泄寒疡流水，腰股痛发，腘腨股膝不便，烦冤，足痿，清厥，脚下痛，跗肿，寒疾于下，腹满浮肿，筋骨并辟，肉瞤瘛，目视晾晾，肌肉胗发，气并膈中，痛于心腹

（三）论治理法

五运六气盛衰与虚实病机有密切关系，《素问·至真要大论》强调"虚者责之，盛者责之"。五运六气的盛衰取决于运气的太过与不及，《素问·天元正纪大论》云："有余而往，不足随之，不足而往，有余从之。"太过者有余则气盛，不及者欠足则气衰，故受胜气之邪则病实，受衰气之邪则病虚。其中，五运不及则本气为衰气，所不胜之气即成为胜气，与之相应之脏则病变为实证，受邪之脏则往往病变为虚。如木运不及，燥气成为胜气，肺受邪则病变为实，肝受邪则病变为虚。《素问·气交变大论》亦云"夫五运之政，犹权衡也，高者抑之，下者举之"，言五运之气的变化犹如权衡一样可以调整，不及者当要扶持。气化不及之年总的调治原则是要补其不足并抑其所胜。如木运不及之年，"燥乃大行"，故宜补肝泻肺；火运不及之年，"寒乃大行"，故宜温热散寒；土运不及之年，"风乃大行"，故宜疏肝健脾；金运不及之年，"炎火乃行"，故宜补肺泻火；水运不及之年，"湿乃大行"，故宜补肾健脾利湿。

宋代陈无择在《三因极一病证方论·五运时气民病证治》中对不及提出了各自的治疗方法与相应的方药，指出"六丁、六癸、六己、六乙、六辛岁，乃木火土金水不及，为五运后天，民病所感，治之各以五味所胜，调和以平为期"的治疗原则与方法，并针对五运不及提出了相应的治疗方药。凡遇六丁年，委和之纪，岁木不及，燥乃盛行，用苁蓉牛膝汤［肉苁蓉（酒浸）、牛膝（酒浸）、木瓜干、白芍药、熟地黄、当归、炙甘草各等分］治疗肝虚为燥热所伤病证，症见胁并小腹痛、肠鸣溏泄，或发热、遍体疮疡、咳嗽支满、鼻衄。凡遇六癸年，伏明之纪，岁火不及，寒乃盛行，方用黄芪茯神汤（黄芪、茯神、远志、紫河车、炒酸枣仁各等分）治心虚夹寒，心胸中痛，两胁连肩背支满噎塞，郁冒朦昧，髋髀挛痛，不能屈伸；或下利溏泄，饮食不进，腹痛，手足痿痹，不能任身。凡遇六己年，卑监之纪，岁土不及，风气盛行，方用白术厚朴汤［白术、厚朴（姜炒）、半夏（汤洗）、桂心、藿香、青皮各三两，干姜（炮）、炙甘草各半两］治脾虚风冷所伤，心腹胀满疼痛，四肢筋骨重弱，肌肉瞤动酸痹，善怒，霍乱吐泻；或胸胁暴痛，下引小腹，善太息，食少失味。凡遇六乙年，从革之纪，岁金不及，炎火盛行，方用紫菀汤［紫菀茸、白芷、人参、炙甘草、地骨皮、杏仁（去皮尖）、炙桑白皮各等分］治肺虚感热，咳嗽喘满，自汗衄血，肩背瞀重，血便注下；或脑户连囟顶痛，发热口疮，心痛。凡遇六辛年，涸流之纪，岁水不及，湿乃盛行，方用五味子汤［五味子、附子（炮去皮脐）、巴戟（去心）、鹿茸（燎去毛，酥炙）、山茱萸、熟地黄、制炒杜仲各等分］治肾虚坐卧湿地，腰膝重着疼痛，腹胀满，濡泄无度，行步艰难，足痿清厥，甚则浮肿，面色不常，或筋骨并辟，目视晾晾，膈中咽痛等。

《素问·六元正纪大论》同样提出不同岁运不及年份，由于其司天、在泉之气不同，气化不同，所宜的药食性味亦各有差别。分述如下：

土运不及之年，"其化上辛凉，中甘和，下咸寒，所谓药食宜也"。即己巳、己亥年，司天为厥阴风木宜辛凉，中运湿化宜甘和，在泉为少阳相火宜咸寒；"其化上苦小温，中甘和，下咸寒，药食宜也"。即己卯、己酉岁，司天为阳明燥金宜苦小温，中运少宫土运不及宜甘和，在泉为少阴君火宜咸寒；"其化上苦热，中甘和，下甘热，药食宜也"。即己丑、己未岁，司天为太阴湿土宜苦热，中为少宫土运不及宜甘和，在泉为太阳寒水宜甘热。

水运不及之年，"其化上苦热，中苦和，下苦热，所谓药食宜也"。即辛未、辛丑岁，司天为太阴湿土宜苦热，中运寒化致病宜苦和，在泉为太阳寒水宜苦热；"其化上辛凉，中苦和，下咸寒，药食宜也"。即辛巳、辛亥岁，司天为厥阴风木宜辛凉，中为少羽水运不及宜苦和，在泉为少阳相火宜咸寒；"其化上苦小温，中苦和，下咸寒，药食宜也"。即辛卯、辛酉岁，司天为阳明燥金宜苦小温，中为少羽水运不及宜苦和，在泉为少阴君火宜咸寒。

金运不及之年，"其化上苦热，中酸和，下甘热，所谓药食宜也"。即乙丑、乙未岁，司天为太阴湿土宜苦热，中运清化致病宜酸和，在泉为太阳寒水宜甘热；"其化上辛凉，中酸和，下咸寒，药食宜也"。即乙亥、乙巳岁，司天为厥阴风木宜辛凉，中运清化致病宜酸和，在泉为少阳相火宜咸寒；"其化上苦小温，中苦和，下咸寒，药食宜也"。即乙酉、乙卯岁，司天为阳明燥金宜苦小温，中为少商金运不及宜苦和，在泉为少阴君火宜咸寒。

火运不及之年，"其化上苦小温，中咸温，下咸寒，所谓药食宜也"。即癸酉、癸卯岁，司天为阳明燥金宜苦小温，中为少徵火运不及宜咸温，在泉为少阴君火宜咸寒；"其化上苦温，中咸温，下甘热，药食宜也"。即癸未、癸丑岁，司天为太阴湿土宜苦温，中为少徵火运不及宜咸温，在泉为太阳寒水宜甘热；"其化上辛凉，中咸和，下咸寒，药食宜也"。即癸巳、癸亥岁，司天为厥阴风木宜辛凉，中为少徵火运不及宜咸和，在泉为少阳相火宜咸寒。

木运不及之年，"其化上苦小温，中辛和，下咸寒，所谓药食宜也"。即丁卯、丁酉岁，司天为阳明燥金宜苦小温，中为少角木运不及宜辛和，在泉为少阴君火宜咸寒；"其化上苦温，中辛温，下甘热，药食宜也"。即丁丑、丁未岁，司天为太阴湿土宜苦温，中运风化致病宜辛温，在泉为太阳寒水宜甘热；"其化上辛凉，中辛和，下咸寒，药食宜也"。即丁亥、丁巳岁，司天为厥阴风木宜辛凉，中为少角木运不及宜辛和，在泉为少阳相火宜咸寒。

三、五运郁发与辨治

"郁发"，郁极而发，指五运被郁至极之际，会在某时发生自身的反克现象，正如《素问·六元正纪大论》云："郁极乃发，待时而作也。"张介宾曰："五运被胜太甚，其郁必极，郁极者必复，其发各有其时也。"例如水运太过之年，水气偏胜，水来乘火，火气被水气所郁不得发越，火郁至极，就会突破水气的约束而爆发。这种现象无论在自然界还是人体都会发生，叫做"郁发"，又叫"复气"。郁发现象所产生的复气是被郁的一方自身的"复"，如水乘火，火郁至极而发。而前面所说的"胜复"是胜己者之所不胜来复，如火乘金，火气偏胜，水气来复。二者的共同点在于都是自稳调节现象，通过自稳调节恢复至正常，所以从某种意义上说，有"郁"必有"发"，这是自然界和人体维持自稳态的一种调节机制。

所谓"待时而作"，指运气郁发有一定时间规律。其郁发之时主要有三种情况：一是发于本气所主的节令。如土郁之发，在四之气，四之气为太阴主气，土气偏胜，同气相求，应时而发。金气被郁，发于阳明燥金主气的五之气，亦属此类。二是在其所胜之气主时的节令而发。水郁之发在"二火前后"即属此类,"二火"指少阴君火和少阳相火主事,即二之气和三之气。三是发无定时。主要指木郁之发没有一定的时间,它可发于一年之中的任何一个节令。张介宾注云:"风气之至,动变不定,故其发也,亦无常期。"

(一)气化特征

《内经》五运六气理论明确指出,运气郁发的气化特征分为郁发之兆和郁发之征两个阶段。

1.郁发之兆　运气郁发是由相互制胜发展到"郁极乃发",因此在复发之前往往出现前期征兆。根据《素问·六元正纪大论》所描述的先兆表现,主要与本运郁发之气的性质或所不胜之气的性质有关。具体分列如下:

木郁之发的先兆为"长川草偃,柔叶呈阴,松吟高山,虎啸岩岫"。木郁之时,风气被郁而应该表现为风少,当出现河边的草木倾伏,树叶被翻转,松枝发出鸣响,如同虎啸而生风,说明大风将至,乃木气发作之兆。

火郁之发的先兆为"华发水凝,山川冰雪,焰阳午泽"。火郁之时,寒气逼仄,本应鲜花盛开,却遭遇冰雪水凝的极端气候,当艳阳高照在南面的山泽,气候突然炎热之时,是火气发作之兆。

土郁之发的先兆为"云横天山,浮游生灭"。土郁之时,木气偏胜,大风萧萧,若远处的高山出现白云缭绕,时散时聚,是土气发作之兆。

金郁之发的先兆为"夜零白露,林莽声凄"。金郁之时,火气流行,气候炎热,若出现夜降霜露,林莽之中,秋风凄切,是金气发作之兆。

水郁之发的先兆为"太虚深玄,气犹麻散,微见而隐,色黑微黄"。本句指自然界气候的变化规律是相对比较复杂的,但只要细致观察一些细微的变化,还是可以总结其规律的。水郁之时,若出现天气阴暗,天色黑黄,是水气发作之兆。

2.郁发之征　五郁之发的特点是本气偏胜。如《素问·六元正纪大论》所云:"水发而雹雪,土发而飘骤,木发而毁折,金发而清明,火发而曛昧。"水郁之发表现为"雹雪",即冰雹霜雪,指寒冷之象;土郁之发表现为"飘骤",即狂风暴雨,指湿气偏胜;木郁之发表现为"毁折",即风气偏胜而致树木倒折;金郁之发表现为"清明",即天气凉肃,指燥气偏胜;火郁之发表现为"曛昧",即炎热烦闷,指火气偏胜。五郁之发具体表现为各自气候和物候的自然特征:

木郁之发,当有天空昏暗,狂风大作,尘土飞扬,房屋毁坏,树木吹折,乌云密布,山雨欲来的景象。如《素问·六元正纪大论》所云:"木郁之发,太虚埃昏,云物以扰,大风乃至,屋发折木,木有变……太虚苍埃,天山一色,或气浊色,黄黑郁若,横云不起雨,而乃发也,其气无常。"

火郁之发,当有天气炎热,雨量减少,山泽被烈日燔灼,树木被烤出汁液,高大的建筑物也如同火烧一样,平时能够纳凉的地方也炽热难耐,土地泛出白色的盐碱,水池和水井中的存水量锐减,人们心烦意乱,谣言四起。如《素问·六元正纪大论》所云:"火郁之发,太虚肿翳,大明不彰,炎火行、大暑至,山泽燔燎,材木流津,广厦腾烟,土浮霜卤,止水乃减,蔓草焦黄,风行惑言,湿化乃后。"

土郁之发,当有雷电交加,震动山谷,天地骤暗,大雨击落地面泛起白色烟雾,山洪暴发,山中巨石冲决而下,河水泛滥,田地淹没,水退之后,惟余土石岿然,若群驹散牧于田野,因土郁而造成的干旱随之而解。如《素问·六元正纪大论》所云:"土郁之发,岩谷震惊,雷殷气交,埃昏黄黑,化为白气,飘骤高深,击石飞空,洪水乃从,川流漫衍,田牧土驹。化气乃敷,善为时雨,始生始长,始化始成。"

金郁之发,当有天气清明,秋高气爽,气候由热转凉,秋风瑟瑟,草树之中,雾气弥漫,树叶干枯凋零，雾露在土地上凝结成白色的霜卤。如《素问·六元正纪大论》所云："金郁之发，天洁地明，风清气切，大凉乃举，草树浮烟，燥气以行，霜雾数起，杀气来至，草木苍干，金乃有声……山泽焦枯，土凝霜卤，怫乃发也，其气五。"

水郁之发，当有阳气闭阻，阴气骤升，气候突然转寒，江河湖泊冻结成冰，天降大雪，寒风凛冽，天气阴暗，瑞雪吉祥，水郁之象得解。如《素问·六元正纪大论》所云："水郁之发，阳气乃辟，阴气暴举，大寒乃至，川泽严凝，寒雾结为霜雪，甚则黄黑昏翳，流行气交，乃为霜杀，水乃见祥。"

（二）易发病变

五郁之发不仅自然界五运郁极出现各种异常的自然现象，而且人体疾病的性质与郁发之气的性质也相一致。因此，"谨候其时，病可与期"，通过郁发表现的自然现象，就可以大体判断人体疾病发生的内在规律。

《素问·六元正纪大论》对五郁之发的易发疾病有明确阐述。木郁之发，主要表现为肝气失调，疏泄失职，易出现肝病与肝病及脾的病证，如胃脘痛、两胁疼痛、咽喉阻塞不通、不欲饮食，严重则出现眩晕耳鸣、视物不清，或突然发生晕厥、卒然昏倒不知人等。如《素问·六元正纪大论》云："木郁之发……故民病胃脘当心而痛，上支两胁，膈咽不通，食饮不下，甚则耳鸣眩转，目不识人，善暴僵仆。"正如张介宾注曰："此皆风木肝邪之为病。"

火郁之发，主要表现火热之邪亢盛，耗气伤阴，易出现少气懒言，疮疡痈肿、痱子、疖子等皮肤病，胸胁胀满，或拘急痉挛，骨节疼痛，腹部突然剧烈疼痛，后半夜会出现大汗淋漓、汗出不止，目赤，心烦，胸闷，或患痢疾、疟疾，或各种出血证。如《素问·六元正纪大论》云："火郁之发……故民病少气，疮疡痈肿，胁腹胸背，面首四支，膹愤胪胀，疡痱呕逆，瘛疭骨痛，节乃有动，注下温疟，腹中暴痛，血溢流注，精液乃少，目赤心热，甚则瞀闷懊憹，善暴死。"

土郁之发，主要表现为脾胃运化失调，易出现心腹胀痛、两胁胀满、肠鸣泄泻、呕吐痢疾、霍乱水肿等病变。如《素问·六元正纪大论》云："土郁之发……故民病心腹胀，肠鸣而为数后，甚则心痛胁䐜，呕吐霍乱，饮发注下，胕肿身重。"

金郁之发，主要表现为肺气失调，肺失宣降，易出现咳嗽上逆、心胸胀满连及少腹、咽喉干燥、面色晦暗如尘，或突然疼痛剧烈、不能转侧等。如《素问·六元正纪大论》云："金郁之发……故民病咳逆，心胁满引少腹，善暴痛，不可反侧，嗌干面尘色恶。"

水郁之发，主要表现为肾阳不足，寒邪偏胜，易出现心痛、腰椎痛、关节不利、四肢厥逆、腹部痞塞胀满等。如《素问·六元正纪大论》云："水郁之发……故民病寒客心痛，腰脽痛，大关节不利，屈伸不便，善厥逆，痞坚腹满。"

《内经》强调五运郁发应"有怫之应而后报也，皆观其极而乃发也，木发无时，水随火也。谨候其时，病可与期，失时反岁，五气不行，生化收藏，政无恒也。"说明五郁至极，复气才会产生，密切观察五郁发作的时间，可以预测疾病的发生。

（三）论治理法

关于五郁的证治，《内经》主要从五运六气立论。《素问·六元正纪大论》云："郁之甚者治之奈何？岐伯曰：木郁达之，火郁发之，土郁夺之，金郁泄之，水郁折之。"在临床运用过程中，多以五运联系五脏，后世医家的注释，也大多涉及五脏功能。唐·王冰注云："木郁达之，谓吐之令其条达也；火郁发之，谓汗之令其疏散也；土郁夺之，谓下之令无拥碍；金郁泄之，谓渗利泄之、解表、利小便也；水郁折之，谓抑之制其冲逆也。"王冰虽未明言五脏，但其提出的具体治法已经与五脏对应了。元·王履据此认为："夫五法者，《经》虽为病由五运之郁所致而立，然扩而充之，则未尝不可也"，"凡病之起也，多由乎郁，郁者，滞而不通之义，或因所乘而为郁，或不因所乘而本气自郁……岂惟五运之变能使然哉？"王氏从五行传变规律，阐述脏腑功能失调致郁，而脏腑功能失调必然导致生克制化关系异常，即太过与不及，一脏受病，可波及他脏，亦可以由他脏受病传给本脏，乘而为郁。明·孙一奎指出"夫五脏一有不平则郁"，"木郁者，肝郁也……火郁者，心郁也……土郁者，脾郁也……金郁者，肺郁也……水郁者，肾郁也"。明·张介宾认为五运之郁与五脏之郁有密切的联系，其注曰："天地有五运之郁，人身有五藏之应，郁则结聚不行，乃致或郁于气，或郁于血，或郁于表，或郁于里，或因郁而生病，或因病而生郁。"医家的论断均体现了《内经》"人与天地相参"的经旨。

木郁达之，指肝气郁滞之候，治疗当用疏理肝气之法。王冰注云："达谓吐之，令其条达也。"王履认为王冰注释过于局限，指出"虽然木郁固有吐之之理，今以吐字总赅达字，则是凡木郁皆当用吐矣，其可乎哉"（《医经溯洄集·五郁论》）。"达之"，即畅达之意，疏利肝胆、理气解郁是达法的主要含义。如张介宾注云："达，畅达也。凡木郁之病，风之属也，其藏应肝胆，其经在胁肋，其主在筋爪，其伤在脾胃、在血分。然木喜调畅，故在表者当疏其经，在里者当疏其藏，但使气得通行，皆谓之达。"肝气郁结，当疏肝理气，如柴胡疏肝散、四逆散，用柴胡、香附、枳壳、陈皮、广郁金等辛散之品；肝郁化火，当在理气解郁的基础上清肝泻火，如龙胆泻肝汤、丹栀逍遥丸等；肝郁克木，当抑木扶土，如四逆散（柴胡、枳实、白芍、甘草）、痛泻要方（陈皮、白芍、防风、白术）等；肝胆湿热，当疏利肝胆，如茵陈蒿汤等，药用茵陈蒿、大黄、山栀、黄柏、连翘、郁金等。诸如张仲景用四逆散治气郁厥逆证，张介宾用柴胡疏肝散治肝气犯胃证，傅青主用解郁汤治胎气上逆证，陈士铎用救肝解郁汤治气塞不语证，以及《局方》用逍遥散治肝郁脾虚证等，皆属"木郁达之"之法。

火郁发之，指火盛郁闭，甚或火热扰神、迫血妄行之证，治疗当发越、发散火邪。如张介宾曰："发，发越也。凡火郁之病，为阳为热之属也，其藏应心主、小肠、三焦，其主在脉络，其伤在阴分。凡火所居，其有结聚敛伏者，不宜蔽遏，故当因其势而解之、散之、升之、扬之，如开其窗，如揭其被，皆谓之发。"诸如张仲景用栀子豉汤治心烦懊恼，用升麻鳖甲汤治阳毒面赤、咽痛唾脓血，钱乙用泻黄散治口疮，李东垣用普济消毒饮治头面赤肿、用升阳散火汤治齿腮肿痛等，皆属"火郁发之"之法。《丹溪心法》还指出："火盛者，不可骤用凉药，必兼温散。"泻火之中佐以发散，则有阴阳相济、升降相从的配伍之妙。《素问·热论》谓"暑当与汗皆出，勿止"，也寓"火郁发之"之义。后世认为火郁不专于心，五脏皆可有火郁之证，如孙一奎《医旨绪余》云："凡瞀闷目赤，少气疮疡，口渴溲黄，卒暴僵仆，呕哕吐酸，瘛疭狂乱，皆火郁症也。"后世多以气辛之品，升散、透达郁火。如大青龙汤治疗外寒里热，表里俱实，重用麻黄、桂枝、生姜发汗以散表寒内热；栀子豉汤治邪热郁于胸膈之上，用豆豉辛甘微苦微寒，其性升浮，故以清表宣热解郁；荆防败毒饮用于疮痈初起，兼有外感，用羌活、独活、柴胡、防风等解表取汗；银翘散用于温病初起之发热无汗，金银花、连翘辛凉透邪清热，荆芥穗、豆豉辛温升发以逐邪；安宫牛黄丸、至宝丹、紫雪丹治疗温热之邪内陷心包，用麝香、丁香、安息香等多种香窜品，芳香透达，吴鞠通言，"使邪火随诸香一起俱散也"；普济消毒饮用于风热疫毒上攻头面的"大头瘟"，在清热解毒之中，伍以升麻、柴胡；升麻葛根汤用于肺胃郁热、麻疹初起，用升麻、葛根升腠理以发汗。升阳散火汤治疗过食生冷，抑遏脾阳的发热，药用防风、升麻、葛根宣散升达；泻黄散治疗火热郁伏于脾胃之证，用防风、藿香升散脾胃伏火；另有治疗内伤发热的补中益气汤、升降散等。另外，水克火，水为寒性而主敛，火郁为病往往与寒收敛太过有关，正所谓"寒包火"，"发之"正是逆寒敛而散的治本之法。

土郁夺之，指湿气盛行，脾气壅滞之证，治疗当祛除湿邪，消导滞气。夺者，劫夺郁滞之湿邪。王冰以"夺"为"下"，实非下之一法。盖湿气郁闭，中土气滞，应当祛除湿邪，消导滞气。如张介宾曰："夺，直取之也。凡土郁之病，湿滞之属也。其藏应脾胃，其主在肌肉四肢，其伤在胸腹。土畏壅滞，凡滞在上者夺其上，吐之可也；滞在中者夺其中，伐之可也；滞在下者夺其下，泻之可也。凡此皆谓之夺。"《内经》十三方中的鸡矢醴，用治鼓胀，"消积下气，通利大小二便"，即是"土郁夺之"之法。陈士铎《石室秘录·夺治法》云："夺治者，乃土气壅塞而不行，不夺则愈加阻滞，故必夺门而出。"并立夺治一法，用甘遂、牵牛、大麦芒之类治疗水肿、腹胀、跗肿。这种解释令人明了。临床上用"土郁夺之"之法，如湿热郁阻中焦，以苦寒燥湿清热治之；寒湿郁滞中焦，用苦温化湿以治之；又如腹中窒塞，大满大实，以枳实导滞丸、木香槟榔丸、承气汤下而夺之等，皆属之。从五行关系而言，"亢则害，承乃制，"木制土，土则运而不滞；木疏泄无力，土则郁而为病。故"夺之"之法，不仅可以解决土郁本身，亦是顺木疏泄之性而补的治本之法。

金郁泄之，指燥气盛行，肺气郁闭不利之证，治疗当宣泄或降泄肺气。如张介宾曰："泄，疏利也。凡金郁之病，为敛为闭，为燥为塞之属也。其藏应肺与大肠，其主在皮毛声息，其伤在气分。故或解其表，或破其气，或通其便，凡在表在里、在上在下皆可谓之泄也。"诸如张仲景用麻杏石甘汤治热壅肺气之喘促、吴鞠通用桑菊饮治秋燥咳嗽，则是宣泄肺气之法；又如葶苈大枣泻肺汤治咳逆上气、喘鸣迫塞，宣白承气汤治喘促不宁、痰涎壅滞，则为降泄肺气之法，均属于"金郁泄之"之治。火克金，火性炎上主发散，火散不足，则金收敛太过而致金郁，故亦可用辛散之法以治金郁。《素问·藏气法时论》"急食辛以润之，开腠理，致津液，通气也"则是很好的治疗指南，临床用杏苏散（苏叶、半夏、茯苓、前胡、桔梗、枳壳、杏仁、生姜、橘皮等）、桑杏汤（桑叶、杏仁、豆豉、浙贝、沙参、栀子皮、梨皮）治燥也正是其运用。

水郁折之，指水寒之气盛行，郁滞于内之证，治当温阳蠲寒，除湿利水。水郁之发，为水寒之气盛行，凌心则心痛，伤肾则腰椎痛，伤骨则关节不利。治法为"折之"，折者，折断、斩除之意。凡水寒之气盛者，必须蠲寒除水，即所谓"折之"。王冰曰："折谓抑之，制其冲逆也。"张介宾曰："折，调制也。凡水郁之病，为寒为水之属也。水之本在肾，水之标在肺，其伤在阳分，其反克在脾胃。水性善流，宜防泛溢。凡折之之法，如养气可以化水，治在肺也；实土可以制水，治在脾也；壮火可以胜水，治在命门也；自强可以帅水，治在肾也；分利可以泄水，治在膀胱也。"具体如张仲景治水饮奔豚证用苓桂甘枣汤，治阳虚水泛证用真武汤，或治疗寒痹骨痛证用乌头汤、白术附子汤，其或温阳化水，或温阳祛寒，均属"水郁折之"范畴。

第三节　六气变化与辨治

一、六气司天与辨治

客气，亦是主时之气，指一年六个时段异常气候变化规律，包括司天之气、在泉之气、左右四间气，共六步。六步之气按照一定次序分布于上下左右，互为司天，互为在泉，互为左右间气。

各年影响气候、物候变化的因素与客气有关，客气虽然分为六步并影响不同时段的气候，但司天和在泉之气更影响整年的气候和疾病情况。六气往复运动于自然界之中，施化于万物。当六气运行于上方时，当天之位，故为司天之气。司天象征在上，主上半年的气候变化，也称岁气，故《素问·六元正纪大论》云："岁半之前，天气主之。""天气"，即指司天之气，主上半年气化，始于上年十二月的大寒节气，至当年六月的大暑节气。不同年份司天，气化特点和易发疾病不同，因而临床辨治也有差别。

（一）气化特征

巳亥之年，厥阴风木司天。《素问·至真要大论》云："厥阴司天，风淫所胜，则太虚埃昏，云物以扰，寒生春气，流水不冰。"其气候特点是天空昏暗，尘埃四起，春气早至，寒冷季节出现春令变化；物候特点是云行风吹，物以扰动，流水不结冰。《素问·五常政大论》也有"厥阴司天，风气下临……而土且隆，黄起水乃眚……风行太虚，云物摇动……蛰虫数见，流水不冰，其发机速"的论述。说明厥阴风木司天之年，气候变化复杂，影响因素诸多：一为本气流行，风气偏胜，相对多风；二是木胜乘土，湿土之气为郁气，郁而后发，可见土气偏胜的湿胜气候；三是下半年少阳相火在泉，冬季当冷而反热。

子午之年，少阴君火司天。《素问·至真要大论》云："少阴司天，热淫所胜，怫热至，火行其政。"意为少阴君火司天之年，上半年热邪淫其所胜之金气，气候物候特点为热气怫郁，气候炎热，热极生阴，大雨时有所至。《素问·五常政大论》云："白起金用，草木眚。"说明少阴司天之年，热气降临大地，肺金应之，金之燥气为用，草木生长受到影响。

丑未之年，太阴湿土司天。《素问·至真要大论》云："太阴司天，湿淫所胜，则沉阴且布，雨变枯槁。"意为太阴湿土司天之年，上半年湿邪淫其所胜之水气，气候特点为天空阴云密布，雨水连绵；物候特点为雨湿浸渍，草木枯萎。《素问·五常政大论》也指出，"太阴司天，湿气下临……黑起水变，埃冒云雨"，表现为气候潮湿、雨水偏多的气化特点。

寅申之年，少阳相火司天。《素问·至真要大论》云："少阳司天，火淫所胜。则温气流行，金政不平。"意为少阳相火司天之年，上半年火邪淫其所胜金气，气候物候特点是热气怫郁，气候炎热，热极生阴，大雨时有所至。《素问·五常政大论》也认为，少阳相火司天之岁，"火气下临……火见燔焫……大暑以行"，燥热气候明显，会出现草木受灾的物候变化。

卯酉之年，阳明燥金司天。《素问·至真要大论》云："阳明司天，燥淫所胜，则木乃晚荣，草乃晚生……名木敛，生菀于下，草焦上首。"意为阳明燥金司天之年，上半年燥邪淫其所胜之木气，树木繁荣较晚，草类生长延迟；木气收敛，郁于下而不生发，草类易于上部焦枯。《素问·五常政大论》也总结了阳明燥金司天的气候特点：一是"阳明司天，燥气下临"，金气用事，气候偏凉偏燥；二是金胜乘木，木郁而后发，常间有暴温的气候变化。物候特点为草木发芽欠佳，故云："凄沧数至，木伐草萎。"又因少阴君火在泉，下半年偏热，水不结冰，蛰虫不藏，故有"火行于稿，流水不冰，蛰虫乃见"之象。

辰戌之年，太阳寒水司天。《素问·至真要大论》云："太阳司天，寒淫所胜，则寒气反至，水且冰。"意为太阳寒水司天之年，上半年寒邪淫其所胜之火气，不当寒时寒气反至，气候寒冷，水易结冰。《素问·五常政大论》也指出了太阳寒水司天的气化特点：一是本气流行，"寒气下临"，气候偏冷，流水易冻结成冰；二是水胜乘火，火受制而郁发，时有暴热。

（二）易发病变

疾病的发生与五运有关，但"其岁有不病，而藏气不应不用者何也？"《素问·五常政大论》认为是"天气制之，气有所从也"，可见客气与疾病的发生也有密切的关系。特别是司天、在泉之气，由于各自所在年份不同，导致疾病的发生部位及病候规律有所差异。

《素问·至真要大论》云："厥阴司天，其化以风；少阴司天，其化以热；太阴司天，其化以湿；少阳司天，其化以火；阳明司天，其化以燥；太阳司天，其化以寒。以所临藏位，命其病者也。"指出根据六气司天所通应的脏腑经络部位，确定所患疾病的名称。因为厥阴司天，气从风化……太阳司天，气从寒化。六气之化不同，合于人形亦各有其位，所以司天之气不同，发病部位有别。同时，形体脏腑每随六气变化而变应，或受六淫而为病，故有风伤肝……寒伤肾的病变特点。张介宾所说的："肝木位东，心火位南，脾土位中及四维，肺金位西，肾水位北，所临之气，与藏相得则和，不相得则病"即是此意。因而六气司天不同，病变证候也有一定的差异。有鉴于此，《素问·五常证大论》《素问·至真要大论》分别列出了六气司天在泉的各种气候、物候及人体疾病特点，作为分析岁运时的参考。

巳亥之年，厥阴风木司天，《素问·至真要大论》云："民病胃脘当心而痛，上支两胁，鬲咽不通，饮食不下，舌本强，食则呕，冷泄腹胀，溏泄瘕水闭，蛰虫不去，病本于脾。"可见厥阴司天的发病规律是木胜乘土，应之人体则肝气乘脾而生病。其证候多见胃脘当心处疼痛，胸部两胁支满，咽膈阻塞不通，饮食不下，舌根强硬，食后呕吐，腹胀泄泻，水闭不通，腹中瘕块。《素问·五常政大论》中"厥阴司天……体重肌肉萎，食减口爽……目转耳鸣"，也是对脾失健运、脾虚清阳不升等证候的阐释。

子午之年，少阴君火司天，《素问·至真要大论》云："民病胸中烦热，嗌干，右胠满，皮肤痛，寒热咳喘，大雨且至，唾血血泄，鼽衄嚏呕，溺色变，甚则疮疡胕肿，肩背臂臑及缺盆中痛，心痛肺腆，腹大满，膨膨而喘咳，病本于肺。"说明少阴君火司天之年的发病规律为火胜乘金，人应之则肺受其病，肺失宣降，症见胸中烦热，咽干，右胸胁胀满，皮肤疼痛，寒热时作，咳嗽喘息，吐血便血，鼻涕鼻衄，喷嚏呕吐，小便色变，甚者皮肤疮疡，足部水肿，肩背、上肢缺盆部位疼痛，心痛肺胀，腹部胀大痞满，肺部膨膨郁闭胀闷而咳喘。尺泽脉绝者，为肺之真气已脱，则多属死证而不治。《素问·五常证大论》也有类似的论述："少阴司天……喘呕寒热，嚏鼽衄鼻窒，大暑流行，甚则疮疡燔灼。"

丑未之年，太阴湿土司天，《素问·至真要大论》云："胕肿骨痛阴痹，阴痹者按之不得，腰脊头项痛，时眩，大便难，阴气不用，饥不欲食，咳唾则有血，心如悬，病本于肾。"指出太阴湿土司天之年，湿土易于伤肾为病，多见浮肿、骨痛、阴痹等病候。阴痹者，腰脊、头项疼痛，时时头目晕眩，大便难，阴精之气不用，阳痿不举，饥不欲食，咳嗽唾血，心中空虚如悬不宁。《素问·五常政大论》也指出太阴湿土司天的发病规律是土胜乘水，应之人体则肾气上从，可见胸腹胀满不适和肾气大损而致阳痿等证候，故有"太阴司天……胸中不利，阴痿气大衰而不起不用。当其时反腰脽痛，动转不便也，厥逆"的论述。

寅申之年，少阳相火司天，《素问·至真要大论》云："民病头痛，发热恶寒而疟，热上皮肤痛，色变黄赤，传而为水，身面胕肿，腹满仰息，泄注赤白，疮疡，咳唾血，烦心胸中热，甚则鼽衄，病本于肺。"指出少阳相火司天之年，病本于火邪伤肺，多见头痛，发热恶寒如疟，热多发于上部，皮肤痛，肤色呈现黄赤色，病情传变发展为水病，见身面浮肿，腹部胀满，仰面喘息，泄下赤白如注，皮肤疮疡，咳嗽唾血，心胸烦热，甚者鼻塞流涕、鼻衄。《素问·五常政大论》则指出少阳相火司天之年，气候变化燥热，影响人体心肺两脏，出现咳嚏、鼻窒、疮疡、寒热胕肿等心肺两脏的病变。

卯酉之年，阳明燥金司天，《素问·至真要大论》云："民病左胠胁痛，寒清于中，感而疟，大凉革候，咳，腹中鸣，注泄鹜溏……心胁暴痛，不可反侧，嗌干面尘腰痛，丈夫癞疝，妇人少腹痛，目眛眦，疡疮痤痈，蛰虫来见，病本于肝。"指出阳明燥金司天之年，发病规律是金胜乘木，人应之则肝受邪，多见筋骨病变，左胸胁疼痛，清凉之气伤于内而发疟疾，寒凉肃杀之气导致气候的改变，则易致咳嗽、肠鸣、泄泻鹜溏。或见心胁急剧疼痛，不能转侧，咽干、面色如尘，腰痛，男子易患疝气，妇女每多少腹痛，两目昏昧不清，眼眦疮疡，痤疮痈疡。《素问·五常政大论》也有"阳明司天……胁痛目赤，掉振鼓栗，筋痿不能久立"的论述。

辰戌之年，太阳寒水司天，《素问·至真要大论》云："血变于中，发为痈疡，民病厥心痛，呕血血泄鼽衄，善悲时眩仆。运火炎烈，雨暴乃雹，胸腹满，手热肘挛掖肿，心澹澹大动，胸胁胃脘不安，面赤目黄，善噫嗌干，甚则色炲，渴而欲饮，病本于心"，指出太阳寒水司天之年，寒水易伤心而为病，证候多见血脉变化于内，易发痈疮、厥心痛、吐血、便血、鼻塞衄血，易悲伤，时时晕眩而仆倒。若遇岁运火热炎烈，易出现暴雨与冰雹俱下的天气，易发生胸腹胀满，手热、肘部拘紧，腋下肿痛，心胸动悸不宁，胸胁胃脘不舒，面红，目黄，常常嗳气，咽干，甚至面色灰黑，渴欲饮水的病候。《素问·五常政大论》也指出太阳寒水司天之年的发病规律：一是气候寒冷，伤及心阳，故云"太阳司天，寒气下临，心气上从"；二是"火郁而发"，故"心热烦，嗌干善渴，鼽嚏，喜悲数欠"；三是下半年湿土在泉，脾失健运，热气妄行，寒乃复，霜不时降，善忘，故"水饮内蓄，中满不食，皮痛肉苛，筋脉不利，甚则胕肿身后痈。"

（三）论治理法

司天之气不同，气候和物候变化各异，发病及病候有区别，治则用药方面也有差异。《素问·至真要大论》云："司天之气，风淫所胜，平以辛凉，佐以苦甘，以甘缓之，以酸泻之。热淫所胜，平以咸寒，佐以苦甘，以酸收之。湿淫所胜，平以苦热，佐以酸辛，以苦燥之，以淡泄之。湿上甚而热，治以苦温，佐以甘辛，以汗为故而止。火淫所胜，平以酸冷，佐以苦甘，以酸收之，以苦发之，以酸复之，热淫同。燥淫所胜，平以苦湿，佐以酸辛，以苦下之。寒淫所胜，平以辛热，佐以甘苦，以咸泻之。"就是根据司天之气所主之时，制定的相应用药和五味调治法则。

厥阴风木司天，风邪淫胜致病，治疗时用味辛性凉的药物，使邪气从表而解，或从内清。风木盛，肝气偏旺易乘脾土，故佐以苦味泄热，甘味和中。甘味既可缓和风木对脾胃的乘袭，也能缓和风药，防止疏散太过。酸能收敛，可防止辛味药疏散太过。所以临床对肝病属于风热者，无论司天还是在泉之风气偏盛，都应治以辛凉，如肝气过亢，还当配合白芍、五味子等酸味药物收敛肝气。

少阴君火司天，热淫所胜致病，"热者寒之"，表热可用桑叶、连翘、金银花，里热可用黄连、大黄等性寒之品。而咸属水，水克火，能助水除热。热甚伤津，借"酸甘化阴"之力，佐以甘寒之品及酸味药，能救其所伤之阴液。

太阴湿土司天，湿邪淫胜致病，治疗寒湿用苍术、法半夏等味苦性温之品；湿热用黄柏、白头翁等味苦性寒之品。佐以酸味及辛味药物，因为酸属木，木胜土，酸可胜湿。辛能散，如临床常用羌活、独活等辛味药发汗祛湿。"湿上甚而热，治以苦温，佐以甘辛，以汗为故而止。"强调上半身感受湿邪的用药法度，用苦温燥湿，佐以辛甘发散之品发汗。后世张仲景《金匮要略》提出的水肿治疗大法"诸有水者，腰以下肿，当利小便，腰以上肿，当发汗乃愈"即据此旨而立。

少阳相火司天，火邪淫胜致病，治疗原则与"少阴君火司天"基本相同。用酸冷之品清热泻火。暑性开泄，使人汗出伤津耗气，佐以酸味药物敛阴，苦味药泻火。火郁而伏留者，"以苦发之"，必伤气阴，故"以酸复之"。

　　阳明燥金司天，燥气淫胜致病。燥为次寒，虽有温燥致病，凉燥为多，针对凉燥而言，药用苦温之品。辛能发散，利于燥邪所致肺之宣发失常的恢复，味酸之品，既防辛散太过，也能敛阴，治疗燥胜所致津伤，故"佐以酸辛"。苦寒清热，可除"温燥"，应"以苦下之"。

　　太阳寒水司天，寒邪淫胜致病，可用辛热之药治疗，辛能发散，热可胜寒，佐以甘苦当为"甘热"，能够温中散寒。"诸寒收引，皆属于肾"，咸入肾，可助肾阳祛除寒邪，因而还可配伍咸味药物。

　　《素问·六元正纪大论》进一步提出由于司天在泉之气不同，气化有别，所宜药食性味也各有差别。

　　太阳司天之年，"岁宜苦以燥之温之"。上半年疾病性质偏寒凉，下半年疾病性质偏湿热。偏寒凉者，宜用温热药，温可散之。偏湿者，宜分寒湿与湿热，偏寒湿用温热燥湿药，偏湿热用苦寒清热燥湿药。

　　阳明司天之年，"岁宜以咸以苦以辛，汗之清之散之"。上半年气候偏凉，下半年偏热，人体疾病在性质上亦以偏凉、偏热为特点。偏凉者治疗选用辛味药物，起到发汗、散寒作用；偏湿治疗选用咸味、苦味药物，起到清热作用。

　　少阳司天之年，"岁宜咸辛宜酸，渗之泄之，渍之发之"。全年气候偏温热，外感温热之邪致病，选用咸寒或酸收药物清热敛阴；通利二便药物清里泄热，辛散药物或渍形发汗使热从外解。综合运用这些药物治疗温热病，为后世温病学派对温热病的治疗以辛凉解表、咸寒清里、苦寒通便、淡渗利湿、酸敛保精为主，奠定了理论基础。

　　太阴司天之年，"岁宜以苦燥之温之，甚者发之泄之"。全年气候以寒湿为主，疾病也以寒湿为主，如为表寒里湿，可发汗、利小便；寒湿交搏，可温寒、燥湿；表寒里热，可发汗、清热；湿热交蒸，则辛开苦降、寒热平调、发汗、利小便等多种方法合用。这些论述为后世湿病的治疗提供了理论依据。

　　少阴司天之年，"岁宜咸以软之，而调其上，甚则以苦发之；以酸收之，而安其下，甚则以苦泄之"。上半年气候偏热，容易感受热邪而发生热病，可用味咸性寒药物清热，如内热太甚，则须苦寒泄下，使过甚之热邪有出路。下半年气候偏凉，容易感受凉邪而使热郁于内而发生"余火内格"，"热冲于上"的疾病，可选酸味药物清热敛阴；如内热太甚，仍然应该苦寒泄下，使邪有出路。这些论述为后世热病的治疗使用甘寒、咸寒、苦寒药物清热泻火提供了理论基础。

　　厥阴司天之年，"岁宜以辛调上，以咸调下，畏火之气，无妄犯之"。上半年风气偏盛，可选用味辛性温的药物或食物调理肝脏。下半年少阳相火在泉，气候偏热，热通应于心火，则选用味咸性寒药物对心进行调理。同时提出了治疗过程中的注意事项，即慎用清火之法，因为气候偏热，阳气偏亢，阳盛伤阴，如果一味清火，更伤阴液，所以应该中病即止。

　　《内经》对司天之气所致病证的诊治法则，为后世医家所继承，并有进一步发挥，宋·陈无择《三因极一病证方论·六气时行民病证治》在此基础上针对司天、在泉六气时行民病提出了具体的方药。如辰戌之岁，太阳司天，太阴在泉。治宜"甘温以平水，酸苦以补火，抑其运气，扶其不胜"。方用静顺汤加减：白茯苓、木瓜各一两，附子（炮去皮脐）、牛膝（酒浸）各二分，防风、诃子（炮去核）、甘草（炙）、干姜炮各半两。

　　卯酉之岁，阳明司天，少阴在泉。治宜"咸寒以抑火，辛甘以助金，汗之，清之，散之，安其运气"。立审平汤主治：远志（去心，姜制炒）、紫檀香各一两，天门冬（去心）、山茱萸各三分，白术、白芍药、甘草（炙）、生姜各半两。

　　寅申之岁，少阳相火司天，厥阴风木在泉。治宜"咸寒平其上，辛温治其内，宜酸渗之，泄之，渍之，发之"。升明汤加减：紫檀香、车前子（炒）、青皮、半夏（汤洗）、酸枣仁、蔷蘼、生姜、甘草（炙）各半两。

丑未之岁，太阴湿土司天，太阳寒水在泉。治宜"酸以平其上，甘温治其下，以苦燥之，温之，甚则发之，泄之，赞其阳火，令御其寒"。备化汤加减：木瓜干、茯神去木各一两，牛膝（酒浸）、附子（炮去皮脐）各三分，熟地黄、覆盆子各半两，甘草一分，生姜三分。

子午之岁，少阴君火司天，阳明燥金在泉。治宜"咸以平其上，苦热以治其内，咸以软之，苦以发之，酸以收之"。正阳汤加减：白薇、玄参、川芎、桑白皮（炙）、当归、芍药、旋覆花、甘草（炙）、生姜各半两。

巳亥之岁，厥阴风木司天，少阳相火在泉。治宜"辛凉平其上，咸寒调其下，畏火之气，无妄犯之"。敷和汤加减：半夏（汤洗）、枣子、五味子、枳实（麸炒）、茯苓、诃子（炮去核）、干姜（炮）、橘皮、甘草（炙）各半两。

二、六气在泉与辨治

司天在泉，同司岁气，在泉之气主管下半年。《素问·六元正纪大论》云："岁半之后，地气主之。"此"地气"，指在泉之气，即在泉之气主下半年的气化特征。

（一）气化特征

各岁在泉之气不同，气化特征各异。

巳亥之年，少阳相火在泉。《素问·至真要大论》云："岁少阳在泉，火淫所胜，则焰明郊野。"少阳相火在泉，下半年火邪淫其所胜之金气，其气候、物候特点是气候炎热，荒郊野外易燃而火焰光明，寒冷与炎热交替更至。

子午之年，阳明燥金在泉。《素问·至真要大论》云："岁阳明在泉，燥淫所胜，则霿雾清瞑。"阳明燥金在泉，下半年燥邪淫其所胜之木气，其气候、物候特点是雾气清冷，阴暗晦暝。

丑未之年，太阳寒水在泉。《素问·至真要大论》云："岁太阳在泉，寒淫所胜，则凝肃惨栗。"太阳寒水在泉，下半年寒邪淫其所胜之火气，其气候、物候特点是天气阴冷，寒凝肃杀，凄惨栗冽。

寅申之年，厥阴风木在泉。《素问·至真要大论》云："岁厥阴在泉，风淫所胜，则地气不明，平野昧，草乃早秀。"厥阴风木在泉，下半年风邪淫其所胜之土气，其气候特点是地气昏暗不明，尘土飞扬，平原旷野昏昧不清；物候特点是草木提前发芽，过早结实。

卯酉之年，少阴君火在泉。《素问·至真要大论》云："岁少阴在泉，热淫所胜，则焰浮川泽，阴处反明。"少阴君火在泉，则下半年热邪淫其所胜之金气，其气候、物候特点是山川泽地炎热之气浮现，阴暗之处反而明亮。

辰戌之年，太阴湿土在泉。《素问·至真要大论》云："岁太阴在泉，草乃早荣，湿淫所胜，则埃昏岩谷，黄反见黑，至阴之交。"太阴湿土在泉，下半年湿邪淫其所胜之水气，气候、物候特点是草木提早发芽开花，山岩河谷之中尘埃昏暗，黄色反而出现在北方黑色之地，这是至阴土气与水气交互作用的结果。

《素问·五常政大论》还根据"六气五类，有相胜制也，同者盛之，异者衰之"的自然界普遍规律讨论了六气司天在泉与五虫的孕育情况，进一步说明司天在泉之气不同，动物的繁育情况也有差异。

（二）易发病变

《素问·至真要大论》记载了在泉之气对疾病流行的影响。

巳亥之年，少阳相火在泉。"民病注泄赤白，少腹痛溺赤，甚则血便。"少阳相火在泉，下半年火邪淫其所胜之金气，其病候为人们易患腹泻如注，下痢赤白，少腹疼痛，小便赤，甚至便血。

子午之年，阳明燥金在泉。"民病喜呕，呕有苦，善太息，心胁痛不能反侧，甚则嗌干面尘，身无膏泽，足外反热。"阳明燥金在泉，下半年燥邪淫其所胜之木气，其病候是人们易患呕吐，吐苦水，善太息，心与胁部疼痛牵扯，不能转侧，甚者咽干，面色如尘，肌肤干枯而不润泽，足部外侧发热。

丑未之年，太阳寒水在泉。"民病少腹控睾，引腰脊，上冲心痛，血见，嗌痛颔肿。"太阳寒水在泉，下半年寒邪淫其所胜之火气，其病候是人们易患少腹连及睾丸疼痛，痛引腰脊部，上冲心胸，出血，咽喉及颔下肿痛。

寅申之年，厥阴风木在泉。"民病洒洒振寒，善伸数欠，心痛支满，两胁里急，饮食不下，鬲咽不通，食则呕，腹胀善噫，得后与气，则快然如衰，身体皆重。"厥阴风木在泉，下半年风邪淫其所胜之土气，其证候是洒洒然恶寒战栗，频繁伸展呵欠，心痛，胸部撑胀，两胁肋部拘急不舒，饮食不下，咽部及胸膈阻塞不通，饮食后呕吐、腹胀，容易嗳气，大便与矢气后症状减轻，身体沉重。

卯酉之年，少阴君火在泉。"民病腹中常鸣，气上冲胸，喘不能久立，寒热皮肤痛，目瞑齿痛颐肿，恶寒发热如疟，少腹中痛，腹大。"少阴君火在泉，下半年热邪淫其所胜之金气，病候是人们易患腹中肠鸣，气上冲胸，喘息不能久立，时发寒热，皮肤疼痛，两目畏光，牙齿疼痛，眼下肿，恶寒发热如同疟疾，少腹疼痛，腹部胀大。

辰戌之年，太阴湿土在泉。"民病饮积，心痛，耳聋浑浑焞焞，嗌肿喉痹，阴病血见，少腹痛肿，不得小便，病冲头痛，目似脱，项似拔，腰似折，髀不可以回，腘如结，腨如别。"太阴湿土在泉，下半年湿邪淫其所胜之水气，其病候是人们易患水饮，积聚，心痛，耳聋，咽肿喉痹，两阴出血，少腹痛肿，小便不利，气逆上冲而头痛，目肿胀痛如脱，颈部疼痛如拔，腰痛如折，腿髀活动伸屈不能，膝关节活动不灵，小腿肚转筋、疼痛欲裂。

（三）论治理法

《内经》五运六气理论根据各年在泉之气的气候物候变化决定所用药食气味。《素问·五常政大论》云："少阳在泉，寒毒不生，其味辛，其治苦酸，其谷苍丹。阳明在泉，湿毒不生，其味酸，其气湿，其治辛苦甘，其谷丹素。太阳在泉，热毒不生，其味苦，其治淡咸，其谷黅秬。厥阴在泉，清毒不生，其味甘，其治酸苦，其谷苍赤，其气专，其味正。少阴在泉，寒毒不生，其味辛，其治辛苦甘，其谷白丹。太阴在泉，燥毒不生，其味咸，其气热，其治甘咸，其谷黅秬。"说明各个年份的在泉之气与该年份谷物（药食）的生长数量多少和质量好坏有关，气候炎热，性味偏于温热的谷物或药物就容易生长，质量也相对较好；气候寒冷，性味偏于寒凉的谷物或药物就容易生长，质量也相对较好；反之则不生长或生长不好，或虽然生长，但质量不佳。同时所患疾病与在泉之气的属性相关，治疗时应该根据寒热温凉属性，协调阴阳，达到"以平为期"的目的。如少阳在泉之年，下半年偏热，所生成的药物或食物，如姜、葱、辣椒、桂枝等，味多辛辣，性偏温热。而由于当年气候偏热，发生的疾病以温热为主，治疗时就要选用寒凉药物，如黄连、大黄、芍药等，这些具有寒凉性质的药物，多为苦味或酸味。其他在泉之气不同年份，也有相应的药食治疗原则。

《素问·至真要大论》则根据在泉之气所主之时，进一步确立了相应的气味用药法则。如"诸气在泉，风淫于内，治以辛凉，佐以苦，以甘缓之，以辛散之。热淫于内，治以咸寒，佐以甘苦，以酸收之，以苦发之。湿淫于内，治以苦热，佐以酸淡，以苦燥之，以淡泄之。火淫于内，治以咸冷，佐以苦辛，以酸收之，以苦发之。燥淫于内，治以苦温，佐以甘辛，以苦下之。寒淫于内，治以甘热，佐以苦辛，以咸泻之，以辛润之，以苦坚之"。

厥阴风木在泉，下半年风气流行，人体可出现风病证候，治疗时选用味辛性凉的药物，可使邪从外解或内清。佐以苦味药物，性多寒凉，既能清热，也可监制辛味药物。而甘味药物补虚缓中，与苦味药一样也能缓和疏风药物的副作用，使之不至于疏散太过。

少阴君火在泉，下半年可出现热病证候，火热病证治疗原则为清热降火，选择味咸性寒的药物，味咸降火，性寒清热，故"热淫于内，治以咸寒"。辅佐以苦味药清热降火，甘味药补虚缓中。热邪致病，易伤阴液，导致气阴两虚，"酸甘化阴"，故佐以甘润药物增加正气，酸味药物收敛其阳以补甘润药物之不足，同时也能补阴液不足。

太阴湿土在泉，下半年容易出现湿病证候，可用味苦性温的药物如法半夏、苍术等治疗，味苦性寒药物如黄柏、黄连等均有燥湿作用；有一些气味芳香的药物如藿香、佩兰、砂仁等，味虽不苦，但性属温热，也有化湿作用。所以"湿淫于内"治疗时首先考虑苦热或苦温药物。淡味药物多能淡渗利湿，通利小便，使湿有出路。一燥一渗，为湿病的治疗大法。"湿淫于内"，如果是由于肝胜乘脾导致，治疗时除了苦寒燥湿外还要配合既能收敛，也能缓肝泻肝的酸味药物，如治痢疾除使用苦寒之黄芩、黄连外，还要配伍芍药等酸味药物。

少阳相火在泉，下半年容易出现火热病证候，热者寒之，用药宜味咸性寒，同时辅佐以苦辛药物、酸味药物。火与热同类，但火为热之极，热病治疗辅佐以甘苦，两者佐之稍有不同，一甘一辛，是因为"火淫于内"时，体内火热炽盛，须尽快使火邪得到遏制，而在肌表不利，开阖失常清泄里热的同时辅佐以辛味药物发汗解表，使邪有出路，表里双解。

阳明燥金在泉，下半年容易出现燥病证候，寒、热均可导致燥病的发生，治疗也当分别对待。因寒者，治以温热，配以辛温和辛热药物；因热者，治以苦寒，因苦寒药有清泄作用，可以化燥，但亦伤阴，所以对因热致燥者，在治疗时除了苦寒清热外，还要配以甘寒和甘润药物。

太阳寒水在泉，下半年容易出现寒病证候，治寒以热，治疗首先选用甘热药物，辅佐以苦味性温及辛味、咸味药物。因为寒与肾、与水液代谢有关，肾阳不足，气化失司，容易导致水湿泛滥，"诸寒收引，皆属于肾"，"诸病水液，澄彻清冷，皆属于寒"，所以配合苦味药物燥湿，辛味药物散寒，湿邪除则肾的闭藏作用自然恢复。"咸入肾"，用甘热药物同时配合咸味药物，可增强温肾利水作用。

《内经》五运六气理论关于在泉之气的用药法度，切合临床实际，结合司天之气的诊治规律，为历代医家所宗法。叶天士《临证指南医案》中即常以此作为处方遣药的依据。

三、六气胜复与辨治

六气的胜复现象是自然气候变化中的正常规律，也是气候变化过程中大自然自稳调节作用和现象。六气胜是指风、热、火、湿、燥、寒六气偏胜而言；六气复，指六气偏胜之时，其所不胜之气来复。六气有所胜则有所复，复气是制约胜气的，复气与胜气的五行关系是相克关系，有一分胜气，便有一分复气，复气的多少及轻重是由胜气决定的。如《素问·五常政大论》云：

"微者复微，甚者复甚，气之常也。"一般情况下，各年度的司天和在泉之气都是胜气。如《素问·至真要大论》所述，"岁厥阴在泉，风淫所胜"，"厥阴司天，风淫所胜"，但在特殊情况下不受司天、在泉之气的影响而出现与其不相应的偏胜之气，所谓"邪气反胜"，如"风司于地，清反胜之"，"火司于地，寒反胜之"等。《素问·至真要大论》详述了各年司天、在泉所胜及"邪气反胜""六气之胜""六气之复"等六气胜复现象，但内容上多有重复，因此，本节以"六气之胜""六气之复"为例，探讨六气胜复的气化特征、易发病变及论治理法。

（一）气化特征

六气之胜的气化特征，以风、热、火、湿、燥、寒六气偏胜为主，如厥阴胜则风气偏胜、少阴胜则热气偏胜等，如此则影响自然万物的成长，并对人体脏腑也产生一定的影响。如厥阴之胜，则风气偏胜，在自然则多风，风气胜湿，影响"倮虫"的生长发育，如"大风数举，倮虫不滋"（《素问·至真要大论》）；少阴之胜时，气候十分炎热，树木及农作物因气候过热而枯萎。如"炎暑至，木乃津，草乃萎"（《素问·至真要大论》）；太阴之胜时，大雨时下，雨后呈现出湿气偏胜之象，如"雨数至"（《素问·至真要大论》）；少阳之胜，则暴热之气消灼万物，草木枯萎，水流干涸，介虫类受到危害而屈伏不出，如"暴热消烁，草萎水涸，介虫乃屈"（《素问·至真要大论》）；阳明之胜，大凉肃杀之气支配着气候，草木花叶改变颜色而枯萎，兽类遭受灾害，如"大凉肃杀，华英改容，毛虫乃殃"（《素问·至真要大论》）；太阳之胜，阴凝凛冽之气到来，河水提前结冰，羽虫类化育推迟，如"凝溧且至，非时水冰，羽乃后化"（《素问·至真要大论》）。

六气之复的气化特征，以风、热、火、湿、燥、寒六气偏胜之时与其相应的所不胜之气来复为主要表现。凡湿气偏胜时，厥阴来复，即风气来复。如雨水多、潮湿甚时，则有风气来复，而雨止湿散，大风来袭则树木倒、尘沙飞扬，雨水减少，湿度降低，而影响"倮虫"的生长发育，如"偃木飞沙，倮虫不荣"（《素问·至真要大论》）；凉气偏胜，则少阴来复，即热气来复，出现流水不结冰，炎热大规模流行，介虫类不能生化繁育，如"赤气后化，流水不冰，热气大行，介虫不复"（《素问·至真要大论》）；寒气偏胜之年，则太阴来复，例如气候太过寒冷则滴水成冰，有时气候将会自然转暖，本来冰天雪地，因气候转暖而见雨夹雪等，即湿气对寒气的来复，如此湿气太过而易引起灾害，大雨时常下降，河水猛涨，鱼类等鳞虫因为水位上涨，容易搁浅在陆地上，如"大雨时行，鳞见于陆"（《素问·至真要大论》）；凉气偏胜之年，则少阳来复，炎热的气候到来，气温由凉转温，火气偏胜则万物灼热枯燥，介虫类受到损耗，如"大热将至，枯燥燔热，介虫乃耗"（《素问·至真要大论》）；风气、温气偏胜之年，阳明来复，气候由温转凉，树木苍老干枯，毛虫类易发生传染性疾病而死亡，如"清气大举，森木苍干，毛虫乃厉"（《素问·至真要大论》）；热气、火气偏胜之年，太阳来复，气候由热转冷，寒冷之气流行，水凝结成坚冰，地动裂，冰坚而厚，羽虫类受到寒气所伤而死亡，如"厥气上行，水凝雨冰，羽虫乃死"（《素问·至真要大论》）。

（二）易发病变

厥阴风木为胜气时，则风气偏胜，在人体则肝气偏胜，肝病居多。肝气胜则耳鸣、头晕、目眩；肝气乘犯脾胃则胃脘当心而痛，如胃中有物阻隔，甚则呕吐、膈咽不通；肝气郁积胁肋而化热，肝热移于大肠则肠鸣飧泄、少腹痛、注下赤白；肝热移于膀胱则小便黄赤。

少阴君火为胜气时，热气偏胜，在人体则心气偏胜，心病居多。心气偏胜则心下热、烦躁；心热移于胃则善饥、呕吐；移于膀胱则脐下悸动；移于脾则腹满痛、大便溏泄，移于大肠则便血，即"赤沃"。

太阴湿土为胜气时，湿气偏胜，疾病方面以湿病为主。湿气偏胜则湿郁化火，皮肤发生疮疡，火并于肝，病在胠胁，郁热伤心而见心痛，热邪上格而出现头痛、喉痹、项强等疾病，湿气独胜而内郁，寒迫下焦，迫于肾及膀胱则足下温、足胫胕肿、小便不利，水邪上犯则头重、浮肿于上、颠顶部及眉间疼痛等；寒湿中阻则"胃满""少腹满""内不便，善注泄"等。

少阳相火为胜气时，火气偏胜，气候炎热，疾病方面以火病、热病为主。热邪犯胃则欲呕、呕酸、善饥；热犯于心则心烦、心痛、谵妄；热犯于肝则目赤、耳痛、善惊；热犯于膀胱则尿赤。气候炎热之年，人易感染痢疾，出现腹痛、腹泻、里急后重、大便脓血等。

阳明燥金为胜气时，燥气偏胜，气候清凉而干燥，疾病方面以肺寒、肺燥等居多。肺寒、肺燥则易咳，易见胸中不便，咽部堵塞感；在肺病的基础上，肺肝失调，肺虚不能制肝则出现左胠胁痛、癫疝；肝盛乘脾则溏泄、吞咽困难、食入即吐。

太阳寒水为胜气时，寒气偏胜，气候寒冷，疾病方面以肾病、寒病居多。因气候偏寒，伤阳而体内阳虚里寒，则见寒厥；寒气入胃，气逆上冲则心痛、腹满食减；寒凝气滞，血脉凝涩，皮肤颜色发青，或皮肤出现肿物，或出血，或筋脉拘急、疼痛；足厥阴肝经循阴股入毛中，过阴器，抵小腹，寒郁肝胆则阴部溃疡，阴部症状牵引大腿内侧，男子阳痿、遗精，女子月经不调，或小便不利；寒入下焦则濡泄；寒束于表，阳气郁而化热，易发痔、疟；寒郁化热，热反上行，头项部疼痛，甚则目如脱。据《素问·至真要大论》总结六气相胜与发病关系，见表4-5。

表4-5　六气相胜与发病

六气相胜	发病的主要症状表现
厥阴之胜	耳鸣，头眩，愦愦欲吐，胃鬲如寒，胠胁气并，化而为热，小便黄赤，胃脘当心而痛，上支两胁，肠鸣飧泄，少腹痛，注下赤白，甚则呕吐，鬲咽不通
少阴之胜	心下热，善饥，脐下反动，气游三焦，呕逆躁烦；腹满痛，溏泄，传为赤沃
太阴之胜	疮疡于中，病在胠胁，甚则心痛，热格，头痛，喉痹，项强，痛留顶，互引眉间，胃满，少腹满，腰雅重强，内不便，善注泄，足下温，头重，足胫胕肿，饮发于中，胕肿于上
少阳之胜	热客于胃，烦心，心痛，目赤，欲呕，呕酸，善饥，耳痛，溺赤，善惊，谵妄，少腹痛，下沃赤白
阳明之胜	清发于中，左胠胁痛，溏泄，内为嗌塞，外发癫疝，胸中不便，嗌塞而咳
太阳之胜	痔疟发，寒厥，入胃则内生心痛，阴中乃疡，隐曲不利，互引阴股，筋肉拘苛，血脉凝泣，络满色变，或为血泄，皮肤否肿，腹满食减，热反上行，头项囟顶脑户中痛，目如脱，寒入下焦，传为濡泄

厥阴来复，即风气来复，肝木偏胜而克伐脾土。肝气偏胜则少腹坚硬紧绷、拘急疼痛；肝气逆而见心痛彻背、背痛彻心、肢体抽动、眩晕、手足发凉、冷汗出的厥心痛；肝气犯胃则呕吐，饮食不入，入而复出，食痹而吐。

少阴来复，即热气来复，人体出现"燠热内作"的内热症状。火盛于中而炎上则烦躁、少腹绞痛；热盛伤阴而咽干、渴而欲饮；热气下逆而腹泻；热盛伤阴而小便短少、大便秘结；热盛伤血耗精，损伤肝肾，则少气、骨痿；水火相争，热极生寒则洒淅恶寒、振栗谵妄、寒已而热；热盛耗气伤阴，损伤心肺，而见咳、衄嚏、鼻渊、暴暗、皮肤痛、心痛、郁冒不知人；火热逆于血脉肉里，腐蚀血肉则病痱疹疮疡、痈疽痤痔；火热炽盛，内伤脾胃，则浮肿哕噫。

太阴来复，即湿气对寒气的制约，湿气偏胜而见新的灾变。湿气胜困乏脾胃则体重中满、食饮不化、呕吐而烦、唾吐清液；湿浊阻遏清窍，清窍不利则头顶痛重，而掉瘛尤甚；阴寒之气偏胜，饮发于中，水饮上逆犯肺，则胸中不便、咳喘伴痰鸣音及哮鸣音；脾湿过甚，下入于肾则窍泻无度。

少阳来复，炎热的气候到来，易发火热之证。火热扰心则心热烦躁；火气上逆而呕吐、口腔糜烂；血溢于上则呕血、鼻衄、咳血；血泄于下则便血、尿血、阴道出血；火盛刑金则咳而血泄；热邪上犯于面则面色如土、眼睑瞤动；热伤津液，则嗌络焦槁、渴引水浆、尿急尿频、尿色黄赤；热伤筋脉则震颤抽搐；热伤气，气虚水饮停留发为浮肿；热伤血脉，腐蚀血肉则胕肿；热盛发为疟疾则恶风、恶寒鼓栗、寒极反热。

阳明来复，气候由温转凉，金盛乘木而易发肝病。肺气失调则咳嗽、干呕、胸满闷、心前区疼痛、心中烦乱；金盛乘木，肝失条达则见病生胠胁、善太息、惊骇筋挛；肝失条达犯脾胃则痞满、腹胀而泄、呕吐苦水。

太阳来复，气候由热转冷，人体心肝脾肺肾五脏均可因寒气偏胜、阳气虚衰而表现出各种气虚之象。寒伤心脾，心脾气虚则胸腹痛及胸腹胀满等，食欲减退；寒邪上冲心胃则吐清水、干呕噫气、善忘；肺气虚则悲哀欲哭；肝气虚则头痛、眩晕卒倒；肾气虚则腰痛、屈伸不便、少腹疼痛牵及阴囊睾丸，并牵引腰脊部发生疼痛。据《素问·至真要大论》总结六气之复与发病关系，见表4-6。

表4-6 六气之复与发病

六气之复	发病的主要症状表现
厥阴之复	少腹坚满，里急暴痛，厥心痛，汗发，呕吐，饮食不入，入而复出，筋骨掉眩，清厥，甚则入脾，食痹而吐
少阴之复	燠热内作，烦躁鼽嚏，少腹绞痛，火见燔焫，嗌燥，分注时止，气动于左，上行于右，咳，皮肤痛，暴喑，心痛，郁冒不知人，乃洒淅恶寒，振栗，谵妄，寒已而热，渴而欲饮，少气，骨痿，膈肠不便，外为浮肿哕噫，病痱疹疮疡，痈疽痤痔，甚则入肺，咳而鼻渊
太阴之复	湿变乃举，体重中满，食饮不化，阴气上厥，胸中不便，饮发于中，咳喘有声，头顶痛重，掉瘛尤甚，呕而密默，唾吐清液，甚则入肾，窍泻无度
少阳之复	惊瘛咳衄，心热烦躁，便数，憎风，厥气上行，面如浮埃，目乃瞤瘛，火气内发，上为口糜，呕逆，血溢，血泄，发而为疟，恶寒鼓栗，寒极反热，嗌络焦槁，渴引水浆，色变黄赤，少气，脉萎，化而为水，传为胕肿，甚则入肺，咳而血泄
阳明之复	病生胠胁，气归于左，善太息，甚则心痛否满，腹胀而泄，呕苦，咳哕，烦心，病在膈中，头痛，甚则入肝，惊骇，筋挛
太阳之复	心胃生寒，胸膈不利，心痛否满，头痛，善悲，时眩仆，食减，腰脽反痛，屈伸不便，少腹控睾，引腰脊，上冲心，唾出清水，及为哕噫，甚则入心，善忘，善悲

（三）论治理法

六气胜复治则记载于《素问·至真要大论》，例如："微者随之，甚者制之。气之复也，和者平之，暴者夺之。皆随胜气，安其屈伏，无问其数，以平为期，此其道也。"即在自然界六气胜复变化过程中，胜气较微弱，可以随其自然，若胜气偏盛较甚，必须予以制伏；如复气较平和不甚，也可不予处理，复气甚则必须有针对性的治疗，制约复气，疾病的轻重缓急并无定数，要以人体脏腑功能活动恢复正常为标准。

《素问·至真要大论》指出了六气胜复的调治原则。风气胜复的治疗，如司天之气，风淫所胜则"平以辛凉，佐以苦甘，以甘缓之，以酸泻之"；诸气在泉，风淫于内则"治以辛凉，佐以苦，以甘缓之，以辛散之"；厥阴之胜则"治以甘清，佐以苦辛，以酸泻之"；厥阴之复则"治以酸寒，佐以甘辛，以酸泻之，以甘缓之"。总结原文所述，风气胜复的调治原则是，以辛散，使风邪外解；以清凉或苦寒、甘寒，使风邪内清；以甘缓或酸收，使风邪自解。荆芥、防风、白芷、细辛等辛温，牛蒡子、蔓荆子等辛苦寒，蝉蜕甘寒，牛黄苦凉，天麻甘平，白芍酸寒，均为治疗风气胜复的常用中药。

热、火之气胜复的治疗，《素问·至真要大论》指出，司天之气，热淫所胜则"平以咸寒，佐以苦甘，以酸收之"，火淫所胜则"平以酸冷，佐以苦甘，以酸收之，以苦发之，以酸复之"；诸气在泉，热淫于内则"治以咸寒，佐以甘苦，以酸收之，以苦发之"，火淫于内则"治以咸冷，佐以苦辛，以酸收之，以苦发之"；少阴之胜则"治以辛寒，佐以苦咸，以甘泻之"，少阳之胜则"治以辛寒，佐以甘咸，以甘泻之"；少阴之复则"治以咸寒，佐以苦辛，以甘泻之，以酸收之，辛苦发之，以咸软之"，少阳之复则"治以咸冷，佐以苦辛，以咸软之，以酸收之，辛苦发之。发不远热，无犯温凉，少阴同法"。即热、火淫胜复的调治原则是，以苦寒泄热，使火邪内清；以咸寒软坚，通便泄热；以酸甘化阴，养阴保津；以辛散，使火热外解。大黄、芒硝、番泻叶、芦荟、大青叶、板蓝根、贯众等苦寒之品，芒硝、鳖甲等咸寒之品，墨旱莲、桑椹等酸寒之品，石膏、寒水石、竹叶、夏枯草等辛寒之品，均是治疗热、火气胜复的常用中药。

湿气胜复的治疗，《素问·至真要大论》指出，司天之气，湿淫所胜则"平以苦热，佐以酸辛，以苦燥之，以淡泄之，湿上甚而热，治以苦温，佐以甘辛，以汗为故而止"；诸气在泉，湿淫于内则"治以苦热，佐以酸淡，以苦燥之，以淡泄之"；太阴之胜则"治以咸热，佐以辛甘，以苦泻之"，太阴之复则"治以苦热，佐以酸辛，以苦泻之，燥之，泄之"。湿气胜复的调治原则是，以温热化湿，使湿从内化；以苦寒燥湿，使湿从内清；以辛温发汗，使湿从外解；以淡渗利湿，使湿从小便解。独活、桂枝、香薷、威灵仙、藿香、苍术、厚朴、砂仁、豆蔻、草豆蔻等辛温之品，豨莶草、雷公藤、穿山龙等苦寒之品，乌头、狗脊、千年健、雪莲花、鹿衔草等苦温之品，茯苓、薏苡仁、猪苓、滑石、通草、灯心草等淡渗利湿之品，均为治疗湿气胜复的常用中药。

燥气胜复的治疗，《素问·至真要大论》指出，司天之气，燥淫所胜则"平以苦湿，佐以酸辛，以苦下之"；诸气在泉，燥淫于内则"治以苦温，佐以甘辛，以苦下之"；阳明之胜则"治以酸温，佐以辛甘，以苦泄之"；阳明之复则"治以辛温，佐以苦甘，以苦泄之，以苦下之，以酸补之"。燥气胜复的调治原则是，凉燥者，治以辛温散寒；燥热者，苦寒清热或酸甘养阴；燥结者，用苦寒或苦温，使燥从大便解。北沙参、麦冬、天冬、明党参、桑叶等苦甘寒之品，玉竹、石斛等甘寒之品，五味子、乌梅酸甘养阴之品，松子仁等甘温之品，均为治疗燥气胜复的常用中药。

寒气胜复的治疗，《素问·至真要大论》指出，司天之气，寒淫所胜则"平以辛热，佐以甘苦，以咸泻之"；诸气在泉，寒淫于内则"治以甘热，佐以苦辛，以咸泻之，以辛润之，以苦坚之"；太阳之胜则"治以甘热，佐以辛酸，以咸泻之"；太阳之复则"治以咸热，佐以甘辛，以苦坚之"。寒气胜复的调治原则是，表寒者，治宜辛温发散；里寒者，以甘热温中；表寒里热者，辛苦同用，表里双解。麻黄、桂枝、紫苏、生姜、香薷、荆芥、防风、羌活、白芷、细辛、藁本、苍耳子、辛夷、葱白、花椒、小茴香、丁香等辛温之品，附子、肉桂等辛甘热之品，干姜、高良姜、胡椒、荜茇、仙茅等辛热之品，鹿茸、紫河车等甘咸温之品，补骨脂、续断等苦辛温之品，均是治疗寒气胜复的常用中药。

《素问·至真要大论》认为，六气胜复当视胜复之多少，四气五味配伍加以调治，但是不能拘泥于六气胜复的调治原则。临床运用时，应视具体情况灵活掌握。如"高者抑之，下者举之，有余折之，不足补之，佐以所利，和以所宜，必安其主客，适其寒温，同者逆之，异者从之"。即根据胜复之气症状的轻重、脏腑病位等灵活运用正治法及反治法，要以胜气为主，还要注意来发的复气。总之，"治诸胜复，寒者热之，热者寒之，温者清之，清者温之，散者收之，抑者散之，燥者润之，急者缓之，坚者软之，脆者坚之，衰者补之，强者泻之，各安其气，必清必静，则病气衰去。归其所宗，此治之大体也"。

第四节　运气变化与温疫

温疫，属中医学广义温病范畴，由天地暴戾疫毒之气所致。《内经》中已有温疫病名的记载，如"霍乱"、"大风"（麻风）、"温病"、"温厉"、"大厉"等。《素问·刺法论》中指出了温疫具有发病急、传播迅速、死亡率高的特点，云："五疫之至，皆相染易，无问大小，病状相似。"五疫，即木疫、火疫、土疫、金疫、水疫，又称为"五疠"。该篇又指出："疫之与疠，即是上下刚柔之名也，穷归一体也。"若有"不相染者"，乃"正气存内，邪不可干"。在防护方面，指出"避其毒气"可预防传染，并创制小金丹以预防之。

现代医学认为温疫发生及传播的根本原因是各种病原微生物，诸如细菌、病毒等，然而，病原微生物在滋生、繁殖、传播、侵入人体乃至温疫形成的整个过程中，决不仅仅是生物体的本身因素在起作用，有许多自然环境因素可以影响此过程，而气候、气化等因素就是其中重要影响因子之一。五运六气理论认为，不同年份、不同季节的气候变化，可能会造成适合某种细菌或病毒生长繁殖的空间环境，从而使人体在某些时段、某些气候条件下感受不同性质的温疫之邪而发生温疫。

《内经》阐述了五运六气变化与温疫的关系，论述了五运六气六十年运行规律中，随着岁运递迁、客主加临，变异、胜复、郁发，出现德化政令之变、气候常异、万物荣枯，形成疫病流行的时空环境。温疫可能出现的年份及时间段，温疫暴发流行的气候气象条件，即温疫发生的规律性、易发年份及具体五运六气时段，对于现今临床防治温疫类疾病具有重要启发。

一、三虚致疫

《内经》五运六气理论中对疫疠发生规律及其与气候、年份的相关性有系统阐述，尤其，在《素问·本病论》《素问·刺法论》中提出了三虚相合易发疫疠的重要理论观点，原文指出了三虚的含义及其在疫疠发生过程中的相互关系，即人体五脏的某一脏之气不足，此乃一虚；又遇与该脏五行属性相同的司天之气所致的异常气候，此乃二虚；在人气与天气同虚基础之上，又加之情志过激，或饮食起居失节，或过劳，或外感等，此为三虚。三虚相合，即上述三种情况相遇，又逢与该脏五行属性相同的不及之岁运所致的异常气候，感受疫疠之邪气，影响相应之脏，致使该脏精气、神气失守，发生木疫、火疫、土疫、金疫、水疫五疫，损及相应脏腑。

例如，水疫。《素问·本病论》云："人忧愁思虑即伤心，又或遇少阴司天，天数不及，太阴作接间至，即谓天虚也，此即人气天气同虚也。又遇惊而夺精，汗出于心，因而三虚，神明失守，心为君主之官……却遇火不及之岁，有黑尸鬼见之，令人暴亡。"意为人忧愁思虑则导致心气不足，此为一虚；又遇到了少阴君火司天的异常气候，此为二虚；又卒惊汗出损伤心神与心液，此为三虚。在此三虚基础之上，又恰逢火运不及之年异常气候，心为君主之官，神明出焉，致使神明失守其位，精神不振作，则水疫之邪乘虚易犯人体，容易令人暴亡。《素问·刺法论》也指出了木疫、火疫、土疫、金疫、水疫是三虚相合所致。

《素问·本病论》认为是否感受疫疠之邪，取决于人体正气盛衰，强调了五脏藏精、藏神在疫疠发生过程中的重要性，云："得守者生，失守者死。得神者昌，失神者亡。"《素问·刺法论》指出"五疫之至，皆相染易，无问大小，病状相似，不施救疗，如何可得不相移易者？岐伯曰：不相染者，正气存内，邪不可干，避其毒气。"文中强调了人体正气在疫疠发病过程中的重要作用，同时，文中也指出了要及时躲避不正常的气候，避免温疫之邪干犯，即"避其毒气"。

天符之岁，易发疫疠。从《素问·刺法论》经文可知，若遇岁运太过和不及之年的五行属性与司天之气五行属性相同的年份要引起注意，这样的年份在《素问·六微旨大论》中称作"天符"年。在天符年，由于岁运与司天之气的五行属性相同，同气化合，没有胜负，失去相互之间的制约，易造成一气偏胜独治的异常气候现象，这样的异常气候容易给人体及自然生物带来一定危害，正如《素问·六微旨大论》所云："天符为执法……中执法者，其病速而危。"被天符之年的邪气所伤，则发病迅速，病情严重。不同年份疫疠之邪的性质有一定规律。在岁运不及之年，疫疠之邪的性质是"克我者"，即所不胜之气。例如：木运不及之岁，易发生金疫；火运不及之岁，易发生水疫；土运不及之岁，易发生木疫；金运不及之岁，易发生火疫；水运不及之岁，易发生土疫。

二、刚柔失守三年化疫

《素问·本病论》指出，疫疠的发生，不一定在气候失常的当年，常常在气候失常后的二至三年，容易发生疫疠，气候失常的原因是"刚柔失守"。如《素问·刺法论》云："刚柔二干，失守其位……天地迭移，三年化疫，是谓根之可见，必有逃门。"

刚，指司天之气；柔，指在泉之气。刚柔失守，指上一年司天之气太过，致使下一年的司天之气不能迁正，即不能迁升至司天之位，不能发挥其作用，但是，下一年的在泉之气已经到位，这种情况就造成了上下（司天与在泉）之气不相呼应，上下阴阳相错，此种在泉之气不能随着司天之气迁正的情况，也称为刚柔上下失守，此后快则两年慢则三年，有可能造成疫疠流行。所发之疫疠，根据干支年份及气候不同，又分为木疫、火疫、土疫、金疫和水疫，简称"五疫"。如《素问·本病论》云："甲己失守，后三年化成土疫，晚至丁卯，早至丙寅，土疫至也""丙辛失守其会，后三年化成水疫，晚至己巳，早至戊辰，甚即速，微即徐，水疫至也""乙庚失守，其后三年化成金疫也，速至壬午，徐至癸未，金疫至也""假令戊申阳年太过……后三年化疠，名曰火疠也"等。

《素问·刺法论》也指出："假令庚辰，刚柔失守……三年变疠，名曰金疠。"意指庚辰年，司天之气失守，不能迁正，在泉之气与司天之气上下错位，即上下刚柔失守，致使天气变化失常，三年左右易发生金疫，气候变化轻微则疫疠发生也轻微，气候变化剧烈则疫疠发生也严重，因其气变化有强弱，故疫疠发生也有快有慢，快则在壬午年发生疫疠，慢则在癸未年发生疫疠，这种疫疠叫作金疫。因其邪伤于肺（金脏），累及于肝（木脏），治以"当先补肝俞，次三日，可刺肺之所行。刺毕，可静神七日，慎勿大怒，怒必真气却散之"（《素问·刺法论》），即用补法针刺位于足太阳膀胱经的肝俞穴，三日后再针刺肺经的经渠穴以泻金气，还需静神七日，慎勿大怒，怒则使人体真气耗散。

"三年化疫"的观点蕴含着自然规律，可以通过对历史上发生的重大疫情的分析说明此现象绝非偶然，应予以高度重视。

　　例如：李杲创立脾胃学说的背景是金元之交的大疫，时值壬辰年。据李杲《内外伤辨惑论·卷上》记载："向者壬辰改元，京师戒严，迨三月下旬，受敌者凡半月，解围之后，都人之不受病者，万无一二，既病而死者，继踵而不绝。都门十有二所，每日各门所送，多者二千，少者不下一千，似此者几三月。"此为一次历史上著名的瘟疫大流行。按时间推算，李氏所述的"壬辰"年是 1232 年，向前推 3 年即 1229 己丑年，按《素问·本病论》"甲己失守，后三年化成土疫"之论，若 1229 年运气失常，至 1232 年应发"土疫"，李杲见到的疫病是一种与脾胃关系密切的疫病，与平时常见火热之疫不同，故李杲未用刘完素已创的火热病机学说治疫，而是创立脾胃学说以治之，契合了当时的土疫病情。

　　再如吴有性著《温疫论》亦有其气运及疾病背景。《温疫论·自叙》中说："崇祯辛巳，疫气流行，山东、浙省、南北两直（引者注：北直指河北一带，南直指江苏一带）感者尤多，至五六月益甚，或至阖门传染。"《吴江县志》记载当地"一巷百余家，无一家仅免；一门数十口，无一口仅存"，可见，当时疫情之严重。崇祯辛巳是 1641 年，往前推 3 年是 1638 戊寅年，据清·马印麟《五运六气瘟疫发源》记载，崇祯十二年戊寅，"天运失时，其年大旱"。五运六气理论认为"戊癸化火"，戊年刚柔失守，三年后易化成"火疫"。吴有性所见疫病，"时师误以伤寒法治之，未尝见其不殆也"，而"间有进黄连而得效者"，提示疫病特性偏于火热，对于这种火热"戾气"导致的"火疫"，吴氏擅用大黄苦寒攻下，仍符合火疫治则。

　　杨璿《伤寒瘟疫条辨》记载："乾隆九年甲子……寒水大运，证多阴寒，治多温补。自兹已后，而阳火之证渐渐多矣。"乾隆九年是 1744 年，往前推 3 年是 1741 辛酉年，若该年运气失常，三年变大疫，丙辛主化寒水，证多阴寒，治多温补。据上述史实，可以加深对五运与瘟疫关系的理解与认识。

　　2002—2003 年发生的 SARS 疫情，为研究运气与温疫的关系提供了一次很好的佐证。温疫的发生虽然不能单纯用气候原因来解释，但是疫毒之气的盛衰与气候变化有着密切的关系，大自然气候变化为病原微生物的滋生繁殖及传播提供了气象条件，因此，无论是普通外感，还是温疫，均要洞察天时，了解气候周期变化规律，以提前预防温疫类外感流行性疾病。运气与温疫的关系，越来越引起相关学者的重视。

　　2003 年是癸未年，《素问·六元正纪大论》云："癸未、癸丑岁：上太阴土，中少徵火运，下太阳水，寒化雨化胜复同，邪气化度也，灾九宫"，"凡此太阴司天之政，气化运行后天，阴专其政，阳气退辟，大风时起……寒雨数至，物成于差夏，民病寒湿……二之气，大火正……其病温疠大行，远近咸若"。癸丑和癸未年，上司天为太阴湿土，岁运是不及的火运"少徵"，下在泉是太阳寒水。由于火运不及，易受到胜气寒水和复气湿土的侵犯，出现的"寒化"、"雨化"，属反常的气候变化，灾害容易发生在南方（灾九宫）。凡是太阴湿土司天的年份，气化运行失常，气候与季节常不相应，常表现为火运不足，以寒湿一类阴气为主的特点，发生的疾病也以寒湿为多。到了二之气的时候，主客气均为少阴君火，原受到抑制的火气郁发，容易引起温疫的大流行。值得注意的是，运气学认为"温疠大行"以癸未年春为代表，即癸未年春季是最易暴发流行性传染病的时段。

　　癸未年春天我国大部分地区阴雨连绵，"寒雨数至"，与《内经》所讲癸未年运气特点相吻合。首先发现 SARS 的广东省年初气候较往年偏寒，空气湿度大，城市区域常出现阴雨天气，时有湿雾气团在空中浮现，维持时间长，消失速度比较慢。3 月 21 日进入二之气后（即 3 月 21 日至 5 月 20 日左右），华北地区 SARS 暴发流行，此时北方的气象条件与春节期间的广东有相似之处，提示当年二之气的运气及相应的气象条件适宜 SARS 病毒的复制和繁殖，故"温疠大行"。5

月 6 日立夏，"非典"出现明显回落；二之气结束在 5 月 21 日，"非典"得到基本控制。其中的科学道理值得去认真研究。

中国气象局国家气象中心的专家研究表明，气象条件在 SARS 传播中的确起一定作用。湿性气候适合 SARS 病毒大量繁殖。气象医学研究发现，在北京地区 5 月份上午 10 点的晴朗天气下，即紫外线强度为 4 ~ 5mmW/cm² 情况下，3 小时可杀灭体外冠状病毒。但如果是阴天，阳光中紫外线杀灭 SARS 病毒的能力就大大下降。研究人员截取了北京地区疫情最为严峻的 4 月 21 日至 5 月 20 日（恰好是五运六气中的二之气区间）的逐日气象要素资料，发现 SARS 传播及发作与之前九到十天的最高气温、相对湿度及日照差有一定关系。日最高温度相对较低（26℃以下）、气温日照差较小、空气相对湿度较大的情况下，有利于 SARS 病毒扩散和传播；反之，则不利于 SARS 病毒的扩散和传播。

再从五运六气"三年化疫"角度分析 2002—2003 年疫情，可知，其与三年前即 2000 年庚辰岁气候异常亦有一定关联性。《素问·刺法论》云："假令庚辰，刚柔失守……三年变大疫。"《素问·本病论》云："假令庚辰阳年太过……其后三年化成金疫也，速至壬午，徐至癸未，金疫至也。"2000 年为庚辰年，但是，司天之气仍然是去岁的阳明燥金司令，在泉之气太阴湿土已经司地，司天之气与在泉之气上下刚柔失守，上半年大面积干旱，金运太虚，反受火胜，气温偏高，至下半年出现"水复寒刑"的气候特点，受异常气候变化影响，疫毒邪气速则在 2002 壬午年五之气客气为少阳相火时段出现并传播，徐则在 2003 癸未岁二之气客气为少阴君火时段传播，客气的少阳相火及少阴君火所主时段，气候异常火热，属于非其时而有其气，为病原微生物的滋生及繁殖提供了有利的气候条件。

分析 2019 年冬新冠疫情与五运六气异常气候变化的关系。2019 年为己亥岁，司天之气是厥阴风木，在泉之气是少阳相火，《素问·六元正纪大论》指出了巳亥岁终之气即小雪至大寒时段的异常气候与温疫，云："终之气，畏火司令，阳乃大化，蛰虫出见，流水不冰，地气大发，草乃生，人乃舒，其病温厉"，即己亥岁终之气受在泉之气少阳相火的影响，气候应寒反温，出现了"非其时有其气"的异常气候，冬季不冷反而偏暖，为病原微生物滋生繁殖提供了有力条件。

三、四间气升降不前易发温疫

四间气，指司天之气和在泉之气的左间气与右间气，即四之气、二之气、五之气及初之气。升，指在泉的右间，升为司天的左间；降，指司天的右间，降为在泉的左间。升降失常，指这四间气不能按时升降。

《素问·刺法论》指出，四间气应升而不能升，应降而不能降，即地气不能上升，天气不能下降，气机升降失常，天地气机郁滞，就会造成以某一气郁滞为主的异常气候，异常气候能够致使人体相应脏腑气机失调，可以预先针刺调理脏腑气机，防治疫疠，云："升降之道，皆可先治也。"

间气应升而不升，天地气机升降失常。例如：辰戌岁，厥阴风木应从在泉右间上升为司天左间，但是，由于前一年（卯酉岁）的司天之气阳明燥金之气过胜，致使下一年的厥阴风木不能顺利地从在泉右间上升为司天左间，因此，自然气候会出现木气被郁的气候表现，此种气候表现可影响相应之脏，致使该脏气机亦随之郁滞。《素问·刺法论》指出预防方法是针刺足厥阴的井穴——大敦穴以泻木郁。

间气应降而不降，天地气机升降失常，会造成异常的气候，能影响相应之脏，使其气机郁滞，也可以运用针刺的方法提前预防。例如：丑未之岁，厥阴风木当从司天的右间降至在泉的左间，但是，由于前一年（子午岁）在泉之气阳明燥金郁阻，不能迁为在泉之右间，致使厥阴之气也郁滞不能下降为在泉的左间，此时，不仅气候表现异常，人体肺气也会随之郁滞。《素问·刺法论》指出"当刺手太阴之所出，刺手阳明之所入"，即针刺手太阴肺经之所出少商穴，针刺手阳明之所入二间穴，以调畅肺与大肠之气机。

四、不迁正、不退位易发温疫

不迁正，是指上一年的司天之气的左间，在下一年应当上升为司天之气，但是由于上一年司天之气太过，天数有余，因此，其气仍然布政行令，致使气候变化仍然具有上一年司天之气的特点，致使新一年司天之气不能发挥作用，天地气机运行不畅，气候异常导致物候物化随之失常，易出现疫邪，若人体相应脏腑气机郁滞，正气不足，易致疾病，甚至发生疫疠。《素问·刺法论》指出新一年司天之气不能迁正之时，当提前运用泻法针刺被郁之气相应之脏经脉的荥穴，及时调理脏腑气机，预防疾病与疫疠。

例如：寅申之岁，应该少阳相火司天，可是，上一年（丑未之岁）太阴湿土之气有余，故在下一年仍然显示出太阴湿土行令的气候表现，少阳相火之气不能迁升为司天之位而行令，自然物化也随之失常，与正常时令不相符，"少阳不迁正，即炎灼弗令，苗莠不荣，酷暑于秋，肃杀晚至，霜露不时"（《素问·本病》），异常气候变化影响相应脏腑气机，易发疾病甚至疫疠，出现"民病疟疟，骨热，心悸，惊骇，甚时血溢"（《素问·本病》）。《素问·刺法论》指出"少阳不迁正……当刺手少阳之所流"，即针刺手少阳三焦经的荥穴（所流）液门穴，以调治脏腑气机，防治疾病与疫疠。

不退位，是指上一年的司天之气太过，在下一年仍然司布政令。司天之气不退位，在泉之气也不能退居到右间。新一年的司天之气不能发挥作用，故在气候表现上，仍然是上一年司天之气行令的表现，影响相应脏腑气机，易发生疾病甚至疫疠，预防方法是针刺被郁之脏经脉的合穴。

例如：巳亥之岁，应该厥阴风木司天，可是，上一年的司天之气太阳寒水不退位，气候表现仍然是寒气流行，"辰戌之岁，天数有余，故太阳不退位也，寒行于上，凛水化布天"（《素问·刺法》），物化异常，与正常时令不相符合，"春寒复作，冷雹乃降，二之气寒犹不去"（《素问·本病》），异常气候影响人体，易发"痹痿、阴痿、失溺、腰膝皆痛，温疠晚发"（《素问·本病》）。《素问·刺法论》指出寒水之气过胜，当针刺"足少阴之所入"，即足少阴肾经之合穴（所入）阴谷穴，以调治肾脏之气机，预防疾病与疫疠，《素问·刺法论》指出"故天地气逆，化成民病，以法刺之，预可平疠"。

五、君相二火相逢易发温疫

二火，指君火与相火。五运六气理论认为，在一个甲子周的六十年中，各年六气客主加临时，是否能发生温疫，还要看主气二之气位置的少阴君火与客气少阴君火、少阳相火的关系，来判断顺逆。君火比喻为君，相火比喻为臣，若君位臣则顺，臣位君则逆；逆则其病近，其害速；顺则其病远，其害微。

主客加临时，在主气二之气少阴君火所主的时段里，如果恰逢该年二之气的客气是少阴君火，或少阳相火，此种情况均称为二火相逢。例如：年支丑或未的年份，二之气位置的客气为少阴君火，称为二火相逢，此种情况所致的异常气候易导致温疫；年支是卯或酉之年，二之气位置的客气为少阳相火，也成为二火相逢，此种情况所致的异常气候也易导致温疫。正如《素问·六元正记大论》云，丑未之岁，"二之气，大火正……其病温厉大行，远近咸若"；卯酉之岁，"二之气……厉大至，民善暴死。"由此可知，君相二火在二之气时段相逢，所致的异常气候易导致温疫发生。

六、温疫易发的六气时段

《素问·六元正纪大论》对易发温疫的六气时段进行了详细阐述。例如，辰戌之纪，即年支是十二地支中的辰年和戌年，如丙戌年、壬辰年，为太阳寒水司天，"凡此太阳司天之政，气化运行先天……初之气，地气迁，气乃大温，草乃早荣，民乃厉，温病乃作，身热，头痛，呕吐，肌腠疮疡"。即太阳寒水司天的年份，气化运行早于正常天时，初之气（始于大寒日，约1月21日；终于春分日，约3月21日），由于上年在泉之气迁易，气候较温暖，百草繁盛得较早，易发温疫，该温疫症状特点为发热，头痛，呕吐，肌肤疮疡等证。

卯酉之纪，即年支是十二地支中的卯年和酉年，如乙酉年、辛卯年，为阳明燥金司天，"凡此阳明司天之政，气化运行后天……二之气，阳乃布，民乃舒，物乃生荣。厉大至，民善暴死""终之气，阳气布，候反温，蛰虫来见，流水不冰，民乃康平，其病温"。大意是阳明司天的年份，气化运行迟于正常天时，二之气（始于春分日，约3月21日；终于小满日，约5月21日），阳气散布，人们感到很舒服，万物生长繁荣，此种气候情况下，容易造成温疫流行，发病急，易突然死亡；终之气（始于小雪日，约11月23日；终于大寒日，约1月21日），阳气四布，气候反而温暖，应该蛰伏的虫类仍然活动于外，水流动而不能结冰，人们也因气候温暖而感到舒服。但是，冬行夏令，气候应寒而反温，易患温疫。

寅申之纪，即年支是十二地支中的寅年和申年，如甲申年、庚寅年，为少阳相火司天，"凡此少阳司天之政，气化运行先天……初之气，地气迁，风胜乃摇，寒乃去，候乃大温，草木早荣，寒来不杀，温病乃起。其病气怫于上，血溢，目赤，咳逆，头痛，血崩，胁满，肤腠中疮"。大意是少阳相火司天的年份，气化运行早于正常天时，初之气（始于大寒日，约1月21日；终于春分日，约3月21日），地气迁移，风气亢盛有摇动之势，太阳寒水退位，气候较温暖，草木繁荣早，虽有寒气侵袭，但并不受其影响，所以易发温疫。如果发生温疫，其病气多怫郁于人体上部，出现口鼻出血、眼发红、咳嗽气逆、头痛、血崩、胁肋胀满、肌肤生疮等。

丑未之纪，即年支是十二地支中的丑年和未年，如癸未年、己丑年，为太阴湿土司天，"凡此太阴司天之政，气化运行后天……二之气，大火正，物承化，民乃和，其病温厉大行，远近咸若，湿蒸相薄，雨乃时降"。太阴湿土司天年份的二之气（始于春分日，约3月21日；终于小满日，约5月21日），正当少阴君火行令，万物由此得到化育，人们感受到很舒服。但是，由于热气散布，所以容易造成温疫大流行，远近各地都会表现为同样的证候。此时湿气上蒸，与热气互相搏结，雨水就会较多。

子午之纪，即年支是十二地支中的子年和午年，如壬午年、戊子年，为少阴君火司天，"凡此少阴司天之政，气化运行先天……五之气，畏火临，暑反至，阳乃化，万物乃生乃长荣，民乃康，其病温。"少阴君火司天的年份的五之气（始于秋分日，约9月23日；终于小雪日，约11月23日），少阳相火加临，气候反而暑热，阳气运化，万物于是生长繁荣，人们感觉非常舒服。但是，由于气候应凉反热，故易发温疫。

巳亥之纪，即年支是十二地支中的巳年和亥年，如辛巳年、丁亥年，为厥阴风木司天，"凡此厥阴司天之政，气化运行后天……终之气，畏火司令，阳乃大化，蛰虫出见，流水不冰，地气大发，草乃生，人乃舒，其病温厉。必折其郁气，资其化源，赞其运气，无使邪胜"。即厥阴风木司天的年份，气化运行迟于正常天时，终之气（始于小雪日，约11月23日；终于大寒日，约

1月21日），客气少阳相火当令，阳气旺盛，蛰伏的虫类出来活动，流水不能结冰，地之阳气发泄，百草重又生长，人们感到很舒畅。由于气候异常，故易致温疫流行。临床治疗时必须削弱其郁遏之气，赞助其不及的运气，才能制服温疫邪气。

据上述不难发现，从六气角度来看，温疫发生是有规律可循的。辰戌年，初之气易发生温疫；卯酉年，二之气和终之气易发生温疫；寅申年，初之气易发生温疫；丑未年，二之气易发生温疫；子午年，五之气易发生温疫；巳亥年，终之气易发生温疫。一般情况下三之气（5～7月）、四之气（7～9月）所主时段不会有温疫发生。据《素问·六元正纪大论》原文，归纳各年温疫易发时段，见表4-7。

表4-7　各年温疫易发时段表

年支	辰或戌	卯或酉	寅或申	丑或未	子或午	巳或亥
司天	太阳寒水	阳明燥金	少阳相火	太阴湿土	少阴君火	厥阴风木
初之气、大寒日	民厉温病		温病乃起			
二之气、春分日（约3月21日）		厉大至，民善暴死		温厉大行，远近咸若		
三之气、小满日（约5月21日）						
四之气、大暑日（约7月23日）						
五之气、秋分日（约9月23日）					其病温	
终之气、小雪日（约11月23日）		其病温				其病温厉

第五节　明清医家论温疫发生与运气关系

一、明·王肯堂《医学穷源集》

王肯堂，字宇泰，号念西居士，又号郁冈斋主，明代医家，著有《证治准绳》《医学穷源集》等。王肯堂认为《内经》所载的五运六气理论是中医学之源头，故其临证用方之要，源于《内经》五运六气之学。

宗《内经》运气之学，集各家之说。 王肯堂认为"圣经运气之说，为审证之捷法，疗病之秘钥"，《素问》运气七篇内容被王肯堂大量引述，且认为"旨深词奥"，"愚者昧焉，废而不讲，而拘墟之流，执其一端，不能会通，"他认为后人对五运六气理论视而不见，皆是未能领会《内经》之奥旨所致，他参考了张仲景、王冰、刘完素和李杲诸家论述，图文并茂地阐释五运六气理论，包括太虚图论、元会运世论、三元运气论、太乙移宫说、左右升降不前司天不迁正不退位解、五运失守三年化疫图、流年灾宫说、六气本标中从化解、六气十二经相病说等。

以运气理论，阐病之机制。 王氏运用五运六气理论将病证分类，运用于五运六气理论分析病机、脉症，以指导临床用药。认为疫疠发生为五运失守三年化疫，疫有疫、疠之分，疫疠有轻重之别，均由"不迁正、不退位"三年而化。三年化疫病机是以五行生克规律伤及所胜脏和本脏，如水疫和水疠"恐伤火脏，当先补心，次泄肾气"。对于三年之数，王肯堂指出"如上年癸亥司天之气有余者……后三年化成土疫。晚至丁卯，早至丙寅"，故三年并不绝对，亦可二年化疫，强调除《内经》"五干刚柔失守"而致五疫外，人事致疫不可忽视。

以岁运为纲，分类病证。王氏以岁运为纲将十四年的 113 例病案分类，所载医案的病机均是运用五运六气变化规律为纲加以分析。王氏认为"天时不和，万物皆病"，天有五运六气之变，地应以五行之化，人之五脏六腑、经络亦随之而病，延至与之相应的十二经脏腑、经络、奇经八脉，并以诊断的脉法、奇经诊法，附以药物气味升降、苦欲补泻进行治疗。

以天地阴阳析君相二火。王氏采用取象比类之法，将君、相二火详尽地阐释，将火分为天、地、人之阳火和阴火：天之阳火为阳燧对日而得火，地之阳火为钻木击石而得火，人之阳火为丙丁君火；天之阴火为龙雷之火，地之阴火为石油之火，人之阴火为三焦、心包络、命门相火。"阳火遇草而煤，得木而燔，可以湿伏，可以水灭"，阴火则与阳火相反，"不焚草木，而流金石，得湿愈焰，遇水益炽，以水折之，则光焰诣天，物穷方止，以火遂之，以灰扑之，则灼性自消，光焰自灭"。王氏指出火之一物有阴阳之分，特性不同，临床治疗方法亦异，即阳火正治，阴火从治。

二、明·张凤逵《增评伤暑全书》

张凤逵，名鹤腾，字元汉，明代医家。著有《伤寒伤暑辨》《伤暑全书》。《伤暑全书》成书后即散佚，后经增补定名为《增评伤暑全书》，该著论述了暑证、暑厥、暑风、暑疡、暑瘵、绞肠筋、时疫、寒疫等发病及治疗，并详论五运六气与暑病的相关性，全书载方 77 首，用药 140 味。

暑病与运气变化相关。张氏指出除了暑证外，还有暑厥、暑风、暑疡、暑瘵、绞肠痧等，并把泄泻、疟、痢、霍乱、干霍乱等疾病均归于暑病范畴，指出各种暑病发病离不开五运六气变化，提出"运气症治者，所以参天地阴阳之理，明五行衰旺之机，考气候之寒温，察民病之凶吉"。

暑病乃暑热之邪所致。张氏指出暑病的病因是感于当令夏之暑热之邪，张氏《伤暑全书·辨春夏秋冬温暑凉寒四证病原》云："伤寒者，感于冬之严寒；温病者，感于春之轻寒；若暑病，则专感于夏之炎热。"明确了伤寒、温病、暑病的区别，张氏认为如果把伤寒、温病、暑病的病原都看作是寒邪，势必导致以治伤寒之法治温暑之病，"甚至通以麻黄、桂枝汤兼治温热症，误人良多。"张氏针对当时医生治暑病按感寒而治，投用辛温发散之剂贻误病情，指出暑病"夏至后，炎火时流，蒸郁烁人，得病似伤寒者，皆是暑火所感而成，与冬之寒气毫不相涉，而亦以冬寒之积久所发者，误矣"。

暑病危重，变化多端。张氏指出暑病病情严重，其危害比伤寒更烈，云："古之寒病多，而暑病少，今之寒暑并重，而暑为尤剧。"又云："试观寒病，至七八日方危，暑病则有危在二三日间者，甚至朝发暮殂，暮发朝殂，尤有顷刻忽作，拯救不及者，如暑风、干霍乱之类"。暑病种类繁多，变化多端，有中热中喝、中内中外等，甚者可见厥、风、痢等危重证候，皆属厉之范畴，云："暑杀厉之气，视寒不几倍哉！"又指出感受暑热之邪而病的暑证，轻者五苓散、香薷饮、藿香正气散、十味香薷饮之类；重者人参败毒散、桂苓甘露饮、竹叶石膏汤之类。正气虚弱者用生脉散、清暑益气汤、补中益气汤等；暑厥属阴风，当先用辛温药散解之，待其苏醒后再用辛凉以清火除根；暑风属阳风，当用寒凉攻劫之；对暑疡以败毒散加石膏、黄连等药，热证一消，全无脓血；暑瘵用四物汤、黄连解毒二陈汤等。

三、明·吴又可《温疫论》

吴有性,字又可,号淡斋,明末清初医家。曾亲历多次温疫流行,深感"守古法不合今病",结合"平日所用历验方法",著成《温疫论》。该书在温疫的病因病机、传变及治疗等方面均有卓见,全书选方34首,用药78味。

温疫之因乃疠气。吴氏面对温疫流行,当时医生多拘泥《伤寒论》之法难以取效,吴氏基于大量临床治疫经验,认为温疫之因为异气,异气也称为戾气、杂气、疠气或疫气。吴有性在《温疫论》原序中云"夫温疫之为病,非风、非寒、非暑、非湿,乃天地间别有一种异气所感",指出了温疫的病因不同于六淫病邪,乃是"感天地之戾气",强调疠气与杂气宜区别,"所谓杂气者,虽曰天地之气,实由方土之气也",认为不同疫病由不同病原"杂气"所引发,突破了以往对温疫病因的认识。

口鼻而入,邪伏膜原。吴氏认为温疫之邪"自口鼻而入,则其所客,内不在脏腑,外不在经络,舍于夹脊之内,去表不远,附近于胃,乃表里之分界,是为半表半里,即《针经》所谓横连膜原是也。"他提出"邪伏膜原",其传变有九,即但表不里、表而再表、但里不表、里而再里、表里分传、表里分传再分传、表胜于里、里胜于表、先表后里、先里后表。

本气充满,邪不易入。吴氏指出疠气虽是病因,但并不是每个人都会发病,这与人体正气强弱有关,云:"凡人口鼻之气,通乎天气,本气充满,邪不易入","昔有三人,冒雾早行,空腹者死,饮酒者病,饱食者不病,疫邪所着,又何异耶?若其年气来之厉,不论强弱,正气稍衰者,触之即病"。"饮酒者病",若邪气太盛,正不胜邪也可致病。

疠气与运气异常相关。吴氏认为疠气致病具有周期性、季节性、地域性,与干支运气相关,云:"在岁运有多寡,在方隅有厚薄,在四时有盛衰",引用《素问·六元正纪大论》之"辰戌之岁,初之气,民厉温病。卯酉之岁,二之气,厉大至,民善暴死;终之气,其病温。寅申之岁,初之气,温病乃起。丑未之岁,二之气,温厉大行,远近咸若。子午之岁,五之气,其病温。己亥之岁,终之气,其病温厉",以说明温疫与运气异常气候的关系。

创达原饮、三消饮治温疫。吴氏认为温疫之邪居于膜原,汗之不得,下之不可,在温疫治疗上宜透达膜原,分消内外,通里和表。因而创立了治疫名方达原饮、三消饮等,使疫邪溃散,表里分消。若达原饮中加大黄、葛根、羌活、柴胡、生姜、大枣即为三消饮,三消即消内、消外、消不内外。

四、清·林之翰《温疫萃言》

林之翰,字宪伯,号慎庵,清代医家,著《温疫萃言》《四诊抉微》《嗽证知原》。《温疫萃言》阐述了温疫的症状及治法,全书载方94首,用药129味。

温疫因运气异常而发。林氏指出温疫乃感天地毒疠之气、五运六气异常而发病,他引《温疫论》中的"原病""杂气论"及诸医家之言,认为温疫与岁运、地理位置、四时气候等相关,还指出"伏气发为温热,与感受风热而成风温,与沿门合境传染之疫,同一证也,但感受不同耳。"

慎察危重脉象及证候。林氏集多家之言,列举温疫的多种脉象及危重证候,尤其对缓脉的认识犹为深刻。他指出,温病多见的缓脉极易被错诊为虚脉而妄用温补,指出了候死生的32种死候脉象、十逆死证的脉象及证候、五脏绝证的脉证,若误诊失治误治极易致人死亡。

温疫以阳证居多。林氏据《温疫论》,指出温疫阳证居多,阴证罕见,且有的阳证似阴,有时亦可表现为脉厥、脉证不应、体厥等,只要临证辨明阴阳脉证则可辨治。林氏还收录了《温疫论》中的"四损""主客交","四损"不可以常法正治,当从其损而调之;"主客交"属难治。

外感伤寒与时疫有别。《温疫论》中说"伤寒与时疫有霄壤之隔",同时也说"用三承气及桃仁承气、抵当、茵陈诸汤"可以治疗时疫,"伤寒必有感冒之因",而"时疫初起,原无感冒之因"。林氏认为温热病治法不可与伤寒治法相混,伤寒乃伤于寒邪后即发,寒邪在表,腠理闭塞,故应辛温发散,使寒从汗解;温热病是郁热自内达外,无外寒在表,故不宜用辛温发散。

权其轻重,攻补兼施。林氏指出正气不虚、邪气有余者,用参为不当;若正气素虚复感邪气,致邪入里者则另当别论,云:"欲攻其邪,邪去而正亦脱,欲补其正,则正气未能得补,适足以助邪而壅闭,当此两难之地,惟有权其轻重而酌为攻补并施之法,攻不害正,补不壅邪",认为黄龙汤为攻补兼施的代表方剂;温疫是热病,宜慎用热药、收涩药及补药,否则易致蓄血发黄等证,指出"热在表,宜辛凉以解肌,热在里,宜苦寒以降泄。热在表而误投辛温以解表,愈助热而耗阴,表仍不解,阴耗则热瘀,热瘀则经血愈受煎熬而凝聚,遂成蓄血、发黄之症矣"。林氏对温疫的兼症、坏症、复症及预后饮食调理等亦有详述。

五、清·杨璿《伤寒瘟疫条辨》

杨璿,字玉衡,号栗山。杨氏上溯张仲景《伤寒论》,又深得吴又可《温疫论》杂气温疫之学,又据张璐《伤寒缵论》,遵刘河间外感主火热的温疫治则,结合临床实践,著《伤寒瘟疫条辨》,共载方216首,用药186味。

温疫乃天地间杂气所致。杨氏指出温疫发生是天地间别有一种杂气,云:"一日读《温疫论》,至伤寒得天地之常气,温病得天地之杂气,而心目为之一开。"杂气由口鼻侵入三焦,发病特征是"各随其气而为诸病","专入某脏腑,某经络,专发为某病"。温疫自上而下,三焦传变,云:"由口鼻而入,直行中道,流布三焦,散漫不收,去而复合,受病于血分,故郁久而发。"呈现出一派中焦热胜证候,提出了"温病之邪,直行中道,初起阳明者十八九"的中焦说。不同性质的疫邪进入中焦之后,传变方式则有三焦之分。轻清之邪浮而上,自鼻进入中焦后"上入于阳"而阳分受伤,出现发热、头肿、项强痉挛等上焦证;重浊之邪沉而下,自口进入中焦后"下入于阴"而阴分受伤,出现"久则筑湫痛,呕泻腹鸣"等下焦证;清浊二邪相干于中焦,使"气滞血凝不流,其酿变即现中焦"。疫邪在人体内依其上、中、下三焦的道路"充斥奔迫,上行极而下,下行极而上",引起各种变证。

治病须知运气。杨氏重视运气变化与疫的关系,提出治病须知运气,指出温疫与"大运"有关,大运的变化周期为六十年,主运为逐岁而更,云:"天以阴阳而运六气,须知有大运,有小运,小则逐岁而更,大则六十年而易。"又云:"有于大运则合,岁气相违者,自从其大而略变其间也,此常理也。有于小则合,于大相违,更有于大运岁气相违者,偶尔之变,亦当因其变而变应之。"杨氏特别强调当大运、小运不相合时,以大运为主,不拘于小运,即其所谓"遗其本而专事其末也"。

创辛凉宣泄、升清降浊之十五方。杨氏自创了以"清则轻之"为法则的大清凉散、小清凉散、大复苏饮、小复苏饮、神解散、清化汤、芳香饮、增损三黄石膏汤八方,以"重则泻之"为法则的加味凉膈散、增损大柴胡汤、增损双解散、增损普济消毒饮、加味六一顺气汤、解毒承气汤六方,再加上升降散一方,共计十五方,以治疫。

杨氏分析了三年化疫及其遣方用药,云:"乾隆九年甲子……寒水大运,证多阴寒治多温补。自兹已后,而阳火之证渐渐多矣。"乾隆九年是1744年,往前推3年是1741辛酉年,若该年运气失常,三年变大疫,丙辛主化寒水,证多阴寒治多温补。

六、清·余霖《疫疹一得》

余霖，字师愚，安徽桐城人，清代医家。余氏运用《内经》五运六气理论诊治疫病的临床实践经验详述于《疫疹一得》中，流传于世，广济后人。

疫疹与运气变化相关。余氏在《疫疹一得》中云："参合司天、大运、主气、小运，著为《疫疹一得》。"书中对五运配十干之年、六气为司天之步、南政北政、药之主宰、六十甲子详细阐述，提出气运变化失常导致疫疹发生及流行，如"夫五运六气，乃天地阴阳运行升降之常也。五运流行，有太过不及之异；六气升降，则有逆从胜复之差……一岁之中病症相同者，五运六气所为之病也"。疫疹之因为"此天时之疠气，人竟无可避者也。原夫至此之由，总不外乎气运。人身一小天地，天地有如是之疠气，人即有如是之疠疾"。

疫疹与运气之火毒有关。余氏指出疫疹的发生与君相二火失调变衍为火毒有关，他举例分析了乾隆戊子年，疫疹流行案甚是惨绝，一人得病，传染一家，大小同病，万人一辙，均表现为先恶寒后发热，头痛如劈，腰如被杖，腹如搅肠，呕泄兼作。余氏认为导致此病发生"总不外乎气运"，当年戊子年为火运太过之年，少阴君火司天，主气为少阳相火，二之气与三之气合行其令，且司天之少阴君火与主气之少阳相火客主加临，可知火热毒邪亢盛之程度，若医者此时仍遵伤寒之法治疫，岂不妄治？余氏还指出胃虚而感火毒疠气或感受四时不正之疠气也引起疫疹。

治疫疹宜据运气。余氏指出治疗疫疹要随气运变化采取不同治法，即"运气者，所以参天地阴阳之理，明五行衰旺之机，考气候之寒温，察民病之虚实，推加临补泻之法，施寒热温凉之剂。故人云：治时病不知运气，如涉海问津。"疫病用药参合每一岁主运客运、主气客气、南北政、寸尺不应、用药原则、药之主宰、治疗原则均与运气相应，如药之主宰即甲己岁甘草为君，乙庚岁黄芩为君，丁壬岁栀子为君，丙辛岁黄柏为君，戊癸岁黄连为君。一年为君，余四味为臣。

宗前人之效验，创清瘟败毒饮。余氏结合五运六气理论，认为"瘟毒火邪致疫"，惟有以寒胜热，以水克火之清热解毒法方能奏效，他从熊恁昭《热疫志验》中采用朱肱败毒散治疫得到启发，认为"疫疹因乎气运"，创制了清瘟败毒饮，主方中配以生石膏为君药的十四味中药，治疗一切火热之邪所引起的心烦、口干、咽痛、大热干呕、谵语、不寐、吐血、衄血、热盛发斑等症，无论病程为何阶段，皆以此方为主。余氏指出疫症之来，病如一辙，一岁之中病症相同，乃五运六气所为病。

七、清·萧霆《痧疹一得》

萧霆，字健恒，清代医家，著《痧疹一得》书中载方40首，其中，有35首方名叫解毒汤，书中方剂药味相同者又有大半，"盖以病邪相同，故用药不得独异也"。

痧疹由天地恶气所致。萧氏指出痧疹感天地之恶气所致，此恶气"非风非寒""其来也不睹不闻，感也不知不觉"，此恶气与人体正气相搏，正邪相争的结果决定是否发病，即"壮者正气一运邪气即退，怯者能感不能化，往往著而成病。"邪气"不由肌表而入，却从鼻窍入胃，所以郁而后发"，萧氏指出："重者不及药而即毙，轻者急用两解方痊。"

治痧先明岁气。萧氏指出治疗痧疹疫宜观察运气及季节气候，指出"治痧先明岁气"，"非时之气，互相传染，于岁气尤为吃紧"，指出医生不宜不审时令之寒热温凉，概以葛根、荆、防、牛蒡透肌解散治疗痧疹，云："治之亦必先看岁气。"

治痧之法宜据时令寒温。萧氏指出不同时令气候下，治疗痧疹之法亦不同，如天气严寒，肌肤密闭，痧疹难于发越之时，宜用麻黄解毒汤以"辛温透发"；天气温暖，肌窍空疏之时，痧疹易发散，宜用荆防解毒汤之类辛凉解散；若天令暄热之时，内外炎热，痧疹则易见重，宜以连翘解毒汤辛寒双解；天气时暖时寒，则宜以葛根解毒汤以辛平透肌，"慎勿误认伤寒，妄施汗下，以致逆其岁气，反伐天和"。

八、清·刘奎《松峰说疫》

刘奎，字文甫，号松峰，清代医家。刘奎精研《内经》《难经》及金元医家名著，对瘟疫证治独树一帜，著《松峰说疫》《温疫论类编》等，载方 382 首。

温疫有瘟、寒、杂三种。刘氏将疫病分为三种，即瘟疫、寒疫、杂疫。"疫……其病千变万化，约言之则有三焉。一曰瘟疫……二曰寒疫……三曰杂疫"，并指出治瘟疫有一定之法，而治杂疫却无一定之方。瘟疫，"夫瘟者，热之始，热者，温之终，始终属热症"，是感受温热邪气而致的外感发热性疾病。寒疫，"不论春夏秋冬，天气忽热，众人毛窍方开，倏而暴寒，被冷气所逼……感于风者有汗，感于寒者无汗"。此病与太阳伤风相似，但系天作之孽，众人所病皆同，且间有冬月而发疹者。杂疫，"其症则千奇百怪，其病则寒热皆有，除诸瘟、诸挣、诸痧瘴等暴怪之病外，如疟痢、泄泻、胀满、呕吐、喘嗽、厥痉、诸痛、诸见血、诸痈肿、淋浊、霍乱等疾，众人所患皆同者，皆有疠气以行乎其间"。故用平素治疗之法不效，必深究脉症。

治疫必明运气。刘氏指出治疗温疫应重视运气郁发及运气致疫，《松峰说疫》专设"五运五郁天时民病详解""五运详注""六气详注"篇。例如，论述五运郁发的天时民病和治法时，制方从治"郁"入手，如用竹叶导赤散"治君火郁为疫，乃心与小肠受病，以致斑淋吐衄血，错语不眠，狂躁烦呕，一切火邪等症"。

治疫善用八法。刘氏指出治疗瘟疫用解毒、针刮、涌吐、罨熨、助汗、除秽、符咒七法，并指出治疗瘟疫之宜忌和善后，以上八点称为"治疫八法"。《松峰说疫》云："所以瘟疫用药，按其脉症，真知其邪在某经……单刀直入批隙导窾"，指出用解毒、针刮、涌吐、罨熨、助汗、除秽、宜忌、符咒八法及时祛除病邪。其中，应用清热解毒之法，但不用芩、连、栀、柏；针刮法初感瘟疫用之更佳，不必待到瘟邪入里；涌吐之法不论瘟疫日数，主要用以发散邪气；罨熨之法使滞行邪散；助汗法以散邪治疫，指出瘟疫不知除秽，"纵服药亦不灵"；符咒法预防瘟疫其实质是通过心理暗示调动人体正气，以达到抵御邪气之目的。

九、清·吴瑭《温病条辨》

吴瑭（1757—1841），字配珩，号鞠通，清代医家。吴氏在《温病条辨》中运用五运六气之理总结了温病的始原、诊治方法及发病的运气条件等，使中医学外感温病辨治得到了完善。

温疫与二火相关，疫病寒温各异。吴氏指出温疫易发时段与客气少阴君火和少阳相火相关，指出温疫好发年份为辰戌、寅申、子午、巳亥之岁，温疫易发六气时段的客气均为少阴君火或少阳相火，云："辰戌之岁，初之气，民厉温病；卯酉之岁，二之气，厉大至，民善暴死；终之气，其病温。寅申之岁，初之气，温病乃起；丑未之岁，二之气，温厉大行，远近咸若。子午之岁，五之气，其病温。巳亥之岁，终之气，其病温厉。"吴氏将疫病分为温疫和寒疫，认为寒疫易发于寒水之岁，云："六气寒水司天在泉，或五运寒水太过之岁，或六气中加临之客气为寒水，不论四时，或有是证。"即年支为辰、戌、丑、未之年，或年干为丙即水运太过之年、或客气为太阳寒水的时段均易发寒疫，寒疫"其未化热而恶寒之时，则用辛温解肌；既化热之后，如风温证者，则用辛凉清热，无二理也。"

温疫宜三焦辨治。吴氏指出温疫是由于疫厉之气夹杂秽浊之气广泛流行而成，如"温疫者，厉气流行，多兼秽浊，家家如是，若役使然也。"治疗温疫要三焦辨证，太阴温疫主治宜桂枝汤、银翘散之类，阳明温疫主治宜白虎、承气之类，少阴温疫主治宜复脉汤之类。

伏暑与暑温，异名同病。吴氏从五运六气角度指出了伏暑的好发年份为年支子、午、丑、未之岁，治亦当三焦辨证，云："长夏受暑，过夏而发者，名曰伏暑。霜未降而发者少轻，霜既降而发者则重，冬日发者尤重，子、午、丑、未之年为多也。"子午之岁少阴君火司天，暑本于火，丑未之岁太阴湿土司天，暑得湿则易留滞人体之故；伏暑与体质相关，体质强壮者长夏不易感受暑邪，体质稍弱者出现片刻头晕即愈，体质再差些者则感邪即病，不即病者是气虚体质，因气虚不能驱暑邪外出，须待秋凉之气来驱散暑邪，气虚甚者，则必待深秋大凉或初冬微寒之时暑邪才能被驱出。

痘证辨治，关乎六气。吴氏指出痘本温病，与六气相关，子午卯酉之岁易发，云："议病究未透彻来路，皆由不明六气为病，与温病之源。""子午者，君火司天；卯酉者，君火在泉；人身之司君火者，少阴也。少阴有两脏，心与肾也。先天之毒，藏于肾脏……必待君火之年，与人身君火之气相搏，激而后发也。"治痘宜因时因人制宜，痘证七日前先清外感邪气，七日后以祛除胎毒为主，痘证禁用解表药。

十、清·王士雄《重订霍乱论》

王士雄，字孟英，号梦隐，清代医家。著《重订霍乱论》《温热经纬》等。《重订霍乱论》从病因病性、症状及治法等对霍乱予以论述，认为霍乱发病与五运六气变化相关，全书载方 62 首，用药 134 味。

霍乱与运气变化相关。王氏认为感受湿邪则易发生霍乱吐下，而不必拘泥于太阴湿土为司天在泉之时方可影响人体之说，其在《重订霍乱论》自序云："今避乱来上海，适霍乱大行，司命者罔知所措，死者实多。"分析该书写于 1862 年壬戌岁，岁运为木运太过之年，客气为太阳寒水司天、太阴湿土在泉。由于"岁木太过，风气流行，脾土受邪。民病飧泄食减，体重烦冤，肠鸣腹支满"，故"太阴所至为中满霍乱吐下"。王氏强调春分以后，秋分之前，受少阳相火、少阴君火、太阴湿土的影响，天之热气下降，地之湿气上腾，人处于气交之中，湿热之气从口鼻侵入人体，可致气机升降失常而发霍乱。

霍乱寒热之性与运气相关。王氏提出霍乱之热证是由于"土郁之发""不远热"，提出"诸郁之发，必从热化。土郁者，中焦湿盛，而升降之机乃窒"。王氏据《内经》理论，提出患霍乱之昏闷、抽搐、烦躁不安、转筋、小便浑浊、呕吐物酸臭、暴注下迫等均是感受火热之邪所致，还提出暑邪亦可致霍乱，指出"凡霍乱盛行，多在夏热亢旱酷暑之年，则其证必剧，自夏末秋初而起，直至立冬后始息"。霍乱之寒证大多是脾胃素虚之人，又逢岁土不及之年，中阳不足，虚寒湿偏盛，导致泄泻、呕吐而为霍乱，"寒霍乱多见于安逸之人，以其深居静处，阳气不伸，坐卧风凉，起居任意，冰瓜水果，恣食为常，虽在盛夏之时，所患多非暑病"。

霍乱之治亦不离运气之理。王氏依据《素问·六元正纪大论》"土郁发之，为呕吐霍乱"之理治疗霍乱，若其病因为暑秽，或饮食停滞，则用燃照汤，或用连朴饮；若因骤伤饱食，则用驾轻汤、致和汤；因嗜食醇酒膏粱，湿热从内而生，则用栀豉汤、连朴饮，苦辛以泄热。若外感暑热，则依据《素问·六元正纪大论》"不远热则热至，热至则身热，吐下霍乱"之理，用白虎汤、六一散，甘寒以清热。对于寒证，王氏依据《素问·气交变大论》"岁土不及，民病飧泄霍乱""岁土不及，则脾胃素虚之人，因天运而更见其虚"，可用理中丸、五苓散等。

十一、清·雷丰《时病论》

雷丰，字少逸，清代医家，其著《时病论》以论四时病为主阐述伏邪与新感，每卷后附医案。

时病与运气关系密切。雷氏在《时病论》中云："春时病温，夏时病热，秋时病凉，冬时病寒，何者为正气，何者为不正气，既胜气复气，正化对化，从本从标，必按四时五运六气而分治之，名为时医。是为时医必识时令，因时令而治时病，治时病而用时方，且防其何时而变，决其何时而解，随时斟酌，此丰时病一书所由作也。"认为诊治时病必按五运六气而分治之。

四时伏气致病各异。雷氏指出春时伏气致病分为春温、风温、温病、温毒及晚发5种，此五者发病在夏至之前，指出了冬寒致春温诸证的11种治法及10首方剂。春伤于风不即病，至夏则为飧泄、洞泄，将痢分为风痢、寒痢、热痢、湿痢、噤口痢、水谷痢、休息痢、五色痢，列出13种治法，12首方剂。夏伤于暑至秋为疟，将疟分为暑疟、风疟、寒疟、湿疟等16种，伏暑、秋暑一并归秋疟类；又据病因将疟分为暑疟、风疟、寒疟、湿疟、温疟、瘴疟、痰疟、食疟，根据寒热多少分为：瘅疟、牝疟；根据症状分为疫疟、鬼疟、虚疟；根据患病时间分为劳疟、疟母、三日疟，后附22种治法，16首方剂。秋伤于湿，冬生咳嗽，将此种伏邪所致咳嗽分为痰嗽和干咳，后附4种治法，7首方剂。

新感与伏气致病有别。雷氏认为春季春伤于风即病者有伤风、冒风、中风、风寒、风热、风温、寒疫七种，指出了9种治法，18首方剂。夏季伤暑有"伤暑、冒暑、中暑之分，且有暑风、暑温、暑咳、暑瘵之异"，霍乱、痧气、秽浊三者也属暑气所致病证，指出17种治法，23首方剂。秋伤于湿致病者有伤湿、中湿、冒湿、湿热、寒湿、湿温六种，提出13种治法，12首方剂，还提出"燥气侵表，病在乎肺，入里病在肠胃"。冬伤于寒即病者分为伤寒、中寒、冒寒，并将冬温在其后列出，指出8种治法，9首方剂。

十二、清·陈虬《瘟疫霍乱答问》

陈虬，字庆宋，号子珊，清代医家，著《瘟疫霍乱答问》。该著以答问形式对霍乱的病因、治法及预防等予以阐述，附18首方剂用以治疗霍乱，其方均从《伤寒杂病论》《备急千金要方》化裁而出。

霍乱乃疫虫所致。陈氏指出霍乱因疫虫引发并传染，陈氏发现古代医家许多治疗霍乱的中药都具有杀虫作用，如桃叶、石榴皮、马齿苋、川椒、雄黄等。陈氏曰："范汪麝香丸，疗天行热毒，明言当下细虫，如布丝缕大，或长四五寸，黑头锐尾。"

霍乱与运气地域时令相关。陈氏指出霍乱发生与五运六气关系密切，云："本年疫病，何以发霍乱"，"当推五运六气知之"，并分析了光绪二十八年（1902）壬寅年霍乱，是年木运太过，同天符之岁，司天为少阳相火，在泉为厥阴风木；夏秋之际的二运、三运之主客运皆为火土，主客气的三之气皆属少阳相火，主气四之气为太阴湿土，客气四之气为阳明燥金，故夏秋之时发为霍乱，认为"皆系木火相煽，土木相忤，故病发于此时，木邪克土，乃成霍乱"，又云："不遇刑冲克合则不发，虽发亦不甚"，即运气相合，无相克则不易发病，或虽病亦较轻，陈氏还指出霍乱轻重与地域时令相关，曰："本年五月，七赤入中宫，五黄到震木，上克土，本方为杀气方，故偏东如沪闽等处独甚。六月六白入中宫，二黑到坎，下克本方，则壬子癸为死气方，故京都独盛。"霍乱在五、六、七三个月发病剧烈的原因是"五月丙午、六月丁未、七月戊申知之，盖寅午半会，丁壬作合，寅申相冲也"。

霍乱热多寒少兼毒。陈氏指出霍乱热多寒少且兼毒，虽然有的霍乱初起有肢厥、爪甲唇面皆青类似寒证的表现，其实质乃由热引，即"热深厥深"，云："医家所以不可不读《内经》诸书，预详本年运气，应发何病，则临证方有把握"，进一步指出"疫非仅热，实兼有毒"故提出重用清热解毒药，其中以白头翁使用最多，剂量上指出重病用大剂且中病即止，煎药用地浆水、雪水、阴阳水；治疗除药物外，还可配针刺或刮痧等，饮食调护可预防霍乱。

重视草药收采时节。陈氏秉承《内经》司岁备物理念，重视草药收采时节，如益母草以端午午时者采尤佳，东引桃根清明采者尤佳，马齿苋六月六日采者尤良，柏叶元旦中南向者尤佳，指出若仓促间没有准备按节气收采的药物，可以用近期采摘的药物，但"不若如法修合者，力量较大而灵异耳"。

第六节　运气理论运用验案

一、罗谦甫己巳岁治参政商公案

【医案】罗谦甫治参政商公，年六旬余。原有胃虚之证，至元己巳夏上都住，时值六月，霖雨大作，连日不止，因公务劳役过度，致饮食失节，每旦则脐腹作痛，肠鸣自利，须去一二行，乃少定，不喜饮食，懒于言语，身体倦困。罗诊其脉，沉缓而弦，参政以年高气弱，脾胃素有虚寒之证，加之霖雨，及劳役饮食失节，重虚中气。《难经》云：饮食劳倦则伤脾，不足而往，有余随之。若岁火不及，寒乃大行，民病鹜溏。今脾胃正气不足，肾水必挟木势，反来侮土，乃薄所不胜，乘所胜也。此疾非甘辛大热之剂，则不能泻水补土_{舍时从症}。虽夏暑之时，有用热远热之戒。又云：有假者反之，是从权而治其急也。《内经》云：寒淫于内，治以辛热。干姜、附子，辛甘大热，以泻寒水，用以为君，脾不足者，以甘补之，人参、白术、甘草、陈皮，苦甘温，以补脾土，胃寒则不欲食，以生姜、草豆蔻辛温，治客寒犯胃，厚朴辛温，厚肠胃，白茯苓甘平，助姜附以导寒湿，白芍药酸微寒，补金泻木，以防热伤肺气为佐也，不数服良愈。（《名医类案》，人民卫生出版社）

【按语】己巳年，己为阴土，则本年中运为土运不及，风木之气偏盛，同时上半年为厥阴风木司天，主运土受风木克制，下半年少阳相火在泉，火气主事。患者本有胃虚之证，时值六月上半年，厥阴风木盛行，克伤脾胃。适逢霖雨大作，连日不止，因公务劳役过度，致饮食失节，脾胃本来虚弱，大雨连连，脾阳被湿邪扼制，导致脾胃更虚弱，又有湿邪所困。故治疗宜健脾和胃、温阳化湿，医者用干姜、附子，辛甘大热药物温阳化湿，生姜、草豆蔻辛温，温补脾胃，用甘味人参、白术补益脾胃之气，所以数剂药物即可治愈。

二、丙寅湿瘟案

【医案】至元丙寅六月，时雨霖霪，人多病湿瘟。真定韩君祥，因劳役过度，渴饮凉茶，及食冷物，遂病头痛，肢节亦疼，身体沉重，胸满不食。自以为外感内伤，用通圣散二服，添身体困甚。医以百解散发其汗_汗。越四日，以小柴胡汤二服，复加烦热躁渴。又六日，以三承气汤下之_下。躁渴尤甚。又投白虎加人参、柴胡饮子之类_清。病愈增，又易医，用黄连解毒汤、朱砂膏、至宝丹之类，至十七日后，病势转增，传变身目俱黄，肢体沉重，背恶寒，皮肤冷，心下痞硬，按之则痛_{心下痛，按之硬，手少阴受寒，足少阴血滞，执按之而痛为实，则误}，眼涩_{眼涩为湿毒}不欲开，目睛不了了，懒言语，自汗，小便利，大便了而不了_{此痞痛，按之痛为阴症，故小便利，大便了而未了，理中汤佳}。罗诊其脉紧细_寒，按之空虚_下

焦无阳也，两寸脉短，不及本位。此证得之因时热而多饮冷，加以寒凉寒药过度，助水乘心，反来侮土，先因其母，后薄其子。经曰：薄所不胜，乘所胜也。时值霖雨，乃寒湿相合，此为阴症发黄明也。身无汗，际颈而还，小便不利，则发黄。今身自汗，小便利而发黄，明属寒湿。罗以茵陈附子干姜汤主之茵陈附子干姜汤：附子、干姜、半夏、草豆蔻、白术、陈皮、泽泻、枳实、茵陈、生姜。《内经》云：寒淫于内，治以甘热，佐以苦辛。湿淫所胜，平以苦热，以淡渗之，以苦燥之。附子、干姜辛甘大热，散其中寒，故以为主，半夏、草豆蔻辛热，白术、陈皮苦甘温，健脾燥湿，故以为臣，生姜辛温以散之，泽泻甘平以渗之，枳实苦微寒，泄其痞满，茵陈苦微寒，其气轻浮，佐以姜、附，能去肤腠间寒湿而退其黄，故为佐使也。煎服一两，前症减半，再服悉去。又与理中汤服之，数日，气得平复。或者难曰：发黄皆以为热，今暑隆盛之时，又以热药，治之而愈，何也？此辨不可少罗曰：主乎理耳。成无己云，阴证有二，一者始外伤寒邪，阴经受之，或因食冷物，伤太阴经也。一者始得阳症，以寒治之，寒凉过度，变阳为阴也。今君祥因天令暑热，冷物伤脾，过服寒凉，阴气太胜，阳气欲绝，加以阴成寒湿相合发而为黄也。仲景所谓当于寒湿中求之。李思顺云：解之而寒凉过剂，泻之而逐寇伤君。正以此耳。圣贤之制，岂敢越哉？或曰：洁古之学，有自来矣。（《名医类案》，人民卫生出版社）

【按语】丙寅之年，丙为阳水，本年中运为水运太过，寒气偏盛，寅年为少阳相火司天，上半年火气主事，下半年厥阴风木在泉，风气主事。运气结合，则可知寒气、热气和风气是本年气候特点。患者因热而多饮冷，丙寅为水太过，寒气偏盛，再加以寒凉用药过度，助水乘心，反来侮土，时值霖雨，乃寒湿相合，湿困脾胃，少阳相火司天，上半年火气主事，下半年风木在泉，湿与火气相和，熏蒸肝胆，风木盛行，肝气疏泄过度，导致胆汁外溢，所以"传变身目俱黄，肢体沉重，背恶寒，皮肤冷，心下痞硬，按之则痛"。罗以茵陈附子干姜汤主之。煎服一副，前症减半，再服悉去。又与理中汤服之，数日，气得平复。

三、刘宗厚治赵显宗病伤寒案

【医案】刘宗厚治赵显宗病伤寒，至六七日，因服下药太过，致发黄。其脉沉细迟无力，皮肤凉，发躁阴极发躁，欲于泥中卧，喘呕，小便赤涩。先投茵陈橘皮汤次第用药之法，喘呕止。次服小茵陈汤半剂，脉微出脉微出者生，不欲于泥中卧。次日，又服茵陈附子汤半剂，四肢发热，小便二三升用附子而小便长，当日中，大汗而愈。似此治愈者，不一一录。凡伤寒病黄，每遇太阳，或太阴司天岁，若下之太过，往往变成阴黄。盖辰戌，太阳寒水司天，水来犯土。丑未，太阴湿土司天，土气不足，即脾胃虚弱，亦水来侵犯，多变此证也。（《名医类案》，人民卫生出版社）

【按语】辰戌，太阳寒水司天，下半年太阴湿土在泉，水来犯土。丑未，太阴湿土司天，下半年，太阳寒水在泉，寒气主事，土气不足，即脾胃虚弱，亦水来侵犯。故"凡伤寒病黄，每遇太阳，或太阴司天岁，若下之太过，往往变成阴黄"。刘宗厚治以先投茵陈橘皮汤，治其喘呕，继服小茵陈汤，消除烦躁，后服茵陈附子汤，温中健脾化湿退黄。

四、张意田治乙酉岁病厥案

【医案】张意田乙酉岁治一人，忽患泄泻数次，僵仆不省，神昏目瞪，肉瞤口噤，状若中风。脉之沉弦而缓，手足不冷，身强无汗，鼻色青，两颊红，此肝郁之复也。用童便、慈葱热服稍醒，继以羌活、防风、柴胡、钩藤、香附、栀子之属，次用天麻白术汤，汤加归、芍、丹、栀而愈。或问：肝郁之复，其故云何？曰：运气不和，则体虚人得之。本年阳明燥金司天，金运临酉为不及，草木晚荣，因去冬晴阳无雪，冬不潜藏。初春，乘其未藏，而草木反得早荣矣。燥金主肃杀，木虽达而金胜之，故近日梅未标而吐华，密霰凄风，交乱其侧，木气郁极，则必思复，经所谓偃木飞沙，筋骨掉眩，风热之气，陡然上逆，是为清厥。今其脉沉弦而缓，乃风木之热象，因审量天时，用童便慈葱，使之速降浊阴，透转清阳，则神气自清。用羌、防等以舒风木，香附、栀子解汗而清郁火，再用天麻白术汤加归、芍、丹、栀，培土清火，畅肝木以成春，虽不能斡旋造化，亦庶几不背天时也已。（《续名医类案》，人民卫生出版社）

【按语】乙酉之岁，金运不及，全年火气偏盛，酉年为阳明燥金司天，上半年燥气主事；下半年少阴君火在泉，火气主事。运气结合，则可知燥气和火气为全年气候特点。金不能克制肝木，肝木郁极生火，再加火气为全年主气，同气相求，加重了患者肝郁化火之事，故发生"僵仆不省，神昏目瞪，肉瞤口噤，状若中风"等症，治疗以疏肝解郁、清热息风。

五、易思兰治宗室毅斋案

【医案】易思兰治宗室毅斋，年五十二，素乐酒色。九月初，忽倒地，昏不知人，若中风状，目闭气粗，手足厥冷，身体强硬，牙关紧闭。有以为中风者，有以为中气中痰者，用乌药顺气散等药俱不效。又有作阴治者，用附子理中汤，愈加痰响。五日后召易，诊六脉沉细紧滑，愈按愈有力，问曰：此何病？曰：寒湿相搏痉病也。痉属膀胱，当用羌活胜湿汤主之。先用稀涎散一匕，吐痰一二碗，昏愦即醒，随进胜湿汤六剂全愈。以八味丸调理一月，精神复常。其兄宏道问曰：病无掉眩，知非中风，然与中气中痰夹阴，似亦无异，何以独以痉名之？夫痉缘寒湿而成，吾宗室之家，过于厚暖有之，寒湿何由而得？易曰：运气所为，体虚者得之。本年癸酉，戊癸化火，癸乃不及之火也。经曰：岁火不及，寒水侮之，至季夏土气太旺，土为火子，子为母复仇，土来制水。七月八月土气是湿，客气是水，又从寒水之气，水方得令，不服土制，是以寒湿相搏，太阳气郁而不行。其症主脊背项强，卒难回顾，腰似折，项似拔，乃膀胱经痉病也。宏道曰：痉缘寒湿而成，乌药顺气等药，行气导痰去湿者也，附子理中去寒者也，何以不效？用胜湿汤何以速效？易曰：识病之要，贵在认得脉体形症。用药之法，全在理会经络运气，脉症相应，药有引经，毋伐天和，必先岁气，何虑不速效耶？夫脉之六部俱沉细紧滑，沉属里，细为湿（此句可疑。《脉诀》以濡为湿，并无以细为湿之说），紧为寒中，又有力而滑，此寒湿有余而相搏也。若虚脉之症，但紧细而不滑。诸医以为中风，风脉当浮，今不浮而沉，且无眩掉等症，岂是中风。以为中气、中痰，痰气之脉不紧，今脉紧而体强直，亦非中气、中痰，故断为痉病。前用乌药、附子理中汤，去寒不能去湿，去湿不能去寒，又不用引经药，何以取效？胜湿汤：藁本、羌活，乃太阳之主药，通利一身百节，防风、蔓荆能胜上下之湿，独活散少阴肾经之寒，寒湿既散，病有不瘳者乎？（《续名医类案》，人民卫生出版社）

【按语】癸酉之年火运不及，上半年阳明燥金司天，燥气主事；下半年少阴君火在泉，火气主事。运气结合，则可知寒气、燥气和火气为全年气候特点。岁火不及，寒水侮之，至季夏土气太旺，土为火之子，子为母复仇，土来制水，寒湿相搏，太阳气郁而不行。故用胜湿汤辛温发散以祛寒化湿、通利百节、疏通经络，而痉自止。

六、张意田治戊寅发热案

【医案】张意田治一人，戊寅三月间，发热胸闷不食，大便不通，小便不利，身重汗少，心悸而惊。予疏散消食药，症不减，更加谵语叫喊。诊其脉弦缓，乃时行外感，值少阳司天之令，少阳证虽少，其机显然，脉弦发热者，少阳本象也。胸闷不食者，逆于少阳之枢分也。少阳三焦内合心包，不解则烦而惊，甚则阳明胃气不和而谵语，少阳循身之侧，枢机不利，则身重而不能转侧，三焦失职，则小便不利，津液不下，则大便不通。此症宜以伤寒例，八九日下之，胸满烦

惊，小便不利，谵语，一身尽重，不可转侧者，柴胡加龙骨牡蛎汤主之。如法治之，服后果愈。（《续名医类案》，人民卫生出版社）

【按语】戊寅之年，火运太过，本年热气偏盛，寅年为少阳相火司天，上半年火气主事，下半年厥阴风木在泉，风气土事。运气结合，则可知火气和风气为全年气候特点。患者外感，值少阳司天之令，少阳三焦内合心包，不解则烦而惊，甚则阳明胃气不和而谵语，少阳循身之侧，枢机不利，则身重而不能转侧，三焦失职，则小便不利，津液不下，则大便不通。治以柴胡加龙骨牡蛎汤主之，服后而愈。

七、丁酉头痛恶风案

【医案】刘云密曰：丁酉腊，人病头痛恶风，鼻出清涕，兼以咳嗽痰甚，一时多患此。用冬时伤风之剂而愈者固多，然殊治者亦不少。盖是年君火在泉，终之气，乃君火，客气为主气寒水所胜。经曰：主胜客者逆。夫火乃气之主，虽不同于伤寒之邪入经，然寒气已逆而上行，反居火位，火气不得达矣。所以虽同于风，投以风剂如羌活辈则反剧，盖耗气而火愈虚也。至于桂枝汤之有白芍，固不得当，即桂枝仅泄表实，而不能如麻黄能透水中之真阳以出也。故愚先治其标，用干姜理中汤佐五苓散，退寒痰寒水之上逆。乃治其本，用麻黄汤去杏仁；佐以干姜、人参、川芎、半夏，微微取汗。守此方因病进退而稍加减之，皆未脱麻黄，但有补剂，不取汗矣。病者乃得霍然。（《续名医类案》，人民卫生出版社）

【按语】丁酉年，中运为木运不及，全年燥气偏盛，酉年为阳明燥金司天，上半年燥气偏盛；下半年少阴君火在泉，火气偏盛。运气结合，则可知燥气和火气为全年气候特点。本年主气少阳相火，客气阳明燥金，火克金，主克客，上半年为阳明燥金司天，此金可助客气之金，客气之金盛便可与主气少阳相火相争。而秋冬五气，主气阳明燥金，客气厥阴风木，金克木，主克客，下半年为少阴君火在泉，此火可克制主气金，主气受制则无力克制客气木。终气，主气太阳寒水，客气少阴君火，水克火，主克客，为不相得中之逆，患者在丁酉年腊月，感受寒邪，头痛恶风，鼻出清涕，兼以咳嗽痰甚，再加主气太阳寒水，所以用风剂和桂枝不足以祛邪，而以干姜理中汤佐五苓散，退寒痰寒水之上逆。用麻黄汤去杏仁，佐以干姜、人参、川芎、半夏，微微取汗，治其本。

八、雍正癸丑时毒疫气案

【医案】雍正癸丑，疫气流行，抚吴使者属叶天士制方救之。叶曰：时毒疠气，必应司天。癸丑湿土气化运行，后天太阳寒水，湿寒合德，挟中运之火流行，气交阳光不治，疫气大行。故凡人之脾胃虚者，乃应其疠气，邪从口鼻皮毛而入，病从湿化者，发热目黄，胸满丹疹泄泻，当察其舌色，或淡白，或舌心干焦者，湿邪犹在气分，甘露消毒丹治之。若壮热旬日不解，神昏谵语斑疹，当察其舌绛干光圆硬，津涸液枯，是寒从火化，邪已入营矣。用神犀丹治之。甘露消毒丹方：飞滑石十五两，淡黄芩十两，茵陈十一两，藿香四两，连翘四两，石菖蒲六两，白蔻仁四两，薄荷四两，木通五两，射干四两，川贝母五两，生晒研末，每服三钱，开水调下，或神曲糊丸如弹子大，开水化服亦可。神犀丹方：犀角尖六两，生地一斤熬膏，香豆豉八两熬膏，连翘十两，黄芩六两，板蓝根九两，银花一斤，金汁十两，元参七两，花粉四两，石菖蒲六两，紫草四两，即用生地、香豉、金汁捣丸，每丸三钱重，开水磨服，二方活人甚众，时比之普济消毒饮云。（《续名医类案》，人民卫生出版社）

【按语】癸丑年，中运为火运不及，全年寒水之气偏盛，丑年为太阴湿土司天，上半年湿气主事；下半年太阳寒水在泉，寒气主事。挟中运之火流行，气交阳光不治，疫气大行。邪从口鼻皮毛而入，病从湿化者。若寒从火化，邪已入营分，则神昏谵语斑疹。叶氏用甘露消毒丹治邪在气分，神犀丹治疗营血以开窍醒神，立竿见影。

九、沈明生治妇人咳嗽发热案

【医案】沈明生治沈翰臣妇咳嗽发热，或认为不足，遽用六味地黄汤，以滋阴分，既而咳逆更剧。诊之脉浮且数，风热干乎肺家，宜用疏表之剂。服下遍身发出红疹，二剂咳差缓，而仍未透。更用辛凉等味，以清表热，仍嗽，复作泻不已。咸归咎寒凉。沈笑曰：非也。肺受风邪，邪变为热，经云：邪并于阳，则阳热而阴虚。始则疹在欲出未出之际，火上炎于手太阴而作嗽。今则疹在欲收未收之时，热下移于手阳明而作泻。是属斑疹家常候，何足怪乎？行且止矣。果越两日，而嗽宁泻止，身凉疹退。按：斑疹之候虽异，斑疹之治略同。是岁丁未湿土司天，而春夏之交，燥旱殊甚，盖犹袭乎昨岁燥金在泉之余气耳。是以初当凉解，而不利乎温散，次当寒润，而不利于温补。六味地黄丸之属虽若相宜，然质浊味厚，不唯不能达表，抑且锢蔽外邪，施诸疹退而余热未清之时，稍为近理。今初热始嗽，辄为用之，是非滋阴，乃滋害也。况以丸为汤，已非古人本意，而专投泛用，尤乘病变之机，自来善用六味者（何曾善用，止可谓之滥用），无过薛立斋。假使九原可作，视近日之汤法盛行，能无掩口胡卢哉。（《续名医类案》，人民卫生出版社）

【按语】丁未之年，本年为木运不及，全年燥气偏盛，未年为太阴湿土司天，上半年湿气主事，下半年太阳寒水在泉，寒气主事。春夏之交，燥旱殊甚，盖犹袭乎昨岁燥金在泉之余气耳，初当凉解，而不利乎温散，六味地黄恋邪，诸疹退而余热未清。故沈曰：肺受风邪，邪变为热，要以疏散风热为主，而嗽宁泻止，身凉疹退。

十、易思兰治仲秋便秘案

【医案】易思兰治一儒官，仲秋末患便秘症。初因小便时秘，服五苓散、八正散、益元散俱不效。一医诊得二尺俱无脉，作下元阴虚水涸，用八味丸治之，日一服。三日大便亦秘，口渴咽干，烦满不睡，用脾约丸、润肠丸，小便日数十次，唯点滴而已，大便连闭十日，腹满难禁。众议急用三一承气汤下之，服后微利随闭，又加小腹绕脐满痛。复用舟车丸、遇仙丹，每空心一服，日利三五次，里急后重，粪皆赤白。如此半月，日夜呻吟，唯饮清米饮及茶盂许。九月终，易诊之，两寸沉伏有力，两关洪缓无力，两尺不见。易曰：关尺无恙，病在膈上，此思虑劳神气秘病也。以越鞠汤投之，香附醋炒一钱，苏梗、连翘、山栀、川芎各六分，苍术、黄芩各八分，神曲一钱，桔梗四分，枳壳五分，甘草三分，服一盂，嗳气连出，再一盂大小便若倾，所下皆沉积之物，浑身稠汗。因进姜汤一盂，就榻熟睡，睡觉觅粥。次早复诊，六脉无恙。调理气血，数日全愈。易自注曰：人身之病上下表里，虽有不同，不过一气为之流通耳。气之通塞，均于脉息辨之。今两尺皆无，众以为如树之无根，不知今年己卯燥金司天，君火在泉，己土运于中，正是南面以象君位，君火不行，两尺不相应，今两尺隐然不见，正为得卯年之令。若尺脉盛于寸，则为尺寸反矣。《经》曰：尺寸反者死。岂八味丸所能治乎。然而里急后重，赤白相杂，痛则欲解，有似乎滞下，但滞下之脉，见于两关，今关脉不浮不紧不数，其非滞下明矣。既非滞下，而用承气、舟车、遇仙等药，则元气大伤，而病愈增矣。其病源在上焦气秘，而下焦不通也。心脉居上，两寸之脉当浮，今不浮而沉，下手脉沉便知是气，气郁不行，则升降失职，是以下窍秘结，二便不顺，吸门不开，幽门不通，正此谓也。譬如注水之器，闭其上窍，则下窍不通，水安从出。用香附之辛，以快滞气，苏梗通表里之窍，连翘辛香升上，以散六经之郁火，苍术、神曲健脾导气，散中结于四肢，炙甘草以和中，少加桔梗，引黄芩、枳壳荡涤大肠之积，山栀去三焦屈曲之火而利小肠，川芎畅达肝木，使上窍一通，则下窍随开，表气一顺，则里气自畅。是以周身汗出，二便俱利，正所谓一通百通也。气秘者病之本，便闭者病之标，专治其本，故见效速也。（《续名医类案》，人民卫生出版社。）

【按语】己卯之年，土运不及，全年风气偏盛，卯年为阳明燥金司天，上半年燥气主事，下半年少阴君火在泉，火气主事。运气结合，则可知风气、燥气和火气是全年气候特点。有的医者不知今年己卯燥金司天，君火在泉，己土运于中，正是南面以象君位，君火不行，两尺不相应，今两尺隐然不见，正为得卯年之令。心脉居上，两寸之脉当浮，今不浮而沉，下手脉沉便知是气，气郁不行，则升降失职，是以下窍秘结，二便不顺，吸门不开，幽门不通。用香附之辛，以快滞气，苏梗通表里之窍，连翘辛香升上，以散六经之郁火，苍术、神曲健脾导气，散中结于四肢，少加桔梗，引黄芩、枳壳荡涤大肠之积，山栀去三焦屈曲之火而利小肠，川芎畅达肝木。气秘为本，便闭为标，治其本，则速效。

十一、乾隆戊子疫疹流行案

【医案】乾隆戊子年，吾邑疫疹流行，一人得病，传染一家，轻者十生八九，重者十存一二，合境之内，大率如斯。初起之时，先恶寒而后发热，头痛如劈，腰如被杖，腹如搅肠，呕泻兼作。大小同病，万人一辙。有作三阳治者，有作两感治者，有作霍乱治者。迨至两日，恶候蜂起，种种危症，难以枚举。如此而死者，不可胜计。此天时之疠气，人竟无可避者也。原夫至此之由，总不外乎气运。人身一小天地，天地有道如是之疠气，人即有如是之疠疾。缘戊子岁少阴君火司天，大运主之，五六月间，又少阴君火，加以少阳相火，小运主之，二之气与三之气合行其令，人身中只有一岁，焉能胜烈火之亢哉？医者不按运气，固执古方，百无一效，或有疑而商之者，彼即朗诵陈言，援以自正。要之执伤寒之法以治疫，焉有不死者乎？是人之死，不死于病而死于药，不死于药而竟死于执古方者之药也。予因运气，而悟疫症乃胃受外来之淫热，非石膏不足以取效耳！且医者意也，石膏者寒水也，以寒胜热，以水克火，每每投入百发百中。五月间余亦染疫，凡邀治者，不能亲身诊视，叩其症状，录受其方，互相传送，活人甚众。（《疫疹一得》，中国中医药出版社。）

【按语】戊子之岁，岁运火运太过，司天少阴君火，运气相合，火热为全年气候特点。戊子年，又为天符年，天符年气候变化剧烈，"其病速而危"。小满至大暑又加以少阳相火用事，热胜愈烈。疫疹证候表现虽似错综，但余氏认为与值年、当令运气变化密切相关，断为此疫症及胃受外来之淫热，认为非石膏不足以取效。石膏，寒也，以寒胜热，以水克火，故百发百中。

十二、火郁之发少气疮疡痈肿案

【医案】火郁之发天时：太虚曛翳，大明不彰，炎火行，大暑至，山泽燔燎，材木流津，广厦腾烟，土浮霜卤，止水乃减，蔓草焦黄_{风行惑言，风热交炽，人言乱惑}。湿化乃后，火本旺于夏，其气郁，故发于申未之四气。四气者，阳极之余也。民病：少气_{壮火食气}。疮疡痈肿_{火能腐物}。胁腹胸背，头面四肢，䐜愤胪胀，疡痱_{阳邪由余}。呕逆_{火气冲上}。瘛疭_{火伤筋}。骨痛_{火伤骨}。节乃有动_{火伏于节。注下火在肠胃。温疟，火在少阳。腹暴痛，火实于腹}。血溢流注_{火入血分}。精液乃少_{火烁阴分}。目赤_{火入肝}，心热_{火入心}。甚则瞀闷_{火炎上焦}。懊憹_{火郁膻中}。善暴死_{火性急速，败绝真阴}。此皆火盛之为病也。

治法：火郁发之。发者，发越也。凡火郁之病，为阳为热。其脏应心与小肠三焦，其主在脉络，其伤在阴。凡火所居，有结聚敛伏者，不宜蔽遏，故因其势而解之散之，升之扬之，如开其窗，如揭其被，皆谓之发，非仅发汗也。

竹叶导赤散　治君火郁为疫，乃心与小肠受病，以致斑淋吐衄血，错语不眠，狂躁烦呕，一切火邪等症。

生地_{二钱}　木通_{一钱}　连翘_{一钱去隔}　大黄_{一钱}　栀子_{一钱}　黄芩_{一钱}　黄连_{八分}　薄荷_{八分}

水煎，研化五瘟丹服。（《松峰说疫》，学苑出版社）

【按语】火气被郁，至极乃作。从岁运来看，火郁有两种情况：一是水运太过之年，水乘火而产生火郁现象，二是火运不及之年，水乘火而产生火郁现象。从岁气来看，二之气少阴君火或三之气少阳相火用事之时，若客气是太阳寒水，则客胜主而发生火郁现象。火郁之极会因郁而发，反侮其所不胜之气，出现火气郁发、火气偏胜的气候、物候及疾病表现。治疗应遵循"火郁发之"之法则，发越被郁之火邪。导赤散清心利水养阴通淋，主治心经火热或移于小肠所致的心胸烦热、疮疡痛肿等，善治火郁之疫，以及一切火邪之症。方加竹叶增强清热除烦之功效。

十三、风木司天痘疹案

【医案】某男，风木司天之年，又当风木司令之候，风木内含相火，时有痘疹。无论但受风温身热而不发痘，或因风温而竟发痘，或发斑疹，皆忌辛温表药，惟与辛凉解肌透络为稳。此时医所不知，盖风淫所胜，平以辛凉，佐以苦甘，此《内经》正法也。银花_{三钱}、苦桔梗_{三钱}、薄荷_{八分（汗多不用）}、连翘_{三钱}、牛蒡子_{一钱五分}、桑叶_{三钱}、芥穗_{一钱}、鲜芦根_{五钱}、甘草_{一钱}，二帖（《吴鞠通医案》，上海科学技术出版社）

【按语】该病发于厥阴风木司天之年，风为阳邪，风木内含相火，易致风胜为病。表现为风热为患。"风淫所胜，平以辛凉，佐以苦甘"，选用薄荷、金银花、桑叶、连翘等味辛性凉之品，佐以苦味之桔梗、甘味之甘草等进行治疗，提供了临床上运用五运六气理论指导处方用药的范例。

十四、丙申相火司天为病案

【医案】文学陈云扬母，年六旬余矣，以体肥畏暑喜迎风坐。忽仆地，扶起而病下血者两旬日。医皆作痢治，无验。延予至已不省人事，面色黧悴，痰声如雷。诊得脉沉浮如线，予谓此属相火之气，为风邪拂郁，并于肠胃，故下血耳。先贤有云：凡病人日数虽多，但见脉浮者，其邪尚在表，犹当取汗。然夏令表剂莫妙于香薷饮者，疏原方与之一剂而已知人事，再服而诸疾脱然矣，脉之不爽也如此。

【按语】申年的司天之气为少阳相火，患病时间为暑热最盛之季夏，时值客气三之气少阳相火之时。该患者体素肥怕热，少阳相火当令之时，感受风邪，少阳相火之气被风邪所引，风火痰交结，并于肠胃，故昏仆、痰声如雷，但脉象浮，说明邪尚在表，当发汗解表。（《运气商》，中医古籍出版社）

十五、戊子火运目赤案

【医案】李民范，目常赤。至戊子年火运，君火司天，其年病目者，往往暴盲，运火炎烈故也。民范是年目大发，遂遇戴人，以瓜蒂散涌之，赤立消。不数日，又大发，其病之来也，先以左目内眦，赤发牵睛，状如铺麻，左之右，次锐眦发，亦左之右。赤贯瞳子，再涌之又退。凡五次，交亦五次，皆涌。又刺其手中出血，及头上、鼻中皆出血，上下中外皆夺，方能战退。然不敢观书及见日。张云：当候秋凉再攻则愈，火方旺而在皮肤，虽攻其里无益也。（《儒门事亲集

要》，辽宁科学技术出版社）

【按语】本例病发于戊子年，中运为火运太过，少阴君火司天，戊子年运气相合，应天为天符，火热偏胜，炎暑流行，发病多为火热炽盛，病情急重。火气通于心，易于灼伤血脉，故见目内白睛红赤，血灌瞳仁，反复发作。张子和根据五运六气病机诊断其目病暴盲为火邪郁结肌肤孔窍所致，"火郁发之"，故用刺血之法使热邪得以外泻，邪有出路，疾病方有好转之机。

思考题

1. 五运六气理论临床运用的方法与原则是什么？

2. 怎样认识五运变化与温疫关系的？何为"三年化疫"？

3. 怎样认识六气变化与温疫的关系？温疫易发于六气的哪几个时段？为什么？

4. 明清医家在温疫发生与运气关系方面提出了什么观点及著名方剂。

5. 你对温疫与气候的关系有何见解？

第五章
五运六气与养生

从五运六气理论角度讨论养生，是以天人相应整体观为指导，在顺应五运六气节律的框架下，建立起应时宜地的调摄人体的养生保健体系。《素问·上古天真论》中指出善于养生者，可"度百岁乃去"，王冰注曰："度百岁，谓至一百二十岁也。"此天寿一百二十岁是两个六十甲子周期，故他在《玄珠密语·序》中云："此者是人能顺天之五行六气者，可尽天年一百二十岁矣。"因此，养生首要的就是要遵循五运六气的规律。人与天地相应，就要按五运六气变化规律，"顺天时，善天和"来养护人体生命。

第一节　五运六气与体质

体质差异是先天因素与后天因素共同作用于机体的结果，其中先天因素既包括父母禀赋，又包括胎孕时的天地自然五运六气状态。胎儿在母体孕育的过程，不仅靠母体所养，也有赖于自然之气的资养，因此胎育之年的五运六气盛衰会影响胎儿脏腑的气化倾向。《素问·宝命全形论》云："人以天地之气生，四时之法成。"在受孕养胎时期，五运六气的变化不断影响着胎儿的各个生长发育阶段，从而奠定了出生后体质倾向的基础。人体生命出生之时，禀受了当时盛行的自然之气，由年之气、月之气、日之气、时之气组成了具有各自特点的阴阳五行配属。五运六气以"同者盛之，异者衰之"的方式影响着人体体质的形成。

一、五运六气对人体体质的影响

岁运气化的太过、不及，以及平气对人体先天体质存在一定影响。每一运所对应的五脏系统，遵循《素问·五运行大论》的"气有余，则制己所胜而侮所不胜；其不及，则己所不胜侮而乘之，己所胜轻而侮之；侮反受邪，侮而受邪，寡于畏也"规律，即不论五运盛衰，其分别对应有发病倾向的五脏系统为三个，即本脏、所胜脏和所不胜脏。《素问·五常政大论》云："胎孕不育，治之不全，何气使然？岐伯曰：六气五类，有相胜制也，同者盛之，异者衰之，此天地之道，生化之常也。"可见，人体五脏之气与五运六气相同的则得其助而气盛，相异的则失其资而气平，甚至被克伐而气衰。

（一）五运变化对人体体质形成的影响

1. 木运对人体体质形成的影响

木运平气之年，"木德周行，阳舒阴布，五化宣平……其化生荣……其候温和，其令风，其藏肝"。即木运平和之年份，风化协调，生气平和。此年份育胎出生的人，因得天之温和木气，肝气充盈，生机旺盛，形体矫健。

木运太过之年，"发生之纪，是谓启陈，土疏泄，苍气达……其政散，其令条舒，其动掉眩巅疾……其藏肝脾"。即木运太过之年，风气大盛，疏泄升散太过，此年份育胎出生的人，其体质偏于肝气胜，风气动，阳气易升散耗伤。

木运不及之年，"是谓胜生，生气不政，化气乃扬，长气自平，收令乃早……其气敛，其用聚……其藏肝"。即木运不及之年，木之生气为金气所胜（称为胜生），木不及则生气不得施政，土不受制而化气乃得扬。此年份育胎出生的人，生气欠振，体质较弱。

2. 火运对人体体质形成的影响

火运平气之年，"正阳而治，德施周普，五化均衡……其化蕃茂，其类火……其藏心"。即火气平和之年，正阳之气主之，火德普世于四方，五气之所化，平衡协调，其气上升，其性迅速，其作用为火热燔灼，其化为繁华茂盛，阳气充衡。所以该年份胎育出生的人，秉天之火气均衡，心气足而不偏，体健平和。

火运太过之年，"是谓蕃茂，阴气内化，阳气外荣，炎暑施化……其气高……其动炎灼妄扰……其变炎烈沸腾……其藏心肺……其病笑疟疮疡血流狂妄目赤"。即火气太过之年，万物繁华茂盛，称为蕃茂，阴气化育于内，阳气繁荣于外，火炎暑热之气施行布化，万物得以昌盛，其化为成长，其气为升腾，应于心肺，易灼伤心阴，刑伐肺气。所以该年份育胎出生的人，由于秉天之火气太过，其体质易偏于阳盛。心气亢，阴气也易受消耗。

火运不及之年，"长气不宣，藏气反布，收气自政，化令乃衡，寒清数举……其藏心……其病昏惑悲忘"。即火运不及之年，由于火气弱，火不及则长气不得宣发，火所不胜的水之藏气反而施布。该年份育胎出生的人，因秉天之火气不足致使体质偏于火热不足，阳气易于衰微。

3. 土运对人体体质形成的影响

土运平气之年，"气协天休，德流四政，五化齐修，其气平，其性顺……其化丰满，其类土……其令湿，其藏脾"。即土运平和之年，土气协同司天之化，以成其美，土德流于四季，五气之所化皆得治理，其气平和、随顺。此年份育胎出生的人脾气健运，肌肤和润，形体丰满。

土运太过之年，"是谓广化，厚德清静，顺长以盈，至阴内实……大雨时行，湿气乃用，燥政乃辟……其藏脾肾"。即土运太过之年份，万物广受土气之化，土德之性敦厚而清静，顺随火之长气，使物体盈满，土气有余则物体内部充实，但亦因土气太过，大雨时行，湿化偏重，燥政不行。故该年份育胎出生的人，由于秉天之湿气较重，而易形成湿盛的体质，形体也偏于臃肿肥胖。

土运不及之年，"是谓减化，化气不令，生政独彰，长气整，雨乃愆，收气平，风寒并兴……其发濡滞，其藏脾"。即土运不及之年，土之化气为木气所抑，土气不及则化气不得行令，水湿令匮。此年份育胎出生的人，易形成脾虚湿气易于滞留肌肤的体质。

4. 金运对人体体质形成的影响

金运平气之年，"收而不争，杀而无犯，五化宣明，其气洁，其性刚……其化坚敛，其类金……其令燥，其藏肺"。即金运平气之年，金气虽收而不相竞争，虽肃杀而不害万物，五气之所化得以宣发畅明，其气清洁，其性刚劲而不伐。此年份育胎出生的人，秉天之平和燥气，肺气调和，不亢不伐，形体刚健清劲。

金运太过之年，"是谓收引，天气洁，地气明，阳气随，阴治化，燥行其政……其变肃杀凋零……其藏肺肝"。即金运太过之年份，阳气收敛，阴气为用，天地清静，地气明朗，阳气随顺于阴，阴气施其治化之令，燥气为政，燥金太盛，肃杀凋零。该年份育胎出生的人易成燥气偏胜的体质，皮肤毛发较干，肺易燥而形体干瘦。

金运不及之年，"是谓折收，收气乃后，生气乃扬，长化合德，火政乃宣……其发咳喘，其藏肺"。即金运不及的年份，收气延迟，长气不退，木失金制而亢扬，火气刑金。故该年份育胎出生的人，秉燥金火热之气，而易呈现火燥的体质。

5. 水运对人体体质形成的影响

水运平气之年，"藏而勿害，治而善下，五化咸整，其气明，其性下，其用沃衍，其化凝坚，其类水……其令寒，其藏肾"。即水运平气之年藏化正常，水气虽有闭藏之化，但无害于万物，其主治之气善于沉下，五气之所化能完整，其气明净。此年份育胎出生的人，肾气均衡，蛰藏有度，阴阳平和。

水运太过之年，"是谓封藏，寒司物化，天地严凝，藏政以布，长令不扬，其化凛，其气坚……其藏肾心"。即水运太过之年份，天地封蛰，地气闭藏，水之寒气主万物之变，天地之气严寒阴凝。故该年份育胎出生的人，体质易偏阴盛阳耗，心气阳气易受损。

水运不及之年，"是谓反阳，藏令不举，化气乃昌，长气宣布，蛰虫不藏，土润水泉减……其藏肾"。即水运不及之年份，水之脏气不行，则阳气反而得行（即反阳），脏气不得施用，则水所不胜之土的化气乃得昌盛，水所胜之火不畏其制，长气亦得宣布，蛰虫在外而不归藏，土润泽，水泉减少。所以该年份育胎出生的人，由于秉天之水气不足，而易形成肾水不充，蛰藏不固的体质。

（二）六气变化对人体体质形成的影响

六气对人体体质形成的影响，主要指出生年客气的司天之气和在泉之气对人体体质的影响。各年的年支不同，故客气的司天之气和在泉之气也不同；司天之气和在泉之气的规律是一阴二阴三阴与一阳二阳三阳两两相对，即一阴厥阴风木司天则一阳少阳相火在泉，一阳少阳相火司天则一阴厥阴风木在泉；二阴少阴君火司天则二阳阳明燥金在泉，二阳阳明燥金司天则二阴少阴君火司天；三阴太阴湿土司天则三阳太阳寒水在泉，三阳太阳寒水司天则三阴太阴湿土在泉。司天之气反映了上半年气候特点，在泉之气反映了下半年气候特点，上半年气候特点与下半年气候特点构成了全年气候特点及趋势，《素问·六微旨大论》将各岁司天在泉两两相对的气候变化规律概括为"寒湿相遘，燥热相临，风火相值"。秉承该年司天和在泉气候特点出生的人，该气候对于人体体质特点会产生一定影响。

子午之岁，少阴君火司天，阳明燥金在泉；卯酉之岁，阳明燥金司天，少阴君火在泉；年支子、午、卯、酉之岁出生之人，秉承天之气候特点，其体质相对偏燥热。丑未之岁，太阴湿土司天，太阳寒水在泉；辰戌之岁，太阳寒水司天，太阴湿土在泉；年支丑、未、辰、戌之岁出生之人，秉承天之气候特点，其体质相对偏寒湿。寅申之岁，少阳相火司天，厥阴风木在泉；巳亥之岁，厥阴风木司天，少阳相火在泉；年支寅、申、巳、亥之岁出生之人气，秉承天之气候特点，体质相对偏风火。

人体出生年的五运六气气候变化规律对人体体质会产生一定影响，根据人体出生年岁运的太过与不及，以及出生年司天在泉六气变化特点，判断人体脏腑强弱及易发疾病，对于有针对性地调整体质及防治疾病具有重要意义。

二、依运气调体质

天地五运六气气候变化对人体体质的形成及出生后的疾病倾向产生一定影响。因此，人出生后，可依照五运和六气气候变化规律予以调养。在人体体质形成的过程中，补偏救弊，优化人体生命，增强五脏功能，提高身体素质。

如逢火运太过，相火、君火司天之岁，全年风火之气偏胜，人体受气候特点影响，易形成阴虚火热体质且风火夹杂，出生后宜适当补充滋阴性凉的食物，如瓜果、青菜、墨鱼，以及养肝祛风之品。

逢水运太过，太阳寒水司天之岁，全年寒湿偏胜，人体体质受到气候影响，易形成寒湿体质，出生后宜食温补性食品，如生姜、鸡禽之类，以及健脾祛湿的炒白术、薏苡仁、茯苓等。

逢金运太过，阳明燥金司天之岁，全年气候燥热偏胜，人体受到气候特点影响，易形成燥热体质，出生后宜服用银耳、百合等润燥清热之品。

逢木运太过，厥阴风木司天之岁，全年风气偏胜，人体受到气候影响，易形成风气内动的体质，出生后宜选择与气化木运属性相应的食品，如茎藤枝叶一类的青笋、鱼类等。

逢土运太过，太阴湿土司天之岁，全年湿气偏胜，人体受到气候的影响，易形成体内湿气偏盛的体质，出生后宜服用薏苡仁、茯苓、赤小豆等利湿之品。

第二节　五运六气与外防邪气

《内经》五运六气理论属于中医外感病因学范畴。《素问》运气七篇及两遗篇详述了五运六气气候变化影响脏腑所致的主要病证表现，指出了防治原则，即"顺天察运，因变以求气"，为疾病的预防提供了思路。

一、五运主病与防治

《素问·气交变大论》指出：木运太过之年，风气流行，木胜克土则脾土受邪。易患飧泄，身体沉重，烦闷抑郁，肠鸣，腹部支撑胀满等病；木运不及之年，金之燥气大行，木之生气不能与时令相应，草木繁荣较晚，由于金气肃杀过甚，虽为坚硬之木类，叶亦枯著枝头，柔软的草木则萎弱青干，易患腹中清冷、胁及少腹痛、肠鸣溏泄等病。

火运太过之年，炎暑流行，火胜克金则肺受邪，易患疟病，或见呼吸气少，咳嗽喘促，血外溢或下泄，泄下不止，咽干耳聋，胸中发热，肩背发热等；火运不及之年，水之寒气反而大行，火运的长气不得为用，植物生长低垂而不繁荣，严寒之气过甚则阳气不能化育，易患胸中痛，胁下支满撑膜胀，两胁疼痛，膺、背、肩胛间及两臂内侧疼痛，抑郁眩冒，头目不清的病证。

土运太过之年，雨湿流行，土克水则肾水受邪，易患腹痛、四肢清冷厥逆、精神不快、身体沉重、烦闷等病；土运不及之年，木之风气反而大行，土运化气不得施令，草木虽然生长茂盛繁荣，但风吹飘动严重，由于土不及则植物秀而不实，易患飧泄霍乱、体重、腹部疼痛、筋骨反复动摇、肌肉瞤动酸痛、喜怒等病。

金运太过之年，燥气流行，金克木则肝木受邪，易患两胁下及少腹疼痛、两目红赤疼痛、眼角溃疡等病；金运不及之年，则金所不胜的火炎之气反而大行，金衰而木不受制，则木之生气得以为用，火之长气得以专胜，万物繁茂，火气得以流行，易患肩背闷乱沉重、鼻塞喷嚏、大便下血、泄泻如注等病证。

水运太过之年，寒气流行，水胜克火则邪害心火，易患身热烦躁心悸、寒气厥逆、身体内外皆寒、谵言妄语、心痛等病；水运不及之年，则水所不胜的土之湿气大行，水运不及，则火不受制，火之长气反而为用，土之化气迅速发挥作用，土火二气得势，暑热早至，雨水频降，易患腹胀、体重、濡泄、阴性疮疡等病证。

《素问·刺法论》指出了五运太过和不及之岁，宜针刺背俞穴和五输穴以预防疫病的原则与方法。即"太过取之，次抑其郁，取其运之化源，令折郁气。不及扶资，以扶运气，以避虚邪也"。如甲年，岁运为土运太过，因脾土太过易伤肾水，故当先补肾俞，隔三天再针刺足太阴经所注太白穴。再如壬年，岁运为木运太过，当先补脾俞，隔三天再刺肝经之所出大敦穴。即针刺调理的规律与原则是首先充实本脏所胜之脏，针刺所胜之脏的背俞穴，之后再调理本脏，针刺本脏的五输穴，及时切断五脏传变途径。原文还强调用针之后的调养宜忌，"其刺以毕，又不须夜行及远行，令七日洁，清净斋戒"；同时还要配合气功导引之法，如"所有自来肾有久病者，可以寅时面向南，净神不乱，思闭气不息七遍，以引颈咽气顺之"。

二、六气主病与防治

《素问》运气七篇及两遗篇，指出了六气变化所致病证及其防治。六气变化，主要指客气的六个时段出现的异常气候，例如，非其时有其气、至而太过、至而不及、司天在泉不迁正不退位、四间气升降失常，以及刚柔失守等，均可导致气候发生异常，甚至剧烈变化，并由此容易导致疾病，甚至温疫的发生。如《素问·本病论》指出："厥阴不退位，即大风早举，时雨不降，湿令不化，民病温疫。"《素问》运气理论指出了六气淫胜之治的组方原则，例如，《素问·至真要大论》云："风淫所胜，平以辛凉，佐以苦甘，以甘缓之，以酸泻之。热淫所胜，平以咸寒，佐以苦甘，以酸收之。湿淫所胜，平以苦热，佐以酸辛，以苦燥之，以淡泄之。湿上甚而热，治以苦温，佐以甘辛，以汗为故而止。火淫所胜，平以酸冷，佐以苦甘，以酸收之，以苦发之，以酸复之，热淫同。燥淫所胜，平以苦湿，佐以酸辛，以苦下之。寒淫所胜，平以辛热，佐以甘苦，以咸泻之。"《素问·刺法论》还提出"迁正不前，以通其要"，不退位者，当刺相应经脉之所入即合穴。

三、三虚致疫与防治

"三虚"一词，出自《素问·本病论》及《素问·刺法论》，经文指出了三虚的含义及其在疫疠发生过程中的相互关系。即人体五脏的某一脏之气不足，此乃一虚；又遇与该脏五行属性相同的司天之气所致的异常气候，此乃二虚；在人气与天气同虚基础之上，又加之情志过激，或饮食起居失节，或过劳，或外感等，此为三虚。三虚相合，又逢与该脏五行属性相同的不及之岁运所致的异常气候，感受疫疠之邪气，影响相应之脏，致使该脏精气、神气失守，发生温疫。《素问·刺法论》指出了五疫（水疫、木疫、火疫、土疫、金疫）是三虚相合所致。

《内经》对三虚致疫及防治提出固本藏精、避其毒气、针刺防治等方法。《素问·刺法论》强调"正气存内，邪不可干"。《素问·金匮真言论》则指出"藏于精者，春不病温"，强调了人体正气强弱在疫病发生中的决定性作用。另外，趋避邪气侵袭在预防疫病中非常关键。在《素问·刺法论》中指出："五疫之至，皆相染易，无问大小，病状相似，不施救疗，如何可得不相移易者……不相染者，正气存内，邪不可干，避其毒气。"原文在强调"正气存内，邪不可干"之后，紧接着提到"避其毒气"。可见，重视人体正气在预防疫病中主导地位的同时，仍要强调"避其毒气"这一关键环节。《素问·六元正纪大论》所云"避虚邪以安其正"，正说明其中要旨。

针刺防治是《内经》防治疫病的重要手段。《素问·刺法论》指出了针刺为主的防治方法，根据五运六气变化规律，刺治相应经脉的有关腧穴预防和救治因气运失常、气候异常形成的疫病。原文记载："升降不前，气交有变，即成暴郁……如何预救生灵，可得却乎……须穷法刺，可以折郁扶运，补弱全真，泻盛蠲余，令除斯苦……升之不前，可以预备……升降之道，皆可先治也。"原文强调："天地气逆，化成民病，以法刺之，预可平疴。"由于五疫之邪性质不同，侵犯之脏亦异，故当针刺相应脏腑之腧穴，且针刺具有一定规律。例如：心神失守，水疫之邪干犯，当针刺心俞；脾神失守，木疫之邪干犯，当先针刺足阳明胃经之所过，再刺脾俞；肺神失守，火疫之邪干犯，当先针刺手阳明大肠经之所过，再刺肺俞；肾神失守，土疫之邪干犯，当先针刺足太阳膀胱经之所过，再刺肾俞。

第三节　五运六气与精神调摄

五运六气变化虽然是外感病因，但是与人体精神情志关系亦密切。《素问》的《本病论》《刺法论》指出五运六气与精神情志关系密切、神虚则疫邪干犯、疫病易现神志症状，调神可以防疫。

一、五运六气与精神情志

五运六气变化影响人体精神情志，并指出了岁运太过不及之年对人体脏腑及精神情志的影响，例如，《素问·气交变大论》云"岁木太过，风气流行，脾土受邪，民病飧泄食减，体重烦冤，肠鸣腹支满……甚则忽忽善怒，眩冒巅疾"；"岁土太过，雨湿流行，肾水受邪，民病腹痛，清厥意不乐，体重烦冤"；"岁金太过，燥气流行，肝木受邪……则体重烦冤"；"岁水太过，寒气流行，邪害心火，民病身热烦心躁悸，阴厥上下中寒，谵妄心痛"；"岁火不及，寒乃大行……民病胸中痛，胁支满，两胁痛，膺背肩胛间及两臂内痛，郁冒朦昧，心痛暴喑"；"岁土不及，风乃大行……民病飧泄霍乱，体重腹痛，筋骨繇复，肌肉瞤酸，善怒"。《素问·本病论》中也有记述，"遇戊申戊寅……久而化郁，即白埃翳雾，清生杀气，民病胁满悲伤"；"阳明不迁正……甚则喘嗽息高，悲伤不乐"。《素问·至真要大论》亦云"太阳之复……甚则入心，善忘善悲"，表明五运六气气候变化可以影响人的精神情志。

二、神虚则疫邪干犯

五运六气理论认为人的精神意识思维活动异常属神虚，神虚则邪气易干犯。例如，《素问·本病论》云："黄帝曰：人气不足，天气如虚，人神失守，神光不聚，邪鬼干人，致有夭亡，可得闻乎？岐伯曰：人之五藏，一藏不足，又会天虚，感邪之至也。人忧愁思虑即伤心，又或遇少阴司天，天数不及，太阴作接间至，即谓天虚也，此即人气天气同虚也。又遇惊而夺精，汗出于心，因而三虚，神明失守，心为君主之官，神明出焉，神失守位，即神游上丹田，在帝太一帝君泥丸宫下，神既失守，神光不聚，却遇火不及之岁，有黑尸鬼见之，令人暴亡。"意为人忧愁思虑神伤在先，神伤累及相应之脏心，又恰逢少阴君火司天的岁运不及之岁，天虚加人之脏虚，此人又惊而夺精，致使神明失守，易患水疫，令人暴亡。

再如，《素问·本病论》云："人或恚怒，气逆上而不下，即伤肝也。又遇厥阴司天，天数不及，即少阴作接间至，是谓天虚也，此谓天虚人虚也。又遇疾走恐惧，汗出于肝。肝为将军之官，谋虑出焉。神位失守，神光不聚，又遇木不及年，或丁年不符，或壬年失守，或厥阴司天虚也，有白尸鬼见之，令人暴亡也。"意为人情志不遂，生气发怒，气逆上而不下，伤及相应之脏肝，又恰逢厥阴风木司天的岁运不及之岁，天虚加人之脏虚，此人又疾走恐惧，神位失守，神光不聚，易患金疫，令人暴亡。

人之精神情志不遂，神气失守，再遇五运六气气候异常之年，又有精神情志异常，神光不聚，则易患木火土金水五疫。《素问·本病论》云："已上五失守者，天虚而人虚也，神游失守其位，即有五尸鬼干人，令人暴亡也，谓之曰尸厥。人犯五神易位，即神光不圆也。非但尸鬼，即一切邪犯者，皆是神失守位故也。此谓得守者生，失守者死。得神者昌，失神者亡。"

三、疫病易现神志症状

《素问·本病论》指出六气升降不前易致木、火、土、金、水五疫，疫之患病期间，会出现神志症状，《素问·本病论》云："是故巳亥之岁，君火升天，主窒天蓬，胜之不前。又厥阴未迁正，则少阴未得升天，水运以至其中者。君火欲升，而中水运抑之，升之不前，即清寒复作，冷生旦暮。民病伏阳，而内生烦热，心神惊悸，寒热间作。日久成郁，即暴热乃至，赤风肿翳，化疫，温疠暖作，赤气彰而化火疫，皆烦而躁渴，渴甚，治之以泄之可止。"即年支为巳亥之岁，厥阴风木当升至司天之位，少阴君火当升至司天的左间气即四之气位置，但是遇到岁运为水运之岁，水克火，致使厥阴风木司天之气及少阴君火之气升至不前，气候寒凉，人体阳气内伏，心烦生热，心神不宁、惊悸，气候寒热交争，郁热暴至，化为温疫，民病心烦焦躁而渴，当用泄法。

四、调神可防疫

《素问·刺法论》指出了调神防疫的健身功法，云："黄帝曰：余闻五疫之至，皆相染易，无问大小，病状相似，不施救疗，如何可得不相移易者？岐伯曰：不相染者，正气存内，邪不可干，避其毒气，天牝从来，复得其往，气出于脑，即不邪干。气出于脑，即室先想心如日。欲将入于疫室，先想青气自肝而出，左行于东，化作林木。次想白气自肺而出，右行于西，化作戈甲。次想赤气自心而出，南行于上，化作焰明。次想黑气自肾而出，北行于下，化作水。次想黄气自脾而出，存于中央，化作土。五气护身之毕，以想头上如北斗之煌煌，然后可入于疫室。"

《素问·刺法论》还指出了针刺与调神配合以预防温疫的方法，并嘱咐病人要谨遵医嘱，则疫疠毒邪不易干犯人体，云："假令甲子，刚柔失守……时序不令……如此三年，变大疫也。详其微甚，察其浅深，欲至而可刺，刺之，当先补肾俞，次三日，可刺足太阴之所注……次三年作土疠，其法补泻，一如甲子同法也。其刺已毕，又不须夜行及远行，令七日洁，清净斋戒。所有自来肾有久病者，可以寅时面向南，净神不乱，思闭气不息七遍，以引颈咽气顺之，如咽甚硬物，如此七遍后，饵舌下津令无数。"

调神不只是预防瘟疫，可以预防各种外感和内伤疾病。人之神气及精神状态对于疾病发生具有影响，人之神气及精神状态决定着是否患病、疾病传变、疾病向愈及疾病预后善恶，说明了调神、守神、藏神对于预防疾病重要性。

第四节　五运六气与饮食调养

五运六气理论是研究气候变化规律及其与人体生命活动密切关系的学问。养生者可根据时令季节的常态变化和异常变化调整饮食，并配合运气时令来调情志、慎起居、适劳逸，达到提高身体素质、预防疾病的目的。

一、饮食五味禀受运气而生

五运六气气候变化影响生物及农作物的生长。五运的太过或不及，六气的至而未至，或未至而至，非其时而有其气等异常气运变化，对自然界生物及农作物的生长会产生一定影响，例如，草木不荣、农作物不成等，甚至影响农作物四气五味的变化。饮食禀受六气具有寒凉温热四气和酸苦甘辛咸五味。《素问·六节藏象论》云："天食人以五气，地食人以五味。五气入鼻，藏于心肺，上使五色修明，音声能彰。五味入口，藏于肠胃，味有所藏，以养五气，气和而生，津液相成，神乃自生。"人体生存的最主要物质，都与自然界运气变化有着密切关系，指出"五味入胃，各归所喜"，《素问·至真要大论》云："夫五味入胃，各归所喜，故酸先入肝，苦先入心，甘先入脾，辛先入肺，咸先入肾。"这种五味入五脏的理论，直接指导着人体脏腑养生、疾病治疗及药食养生，食物的气味不同，服用之后，归入相应脏腑而起到养生作用。

四气五味有阴阳属性。《素问·至真要大论》云："五味阴阳之用何如？岐伯曰：辛甘发散为阳，酸苦涌泄为阴，咸味涌泄为阴，淡味渗泄为阳。六者或收或散，或缓或急，或燥或润，或软或坚，以所利而行之，调其气使其平也。"即其味酸者长于收敛，味苦者长于坚阴，味甘者长于缓急，味辛者长于宣散，味咸者长于软坚。五味饮食养生，则应当根据身体所秉受体质，选用适当性味的食物。这种药食气味阴阳的划分方法，对认识药食性味、合理使用不同的药食以养生具有重要指导意义。

二、司天在泉五味药食养生

五运六气理论根据司天、在泉之气所主之时，制定了相应的五味药食养生治则。如《素问·至真要大论》云："诸气在泉，风淫于内，治以辛凉，佐以苦甘，以甘缓之，以辛散之。热淫于内，治以咸寒，佐以甘苦，以酸收之，以苦发之。湿淫于内，治以苦热，佐以酸淡，以苦燥之，以淡泄之。火淫于内，治以咸冷，佐以苦辛，以酸收之，以苦发之。燥淫于内，治以苦温，佐以甘辛，以苦下之。寒淫于内，治以甘热，佐以苦辛，以咸泻之，以辛润之，以苦坚之。"同样，"司天之气，风淫所胜，平以辛凉，佐以苦甘，以甘缓之，以酸泻之。热淫所胜，平以咸寒，佐以苦甘，以酸收之。湿淫所胜，平以苦热，佐以酸辛，以苦燥之，以淡泄之。湿上甚而热，治以苦温，佐以甘辛，以汗为故而止。火淫所胜，平以酸冷，佐以苦甘，以酸收之，以苦发之，以酸复之，热淫同。燥淫所胜，平以苦湿，佐以酸辛，以苦下之。寒淫所胜，平以辛热，佐以甘苦，以咸泻之。"即根据六气司天在泉及六气胜复，决定四气五味药食养生。

根据各年在泉之气的气候、物候变化及人体所秉受的气运变化来决定用四气五味药食养生。如《素问·五常政大论》云："少阳在泉，寒毒不生，其味辛，其治苦酸，其谷苍丹……太阴在泉，燥毒不生，其味咸，其气热，其治甘咸。"同样，根据各年司天之气的气候物候及病候变化决定用四气五味药食养生。《素问·六元正纪大论》专门讨论了太阳、阳明、少阳、太阴、少阴、厥阴六气司天之年气候、物候、病候及该岁运药食之所宜。如太阳寒水司天之岁，"岁宜苦以燥之温之"；阳明燥金司天之岁，"岁宜以咸以苦以辛"；少阳相火司天之岁，"岁宜咸辛宜酸"；太阴湿土司天之岁，"岁宜以苦燥之温之"；少阴君火司天之岁，"岁宜咸以软之……甚则以苦泄之"；厥阴风木司天之岁，"岁宜以辛调上，以咸调下"。

根据六气胜复的气候、物候及病候特点决定用四气五味药食养生。《素问·至真要大论》云："厥阴之胜，治以甘清，佐以苦辛，以酸泻之……太阳之胜，治以甘热，佐以辛酸，以咸泻之……厥阴之复，治以酸寒，佐以甘辛，以酸泻之，以甘缓之……太阳之复，治以咸热，佐以甘辛，以苦坚之。"

三、岁运五味饮食养生

岁运五味饮食养生，指根据岁运的太过、不及，来决定所用药食的四气五味。《素问·六元正纪大论》指出了一个甲子周期六十年的岁运、司天、在泉气化物化现象及疾病表现，以及各岁运药食气味之所宜。如原文云："甲子、甲午岁，上少阴火，中太宫土运，下阳明金……其化上咸寒，中苦热，下酸热，所谓药食宜也。"即甲子、甲午之岁，是土运太过，少阴君火司天，阳明燥金在泉，根据这两年的气候特点来看，上半年气候可能偏热，故在上半年饮食调理上以咸味性寒的药食物为宜，下半年气候可能偏凉偏燥，在下半年饮食调理方面当以味酸性热的药物和食物为宜，酸甘化阴可润燥，热能胜凉。这两年岁运是土运太过，较往年相比，湿气较胜，尤其是其与岁运相应的长夏季节，湿热交蒸，雨湿流行表现可能更为明显，故在治疗及饮食调理上当以苦味性热的药食为宜，用苦以泄热，用热以燥湿。

《素问·天元纪大论》云："甲己之岁，土运统之；乙庚之岁，金运统之；丙辛之岁，水运统之；丁壬之岁，木运统之；戊癸之岁，火运统之。"按照六十花甲天干转化为公历年份，公元年尾数逢1、6为水运寒年（如2001年、2011年等都是水不及之年，2006年、2016年等都是水太过之年），天气主寒，全年饮食以温肾祛寒为主。药食以黑色食物如黑豆、黑米、黑芝麻、黑枣、核桃、蜂王浆、小麦胚芽、荔枝干、羊肉、牛肉、三文鱼等为主食。公元年尾数逢2、7为木运风年（如2002年、2012年等都是木太过之年，2007年、2017年等都是木不及之年），天气主风，全年饮食以祛风疏肝清热为主，多吃绿色食物，以青菜、水果为主。药食以菊花、葛根、夏枯草、萝卜、韭菜、木瓜、生鱼、泥鳅等为主食。公元年尾数逢3、8为火运火年（如2003年、2013年等都是火不及之年，2008年、2018年等都是火太过之年），天气主火，全年饮食以清心泻火为主。药食以竹叶、莲子心、灯心草、西瓜、果汁、蔬菜汁、水鸭、生鱼等为主食。公元年尾数逢4、9为土运湿年（如2004年、2014年等都是土太过之年，2009年、2019年等都是土不及之年），天气主湿，全年饮食以健脾祛湿为主。药食以莲子、薏苡仁、怀山药、陈皮、荷叶、瓜类、豆类（五豆）、苹果、水鸭等为主食。公元年尾数逢0、5为金运燥年（如2000年、2010年等都是金太过之年，2005年、2015年等都是金不及之年），天气主燥，全年饮食以润肺清燥为主。药食以桑叶、枇杷叶、百合、沙参、玉竹、雪梨、柚子、蜜糖、兔肉、鱼类、猪肉等为主。

四、药食气味忌太过与不及

长期饮食五味偏嗜或不及，会使人体脏气偏盛或偏衰，从而引发相关疾病，甚至危害生命。《素问·至真要大论》云："久而增气，物化之常也。气增而久，夭之由也。"《素问·五常政大论》根据药物毒性，即阴阳之偏程度的大小，提出用药的法度，云："有毒无毒，服有约乎？岐伯曰：病有久新，方有大小，有毒无毒，固宜常制矣。大毒治病，十去其六；常毒治病，十去其七；小毒治病，十去其八，无毒治病，十去其九。谷肉果菜，食养尽之，无使过之，伤其正也。"即使用"无毒"之药治病，亦仅宜十去其九，未尽之病当以饮食五味调养，以免用药过度损伤人体正气。有些人饮食偏嗜或不喜欢吃某些味道的食物，久而久之会导致相关脏腑失养，引发相关疾病。

第五节　五运六气与针刺预防

气运太过、不及或平气对人体均存在着影响。年运气候不同，针刺预防疾病方法也各异。《素问·四时刺逆从论》根据四季、气之升降、神游失守位制定了相应刺法，为中医针灸时间医学奠定了基础。后世医家按照日时干支推算人体气血流注盛衰的时间，选取相应的五输穴和原穴进行针灸治疗。其思想来源于《内经》，具体方法则形成于金元时期。子午流注的名称，始见于金代阎明广《子午流注针经》（1153—1163），书中收载了金代何若愚《流注指微针赋》，并加以注解，全面具体阐述子午流注法。

子午流注及灵龟、飞腾八法流注针法，按有关原理创造性地采用与人体生命活动周期相对应的治疗方法，并找出在特定时间和空间条件下对人体治疗的最佳对应点，以获得最佳疗效。子午流注是一种运用干支纪时原理在十二经五输穴上按时开穴的针法。灵龟、飞腾八法所用的八卦图，就是日月五星运动天象图中的后天八卦图，展示了时空的气化现象。

一、子午流注针法

子午流注针法是运用五运六气干支纪时原理在十二经五输穴上按时开穴的针法。五运六气理论对子午流注针法的临床有重要的指导作用。子午流注既可按日时开穴，又可按五运六气的年月开穴，如《素问·刺法论》所述就是五运六气理论指导子午流注的体现。五运六气理论是源于自然界的气化运动规律，是宏观的，而子午流注是对人体经脉气血运行盛衰规律进行按时取穴的应用，是微观的、局部的。

运用子午流注法，首先要将病人接受针灸治疗的时间（年、月、日、时）所代表的干支找出，然后逐日按时取穴。在年干支、月干支、日干支、时干支中，以日、时的干支更为重要。其推算方法，有公式、转盘、指掌、查表推算等方法。

（一）子午流注纳子法

子午流注纳子法（简称纳子法）是依据"日周期"，用本经的井、荥、输、经、合五输穴，配合木、火、土、金、水五行，再根据每日气血流注十二经的地支时辰，即子、丑、寅、卯、辰、巳、午、未、申、酉、戌、亥开穴（应时为经气旺，过时为经气虚）。依据虚则补其母、实则泻其子的原则，并配合五行相生相克穴位，按时辰的地支属性来选取十二经脉五输穴和原穴，每天轮遍十二经脉，是一种按时取穴法，又称子午流注纳支法。

纳子法适用于一些虚劳杂病中虚实较为明显的疾病。临床应用要灵活，不能离开症状，不分病情，死板固定地某时只取某穴，而要在逐日按时开穴的基础上，根据病情症状，结合五输穴主治功能配穴，灵活掌握，才能提高子午流注取穴治病的效果。具体有定时治疗、子母补泻、迎随补泻、按时取穴与辨证取穴相结合等。

（二）子午流注纳甲法

子午流注纳甲法（简称纳甲法）是依据"年周期"，并根据每日气血输注十二经，随每日值日经甲、乙、丙、丁、戊、己、庚、辛、壬、癸十个天干逢时开穴的原则，进行配穴治病的方法。"甲"是天干之首，纳甲法即以天干为主的按时开穴法。

纳甲法多适用于疼痛性病证、经络及内脏疾病。遇慢性疾病，按时开穴与病情不适宜时，可以选定适应的经穴，约定治疗时间进行治疗，既利于病人的治疗，又利于诊疗工作计划性开展。具体有日干重见值日经、逢输过原、开穴与闭穴、气纳三焦，以及开生我穴、血归包络，开生我穴、经穴规律等。

二、八法流注针法

灵龟八法和飞腾八法合称为"八法流注"。其根据五运六气干支纪时理论按时开穴，其中灵龟八法吸收了《灵枢·九宫八风》的主要内容，结合人体十二经脉与奇经八脉的气血会合规律，取正经和奇经相通的八个穴位（即八脉交会穴）配合八卦，按时日干支进行推算，逐日按时取穴。它与阴阳、五行学说具有密切联系，同样反映了气血阴阳消长的变化。飞腾八法也是以八脉八穴为基础，不论日干支和时干支，均以天干为主，按时开穴的一种方法。

灵龟八法是将八脉交会穴与八卦相配合并参照八卦九宫数而形成的，按照病人就诊日的时干支进行计算取穴的一种流注方法。时干支以《洛书》九宫数作基础，兼用二者之理，阳九阴六。开穴首先要查知当天的干支是什么，然后根据"五虎建元"定出当时时辰的干支是什么，再根据"逐日干支歌"和"临时干支歌"得出这四个干支的代表数字。将此四个数字相加，然后再按"阳日除九，阴日除六"的规律去除这个和，所得余数，就是所开穴位的代表数。穴位代表数可查奇经纳卦图："坎一联申脉，照海坤二五，震三属外关，巽四临泣数，乾六是公孙，兑七后溪府，艮八系内关，离九列缺主。"

飞腾八法是以奇经八脉交会穴和八卦为基础，按天干时辰开穴治病的一种方法。飞腾八法推算，不论日干支，不以干支九宫数推算，均以当天时干为取穴依据，按八卦直接配穴，非常简便快捷。所以临床"飞腾八法"推算取穴应用多遵徐凤的开穴方法。

三、五运体质与针刺

人体体质与胚胎时期之五运六气有着密切关系。人体五脏之气与五运六气相同则得其助而气盛，相异的被克伐而气衰或气平。按照子午流注针刺时，结合五运体质因素，根据实际证候，因病制宜，应用五行生克理论选取本经或其他经的五输穴进行补泻。

木运年体质。禀受木运太过之年作胎成长的人为木盛体质，可泻肝经井穴大敦。胆经与肝经相表里，泻胆经输穴临泣。因金克木，可补肺经经穴经渠。也可按实则泻其子，泻心经荥穴少府。禀受木运不及之年作胎成长的人为木弱体质，可补肝经井穴大敦。水生木，虚则补其母，补肾经的合穴阴谷。肝与胆相表里，可补胆经的输穴临泣。因金克木，为了扶助木，可泻肺经经穴经渠。

火运年体质。禀受火运太过之年作胎成长的人为火盛体质，可泻心经荥穴少府。小肠经与心经相表里，可以泻小肠经经穴阳谷。因水克火，可补肾经合穴阴谷。也可按实则泻其子，泻脾经输穴太白。禀受火运不及之年作胎成长的人为火弱体质，可补心经荥穴少府。因木生火，可按虚则补其母，补肝经井穴大敦。心与小肠相表里，可补小肠经经穴阳谷。因水克火，为了扶助火，可泻肾经合穴阴谷。

土运年体质。禀受土运太过之年作胎成长的人为土弱体质，可泻脾经输穴太白。胃经与脾经相表里，可以泻胃经合穴足三里。因木克土，可补肝经井穴大敦。也可按实则泻其子，泻肺经穴经渠。禀受土运不及之年作胎成长的人为土弱体质，可补脾经输穴太白。火生土，可按虚则补其母，补心经荥穴少府。脾经与胃经相表里，可以补胃经合穴足三里。因木克土，为了扶助土，可泻肝经井穴大敦。

金运年体质。禀受金运太过之年作胎成长的人为金盛体质，可泻肺经经穴经渠。大肠经与肺经相表里，可以泻大肠经井穴商阳。因火克金，可补心经荥穴少府。也可按实则泻其子，泻肾经合穴阴谷。禀受金运不及之年作胎成长的人为金弱体质，可补肺经经穴经渠。土生金，可按虚则补其母，补脾经输穴太白。肺经与大肠经相表里，可补大肠经井穴商阳。因火克金，为了扶助金，可泻心经荥穴少府。

水运年体质。禀受水运太过之年作胎成长的人为水盛体质，可泻肾经合穴阴谷。膀胱经与肾经相表里，可泻膀胱经荥穴通谷。因土克水，可补脾经输穴太白。也可按实则泻其子，泻肝经井穴大敦。禀受水运不及之年作胎成长的人为水弱体质，可补肾经合穴阴谷。金生水，可按虚则补其母，补肺经经穴经渠。肾经与膀胱经相表里，可补膀胱经荥穴通谷。因土克水，为了扶助水，可泻脾经输穴太白。

思考题

1. 试述五运六气变化对人体体质形成的影响。
2. 怎样根据五运六气变化外防邪气？
3. 试述调摄精神情志及饮食调养对于预防温疫的意义。
4. 试述子午流注概念、子午流注针法及其对防治疾病的指导意义。
5. 怎样根据五运六气气候变化指导养生保健？

第六章
中医运气学与相关学科

第一节　五运六气与天文历法体系

一、天道节律与五运六气

周期性是一切自然现象的共性，一切宏观周期现象都是自然进化的产物，天是幕后操手。所有周期性现象都有相似的内在结构。天文是最容易观察的、信息最稳定的宏观现象，也是解读周期现象的钥匙，这就是天道。古人以天道为模板建立了对世界的认知系统。中国传统天文学关注天道的周期性，所有的中国传统学术都喜欢从天文讲起，究天文以验人事，以天道的周期特性作为构建理论框架的灵感来源。

人体的生命活力规律同样具有周期性，同样受到天道的周期性激励和制约，作为中医理论基础的阴阳五行、五运六气离不开中国传统天文学知识。《内经》把天地周期性宏观变化作为疾病发生与流行的重要调控诱因。为了更好地解读《内经》及其他中医典籍中的相关理论，有必要了解相关的中国传统天文知识。

二、中国文化中的天与天文

《荀子》曰："天无实形，地之上空虚者尽皆天也。"邵子曰："自然之外别无天。"中国传统视野中，"天"与"天文"的概念与西方很不一样。中国文化中的天是一个无所不在、与世道人生高度关联的天，如天然、天真、天性，具有非常丰富的内涵。《周易·说卦》云"乾为天"，哲学上等价于阳或纯阳的概念，相当于求同、共性。"文"就是信息集，《周易·系辞下》云："物相杂故曰文。"《周礼·冬官考工记》注："画缋之事……青与赤谓之文。"《说文》云："依类象形故谓之文。"《释名》云："文者会集众彩以成锦绣。"

中国传统意义上的天文是指天空中发生的所有现象，主要有两大类：日月星辰的运动变化，大气中发生的一切现象。天文一词最早出现在《周易·贲卦》中："观乎天文，以察时变；观乎人文，以化成天下。"《周易·系辞上》云："易与天地准，故能弥纶天地之道。仰以观于天文，俯以察于地理，是故知幽明之故，原始反终，故知死生之说。"

中国古代讨论天地结构的学说很活跃，大致可归纳为三家，以日月星辰不转入地下为基本特征的属于盖天说，主张日月星辰自然浮生于无穷尽的虚空之中的属于宣夜说，坚持日月星辰可转入地下的属于浑天说。

中国古代天文学把星空划成两个部分，即经星和纬星，经星由北极、三垣、四象二十八宿等组成，是年复一年看不出变化的恒星，纬星就是轨迹位置一直在穿梭变化的行星。经纬的概念来自织布机，预先固定于织布机两头的叫经线，来回穿梭的叫纬线。孔子读《易》"韦编三绝"中的韦编就是把一根根竹签横纂起来，竖写着文字的竹签相当于经线，因此叫做经文、经书。

三、北辰立极

北极点是地球自转轴在天球上的投影，地球自转形成昼夜，自转轴附近的天区星空常年不落，形成众星拱极的现象。在中国文化中北极往往与王权相比拟，同样起着轴心的作用，具有至高无上的地位。《论语》子曰："为政以德，譬如北辰，居其所而众星共之。"《尔雅·释天》云："北极谓之北辰。"《论语集注》云："北辰，北极，天之枢也。居其所不动也，共向也，言众星四面旋绕而归向之也。"《朱子语类》云："辰非是北辰乃天之北极，天如水车，北辰乃轴处，水车动而轴未尝动……北辰是那中间无星处，这些子不动，是天之枢纽，北辰无星，缘是人要取此为极，不可无个记认，就其傍取一小星，谓之极星，这是天之枢纽。"

由于岁差现象的存在，地球自转轴绕黄道面周期性顺时针转动，造成春分点每年西移50.2564″，北极点也随之变化，大约 25800 年转一周。小熊座的勾陈一是目前的北极星，是一颗星等为 1.98 的黄色亮星。约 5000 年前北极点在天龙座的右枢，是一颗星等为 3.63 的紫色中等亮星，这时巴比伦、埃及与中国开始进入城邦文明与阶级社会。12000 ~ 15000 年前，在天琴座内接近 0 等的超级白色明亮的织女星成为北极星，则是地球刚刚走出末次极冰期，迎接新石器大暖期到来的时代。

四、北斗九星与北斗七星

北斗在中国星空中的重要性仅次于北极星，而且常常以北斗九星的形式出现。在新石器中晚期，我国大部分地区终年都可以看到北斗围绕北极在旋转，基于天人合一的思想，对中华文明产生了重大影响。古代北斗有神奇的作用，如《素问·刺法论》云："五气护身之毕，以想头上如北斗之煌煌，然后可入于疫室。"《素问·天元纪大论》有"九星悬朗，七曜周旋"之语，孙星衍以为九星者，即现有北斗七星外加招摇、大角。更多的学者认为，北斗九星是现有北斗七星外加玄戈和招摇。《淮南子·时则训》云："孟春之月，招摇指寅……仲春之月，招摇指卯……季冬之月，招摇指丑。"北斗杓三星玉衡、开阳、摇光相距 5° ~ 7°，自摇光至玄戈，玄戈至招摇相距 6° ~ 7°，玄戈为四等星，招摇为三等星，和北斗七星中天璇、天玑、天权、开阳差不多，玄戈、招摇作为北斗的延伸是合适的。竺可桢说：距今 3600 ~ 6000 年前，在黄河流域，北斗九星可以终年出现在地平线之上。

古人根据北斗昏指来决定季节，《鹖冠子》云："斗柄东指，天下皆春；斗柄南指，天下皆夏；斗柄西指，天下皆秋；斗柄北指，天下皆冬。"《史记·天官书》云："斗为帝车，运于中央，临制四乡，分阴阳，建四时，均五行，移节度，定诸纪，皆系于斗。"又说："北斗七星，所谓璇玑玉衡以齐七政……用昏建者杓……夜半建者衡……平旦建者魁。"

北斗中第 1 ~ 7 颗分别叫天枢、天璇、天玑、天权、玉衡、开阳、摇光。其中第 5、6、7 三星即玉衡、开阳、摇光称为斗柄，第 1、5、7 即天枢（魁）、玉衡、摇光（杓）三颗亮星几乎连成一条直线，称为斗纲。

昏特指日落后二刻半或三刻，与民用晨昏蒙影结束时刻相当。夜半就是现在零点。平旦指日出前二刻半或三刻，与民用晨昏蒙影开始时刻相当。由于昏、夜半、平旦都有明确的定义，节气也有明确的定义，有客观的标准，这样斗建知识对应的年代也就可以大致明确。通过现代天文知识，我们可以把任意一个时间地点古人所可能看到的天象复原出来，并从中找出斗建适用的年代。我们注意到，斗纲与斗柄方向并不一致，两者有一定时代差。昏刻斗纲指向与二十四节气对应的方向正合的年代大约在公元前 3300 年之前。而昏刻斗柄指向与二十四节气对应的方向相合的年代则在数百年之后。相传黄帝以公元前 2697 年为甲子纪年的起点，我们发现，公元前 2697 年前后数百年，中原地区各个节气所能看到的北斗斗柄昏刻指向与节气所对应方位有密切的关联性。

由于在北斗绕北极运动中，随着斗与极相对位置的变化和对应节气民用晨昏蒙影结束时间的变化，北斗昏刻指向并不均匀。在公元前两三千年，北斗指向的变化相当均匀，这是北天极的特殊位置与民用晨昏蒙影结束时间巧妙配合的结果，离开这个特殊年代，就难以重现这种奇迹。假如统一选择 18 时即酉正为标准，则每个节气交节当天斗柄的方向与节气对应的方位线几乎一致，这也说明斗建思想的建立需要特殊的时空背景，传说中的黄帝时代具有相当成熟的天文历法知识。

五、星官

中国古代根据天人合一的思想，把星空中若干相邻恒星组合在一起，并以人间事物命名，称为星官。三国时期陈卓为我国古星象图的集大成与奠基者，他以甘德、石申与巫咸三家的全天星图为底本，将星空分为 283 官，共有 1465 颗星。星官主要包括三垣和四象。

（一）三垣

在我国古代，北天极的这种特殊位置被赋予非常丰富的政治、文化内涵，甚至被看成王权的象征。北极附近的天区被分为三个象征权威与尊贵的城区，这就是三垣，即紫微垣、太微垣、天市垣。各垣都有东、西两藩的星，左右环列，其形如墙垣，故名为"垣"。正中央是紫微垣，外面分别太微垣和天市垣。

紫微垣，位于北天中央位置，所以又称中宫，或紫微宫。紫微宫即皇宫的意思，分为左垣与右垣两列。

《宋史·天文志》云："紫微垣……在北斗北，左右环列，翊卫之象也。"左垣八星包括左枢，上宰，少宰，上弼，少弼，上卫，少卫，少丞。右垣七星包括右枢，少尉，上辅，少辅，上卫，少卫，上丞。紫微垣之内是天帝居住的地方，根据天人合一的观点，皇城之内人事与紫微垣天象一一对应。紫微垣有星官 39 个，除皇帝之外，皇后、太子、宫女等都有相应的星官。见图 6-1。

太微垣位居紫微垣之下的东北方，北斗之南。以五帝座为中枢，共含 20 个星座，正星 78 颗，增星 100 颗。太微即政府的意思，星名亦多用官名命名。太微左垣五星，分别为左执法、东上相、东次相、东次将、东上将。太微右垣五星，分别为右执法、西上将、西次将、西次相、西上相。另外还有谒者、三公、九卿、五诸侯、内屏、五帝座、幸臣、太子、从官、郎将、虎贲、常陈、郎位、明堂、灵台、少微、长垣、三台。各个星官的命名对应于国家治理所有职能部门。见图 6-2。

天市垣位居紫微垣之下的东南方向，它以帝座为中枢，成屏藩之状，约占天空的 57°范围，包含 19 个星官，正星 87 颗，增星 173 颗。两旁各有 11 星组成屏蕃，主四方边国，其 22 星亦为外臣。市门左星依次代表宋、南海、燕、东海、徐、吴越、齐、中山、九河、赵、魏。市门右星依次代表韩、楚、梁、巴、蜀、秦、周、郑、晋、河间、河中。《开元占经》引石氏曰："其星光芒，即其国有谋也。若星色微小，其国邑弱，王者修德以扶之。"

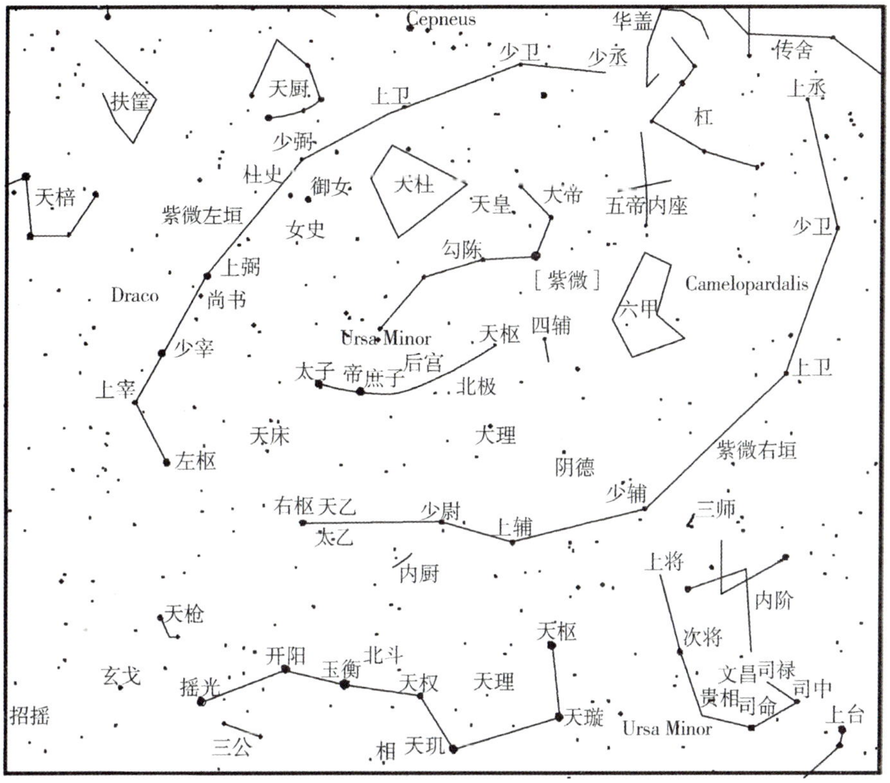

图 6-1　紫微垣图

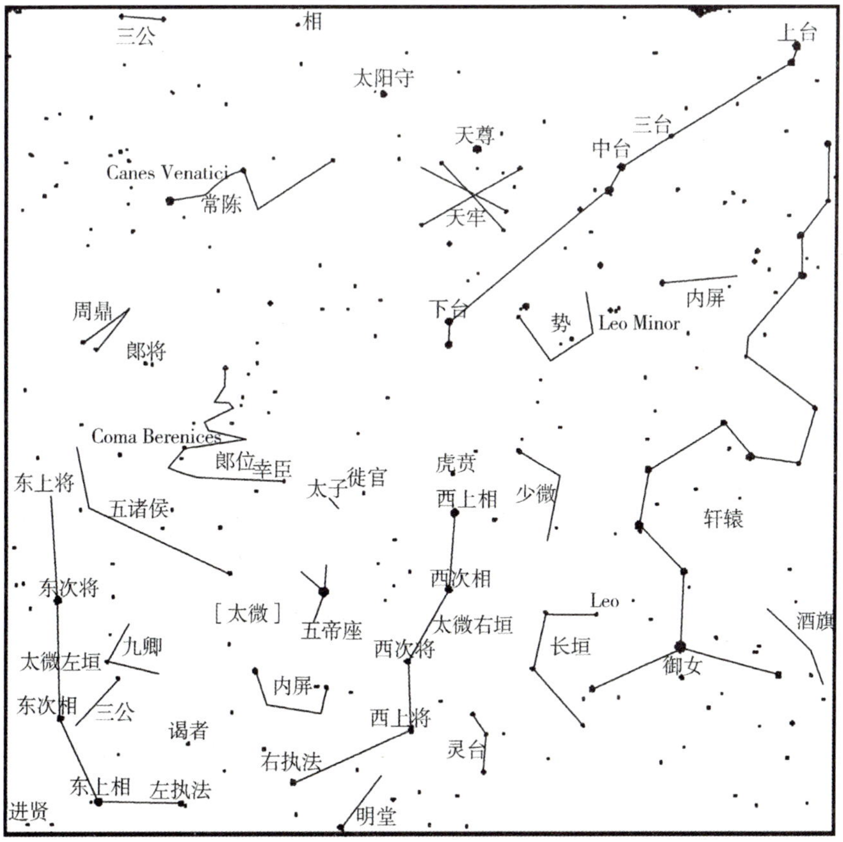

图 6-2　太微垣图

天市即天上的集贸市场，星名除代表各地诸侯之外，多用货物、器具、经营内容的市场命名，对应于人间分散于各地的都会街市。唐《开元占经》引郗萌曰："天市者，天子之市也。"石氏曰："天市星明则市吏急，商人无利。"《宋史·天文志》中云："天主率诸侯幸都市也。"三垣之设始于哪个时代已经很难确定，其实也反映了整体框架设立者对社会架构的看法。见图6-3。

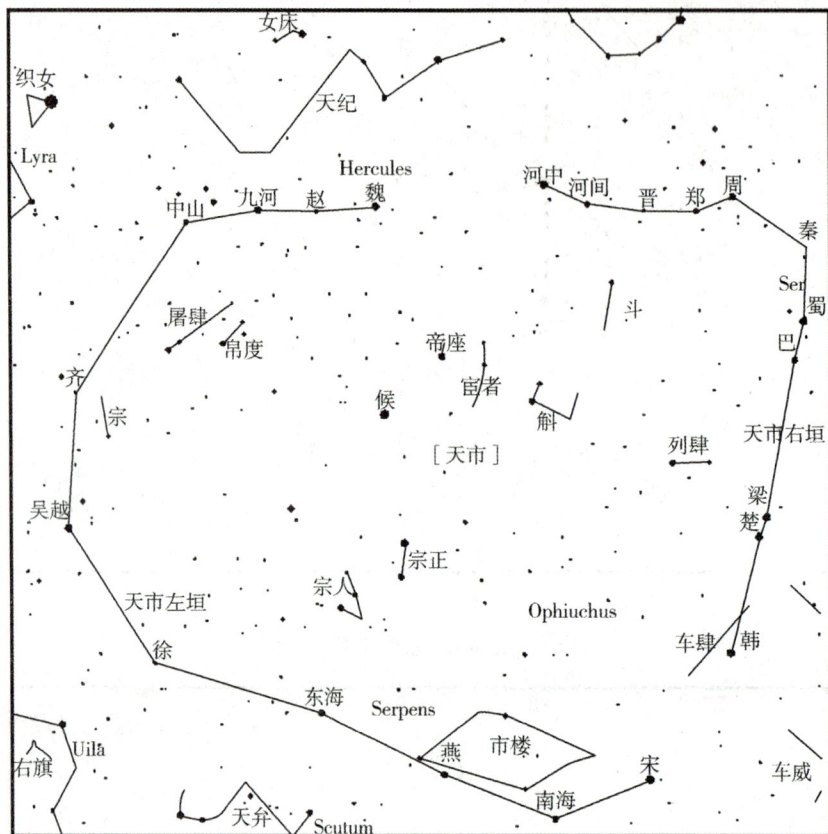

图6-3　天市微垣图

（二）四象二十八宿

四象二十八宿是一个整体，古人把星空中天赤道附近的天区划分成四个部分，各管七个星宿，作为日月五星运行的通道，分别代表四季、四方。依次为：角、亢、氐、房、心、尾、箕为东方青龙；斗、牛、女、虚、危、室、壁为北方玄武，奎、娄、胃、昴、毕、觜、参为西方白虎；井、鬼、柳、星、张、翼、轸为南方朱雀。以壁奎居中、角轸为首尾，此即五运六气理论中的天门地户。可参见河南濮阳西水坡遗址发现的龙虎图及湖北随县曾侯乙墓出土的战国早期漆箱盖二十八宿图。

四象思想的产生相当古老，1988年河南濮阳西水坡遗址发现了四组蚌塑殉葬图案，其中有一组是龙虎图，墓主人头朝正南而足北，左边、东边摆放龙的图案，右边、西边摆放虎的图案，1989年经过社科院考古所测定并经树轮校正，其年代为距今6460年。这是最早的四象实物图案，与1978年湖北随县曾侯乙墓出土的战国早期漆箱盖二十八宿图具有相似性。

六、七曜周旋

日月与金、木、水、火、土五大行星合称七曜，七曜周旋于天，象执行政令一样，指挥着地球上的阴阳刚柔盈虚旺衰之变，称为七政。七曜与经星明显不同，在恒星天背景下忙碌地穿梭。金、木、水、火、土五星合起来称为五纬。

太阳东升西落，主导着昼夜变化，是最直观的阴阳周期样本。在恒星天背景下可以发现，太阳每天都沿着黄道慢慢退行，退行一圈称为一个恒星年，一个恒星年大约365.2596日。根据圭表测影，影长变化周期定的年叫回归年，一个回归年大约365.2422日，与恒星年相差一点，这就是岁差。二十四节气反映的是一个回归年内的阴阳气运变化，代表气候风寒暑湿燥的周年变化。我们可以根据太阳在黄道的位置计算节气，但必须考虑冬至点西移的影响。

月球是除太阳之外对人体影响最大的星体。月球运行轨迹称为白道，白道的空间位置在不断变化，变化周期约为173天。月球的周期运动非常复杂，大家最熟悉的是朔望月（平均29.530588天），当月球处于地球与太阳之间（地心黄经与太阳相同）时，看不到月亮，称为朔，即农历初一。当地球处于太阳与月球之间（地心黄经与太阳相差180°）时看到满月，称为望。由于月球运动复杂，每两次朔之间的时间并不相等，最长与最短之间约差13小时。重要的月球周期还有相对于背景恒星的恒星月27.321661天、相对于春分点的分点月27.321582天、相对于近地点的近点月27.554550天、相对于黄白交点的交点月27.212220天。此外，由于太阳对月球的引力，黄白交点每年移动19°21'，约18.6年完成一周。这一现象对地球的运动和潮汐有着重要影响。《内经》记录了很多朔望月对人体生命活动的影响，如《素问·八正神明论》云："月始生，则血气始精，卫气始行；月郭满，则血气实，肌肉坚；月郭空，则肌肉减，经络虚，卫气去，形独居。是以因天时而调血气也。是以天寒无刺，天温无疑。月生无泻，月满无补，月郭空无治。是谓得时而调之。"如何在五运六气理论框架内认识、理解与运用复杂的月亮周期对人体的影响，是一个值得关注的问题。

五星中木星是太阳系最大的行星，是其他七大行星质量总和的2.5倍，是地球的317.89倍，位于火星与土星之间，太阳系从内向外的第五颗行星。公转周期为11.86年，与12年接近，古代中国称之岁星。

《中国大百科全书·天文卷》认为，干支纪年来源于岁星纪年。因岁星的公转周期是11.86年而不是12年整，经过约85年后，岁星就要超一次，后世行用的干支纪年已经与岁星无关。有学者提出，以年干支为起点的五运六气理论推算因此也失去了理论依据。其实，我们通过现代天文学方法进行精确验算，所谓观岁星而纪年是一种误解。《左传》和《国语》中所有的岁星纪年记录都不是真实的天象，而是出于星占目的从严格遵守12周期的纪年法中推衍出来神煞"天象"，这种方式在术数著作中很常见。理论上，由于岁星视运动的复杂性，先秦的所谓岁星纪年不可能作为一种纪年法而存在，不具备历书纪年功能，只存在于事后的星占场合。干支纪年并不起源于岁星纪年，也没有证据表明五运六气理论起源于星占术。

另外，太初元年三种不同干支问题也困扰着五运六气理论运用推广的问题，通过细致研究发现，这个困扰是太初改历与换岁首引起的暂时混乱，并不影响干支纪年的连续性。

有学者在对照研究西汉的灾害性天气与五运六气理论的关系时发现，"西汉长达197年内发生的65次灾害性天气对照，取得高达86%以上符合率"。但同时强调："《汉书·律历志》的纪年干支与现代通行的不同……只有用现代通行的干支纪年，可以获得最高的符合率。"为什么用正确的纪年干支对照才能获得最高的符合率？恰恰证明纪年干支与灾害性气象变化之间有着特定的关系，用错误的"《汉书·律历志》的纪年干支"进行的统计，正好起到了对照样本的作用。

土星是太阳系第二大行星，公转周期为29.46年，质量约为地球的95.18倍，中国古代称之为镇星。太阳系形成之初，行星运动轨道相当不稳定。40多亿年前，曾经出现一颗火星大小、叫做"忒伊亚"的行星撞击地球而形成月球的大事。随着木星与土星周期的稳定,太阳系才稳定下来。

五星中水星、金星、火星的许多特性与地球接近,称为类地行星。金星、火星、水星的公转周期分别为224.7天、686.97天、87.97日。金星古称明星,又称太白,特别明亮。金星黎明时出现在东方,叫启明;黄昏时出现在西方,叫长庚。水星古称辰星,火星古称荧惑。五大行星与地球一样沿着以太阳为焦点的椭圆形轨道做变加速运动,从地球上看,或逝或往,或顺或逆,伏见无常,进退不同,忽明忽暗,难以直观把握其行踪,人们很容易把身边发生的异常现象与当时所见的某个行星行为联系起来,记录下来,留给后人遇到类似情况时参考,故古代的星占条文大多是关于五大行星的内容。显然这些经验很难通过有效的验证而成为有价值的知识。不容否认,作为地球的近邻,五大行星的引力摄动必然对地球乃至地球上的气候、生物有所影响,影响大小与形式则有待于进一步研究。古人以五行命名五星,当有这方面的因素。

七、圭表、日晷与漏刻

圭表测影是最古老、最简单的天文仪器,其基本原理就是立竿测影。圭是南北平放的标尺,表是直立的标竿,表圭互相垂直。随着节气的推移,正午的影长会发生规律性变化,古人以此用来确定节气,也可以用来测时间、定方位。汉语中表率、表现等词即源于此,光阴(即日光的影长)一词亦源于此。近年尧都陶寺出土了4000多年前的圭表,佐证了《尚书·尧典》中的记录。

日晷又称日规、晷表,是我国古代利用日影测时刻的一种计时仪器。通常由铜制的指针和石制的圆盘组成。石制的圆盘称为晷,南高北低平行于天赤道,圆盘中心的晷针称为表,上指北天极,下指南天极。其工作原理是在晷面的正反两面刻划出12个大格,每个大格代表一个时辰,日晷的表影每个时辰移动一格,像钟表一样。

漏刻是中国古代常见的计时工具,最早出现在西周,相传为黄帝时代的发明。《漏刻经》云:"漏刻之作,盖肇于轩辕之日,宣乎夏商之代。"《说文》云:"漏以铜受水,刻节,昼夜百刻。"它实际是一个流量计,利用在重力作用下流体通过小孔向下溢出的流量均衡、稳定的原理,用壶中流体(水、水银或沙子)流出的量来表示所经过时间的长短。漏刻计时可以达到相当高的精度。《内经》中的水下某刻,使用的就是昼夜百刻的漏壶。中国历史博物馆的元代延祐三年成套漏壶即是中国古代漏刻计时工具的代表。

八、历法、干支甲子与五运六气

与其他文明相比,中国古代特别重视历法,《尚书·尧典》云:"乃命羲和,钦若昊天,历象日月星辰,敬授人时。"通过观察日月星辰的变化,结合其他自然物候现象制定历法,指导人们的日常生活。观天文而知历法,以历为法可知天下。"历"字甲骨文为🦌(甲五四四),本义为"经过"。下从止(趾),表示与脚、行走有关,上从双禾(或双木),以示意生命生长之象,或以双禾表示一升一降、一枯一荣之象,隐含一个年周期。《甲骨文编》"时"字形为 𣅱、𣆚,《金文篇》为🦌,上从止、一,下从日,表示太阳视运动之节点。《说文·时》:"时,四时也,从日,寺声。"引申为四季变化。《说文·寺》指出:"廷也,有法度者也。"时为日之寺,日之署衙,彰显日之法度也。古有治历明时之说,"时"就是在一个涨落周期中的位相,处于上升阶段为春、下降阶段为秋、鼎盛阶段为夏、凋零阶段为冬。"明时"就是通过研究、运用"历"的思想,了解所处阶段的变化趋势,以得行动的先机。"法"就是样板、效仿对象,历法之字义就是"以历为法"。《尚书·舜典》云:"协时月正日。""时"代表昼夜之阴阳变化,"月"代表寒暑之阴阳变化，是两个最浅显的周期结构样板。

历法分为阳历、阴历、阴阳合历三个系统。阳历又称太阳历，以地球绕太阳公转的周期为计算基础，将回归年天数机械地分配到 12 个月中，如儒略历、格里高利。阴历即太阴历，是以朔望月为计算基础，根据朔望实际情况将 29 日或 30 日分配到 12 个月中，不考虑回归年问题，一些阿拉伯国家用的回历，就是这种太阴历。

阴阳合历综合考虑回归年与朔望月，以二十四节气标注太阳的周年变化，同时结合朔望月的变化。我国古代的各种历法和今天使用的农历，都是这种阴阳合历。

中国古代天文学史，从一定意义上来说，就是一部历法改革史。中国古代历法所包含的内容十分丰富，大致说来包括推算朔望、二十四节气，安置闰月及计算日月食和行星位置等。带有干支甲子和历注的传统历书称为黄历，大约沿用于黄帝造历之传说，沉淀着深厚的中国传统文化底蕴。

干支甲子源远流长，传说公元前 2697 年，黄帝命史官大挠察天地之机，探究五行，始作甲子。甲骨文中存有完整的干支甲子表。

建立在阴阳五行基础上的干支甲子体系是独立于任何具体事物之外的纯数学结构，用于纪年、纪月、纪日、纪时，采用自相似性周期嵌套标注各个层次气运变化，是中国传统文化的精华，以及研究、运用中国传统科技文化的重要工具，也是五运六气理论的重要基础。

第二节　五运六气与医学气象学

气象，是指某一地区大气中的气温、风力、干湿度、日照等物理因素，以及由此而引起的风雨、霜雪、雾露、冰雹、雷电、光象等各种物理状态和物理现象的统称。气象与人们的生产、生活密切相关。医学气象学作为生物气象学的分支，是研究气象因素对人体生命活动的影响，是为诊断和防治疾病服务的一门边缘学科。

在主要以太阳周年视运动的天文背景下形成的五运六气理论，以四季节律的气候变化为主要研究内容，并在此基础上构建其相关的医学理论，蕴含着丰富的医学气象学思想，其内容之丰富、理论之系统、时间之持久，为世人所瞩目，是中医学理论中不可忽视的重要内容。

一、五运六气中的古气象学内容

五运六气通过整体动态及全面系统的观察，主要研究大气环境中的云、雨、风、寒、暑、湿、燥、火等气象因素及其对自然界生物和人体的影响，其所涉及的古气象学内容主要有大气运动之气交、气交中的气象变化特征、季节气候划分、气候规律等。

（一）气交

"气交"是五运六气理论中所论及的重要古气象学概念，古人认为人类生存的空间充满着化生万物的大气，人类所赖以生存的地球是被大气包裹着的。《素问·五运行大论》云："帝曰：地之为下否乎？岐伯曰：地为人之下，太虚之中者也。帝曰：冯乎？岐伯曰：大气举之也。"大气分为阴阳两大类，"积阳为天，积阴为地"，"清阳为天，浊阴为地"（《素问·阴阳应象大论》）。天地阴阳二气升降不息，处于不断运动的状态，天气下降，地气上升，上下交会，产生"气交"。人类生活的空间处于气交之中，《素问·六微旨大论》指出："上下之位，气交之中，人之居也。"根据现代气象学的观点，包裹地球的大气称大气圈。大气圈的高度有 2000 ～ 3000km，分为对流层、平流层、中间层、暖层和散逸层五层。对流层是大气圈最低的一层，平均厚度 12km 左右。对流层厚度虽薄，却集中了 3/4 的大气质量和几乎全部的水汽，主要的大气现象都在这一层中发生，刮风、下雨、降雪等天气现象都是发生在对流层内，对流层最显著的特点是有以上升气流和下降气流为主的强烈的对流运动，是与人类生活关系最为密切的大气空间。气交的观点，颇同于现代气象学对大气圈对流层的认识。

五运六气理论认为气交具有两个重要特征，即大气的升降运动和温度的垂直分布。

其一，大气的升降运动。气交之中，大气处在升降不息的运动状态。《素问·六微旨大论》云："气之升降，天地之更用也……升已而降，降者谓天；降已而升，升者谓地。天气下降，气流于地；地气上升，气腾于天。故高下相召，升降相因，而变作矣。"大气的升降运动是空间因素与地面因素的相互作用和冷暖气流的升降交流运动。大气运动和"气交"是产生各种气象变化的原因，如：天气现象中最普遍的云雨的形成为"地气上为云，天气下为雨；雨出地气，云出天气"（《素问·阴阳应象大论》）。故《素问·五运行大论》认为："燥以干之，暑以蒸之，风以动之，湿以润之，寒以坚之，火以温之。故风寒在下，燥热在上，湿气在中，火游行其间，寒暑六入，故令虚而生化也。"这些自然变化深刻影响着万物的生化和人类的生存。

现代气象学认为，大气直接接受太阳辐射的能力很弱，主要靠地面热量的向上传播而获得热量。下层空气因受到强烈增温的地表面的热辐射而有较剧烈的增温，密度变小而上升，此时别处的冷空气流随之补充，同样受到地面的热辐射而增温上升，但上升的热气流因绝热膨胀消耗了内能而冷却，到了一定高度之后便转为辐射下沉气流，形成气的升降，产生气的对流。大气中气的升降与对流，对于其中水汽的凝结、蒸发及与此有关的云雨雾等天气现象的形成有着极密切的影响。这就是"高下相召，升降相因而变作矣"的局地热力对流原理，是对大气中气的升降运动的科学解释。

其二，大气温度的垂直分布。气交中大气的温度随高度的增加而递减，这是气交的另一个特征。《素问·五常政大论》云："地有高下，气有温凉，高者气寒，下者气热。"《素问·六元正纪大论》又云："至高之地，冬气常在，至下之地，春气常在。"大气中的温度随地面位置的高低而有不同，高的地方气温反而低，低的地方气温反而高。这一现象可以应用现代气象学的层结理论进行解释。大气中的温度随高度分布称大气层结。对流层中由于太阳辐射首先加热地面，再由地面把热量传递给空气，因而靠近地面的空气受热多，远离地面的空气受热少，产生气温随高度递减的气温垂直分布现象。大气温度的层结一般是温度随高度而降低，但是有时也可以在某一层次发生温度随高度不变或增加的现象，出现逆温层。逆温层的存在必然压抑对流的发展，阻挡水汽、尘埃向上传送，容易产生雾、云等天气现象，对天气的影响很大。

现代气象学认为，对流层也有两个主要特征：一是除个别情形外，气温随高度的增加而降低；二是空气具有强烈的对流运动。这是现代气象学的基本观点，与气交的两个特征相似，《内经》的古气象学仅凭直观和经验提出了气交中的两个重要现象，实在是一个了不起的发现。

（二）气象变化特征

气象变化的特征统称为"气候"，它是对某一地区长期气象变化规律的总结。运气学将中华民族繁衍生息的以黄河流域为中心的气候特征归纳为三个方面、六种类型。三个方面即所谓气流（又称"气旋"）、温度和湿度，是构成气象变化的基本要素；六种类型即风、寒、暑、湿、燥、火，六者统称为"六气"。它是古人从我国的气候区划和气候特征方面研究出的"气交"规律。"风"是大气对流而产生的大气特征，由于"气交"无处不在，因而风四季皆有，但以春季及东部沿海地区多见。风是五运六气理论中所论及和使用最普遍的一种大气现象，在六步之气中冬末春初的初之气候便为厥阴风木主令，气候特征为风；寒、暑、火反映了大气温度的高低，而气温高低取决于日照时间和太阳光照角度，以及地势高低和风力大小。五运六气理论将一年分为六个时间段，盛夏五月、六月的"三之气"为少阳相火主令，其气为暑；春末夏初的"二之气"为少阴君火主令，其气为温，终之气为太阳寒水主令，其气为寒；燥湿是对气象中湿度的表达，湿是长夏季节（农历六月、七月）和中部地区的气候特征，燥是秋季和西部地区的气候特征，在六步之气中，为四之气和五之气。可见，五运六气理论中所说的风、寒、暑、湿、燥、火六气是对气象变化特征最简洁的表述。

五运六气理论中还有对雾露、霜雪、云雨等气象变化的认识，如《素问·六元正纪大论》云："阳明所至为收为雾露。"《素问·气交变大论》云："雨冰雪，霜不时降。"《素问·阴阳应象大论》云："地气上为云，天气下为雨。"

（三）季节气候的划分

各地区的气象变化都有相对固定的周期节律，称之为季节，季节反映了气象变化的规律。古气象学对季节气候的划分有四时、五季、六节、二十四节气和七十二候等，五运六气理论在这些方面都有运用。

四时，指春夏秋冬四季，主要反映气温的年周期变化。在太阳的周年视运动周期中，地球以赤道为轴心的南北极来回摆动，是我国以黄河流域为中心的地区有明显四季气象特征的天文背景。四季最初采用确定四季中点的办法划分，这些中点分别是仲春、仲夏、仲秋、仲冬，即春分、夏至、秋分、冬至。从四仲日向前后外延45天或46天，便是四季开始的立春、立夏、立秋、立冬四立。四时主要反映气温的变化：春季气候温和，夏季气候炎热，秋季气候凉爽，冬季气候寒冽。五运六气理论在四季气候变化规律的气象背景下，独具特色地构建了与气象变化密切相关的病因、病机、诊断、治疗，以及养生的医学气象学理论。

五季，又称五运，是按照气候的特征将一年划分为五个阶段的季节方案。每个阶段每运各73.05日，每年约从大寒日起为初运木，主风；二运火，主热；三运土，主湿；四运金，主燥；终运水，主寒。五季是一种以温度特征为主，又照顾湿度等气象因素的季节划分，更能反映一年的气候变化规律。

六节，又称六季或六气，也是按照气候特征将一年划分为六个阶段的季节方案。按五行相生次序，分为六步，每步约主60.875日，包括四个节气。每节各有相应的气候特征与之配合，分别为风、热、火、湿、燥、寒，故又称为"六气"，主要见于五运六气理论之中。其实质是把影响气候的气象因素归纳为六种，并以该六种气象作为常见气候类型，客观地反映了气象的复杂性和多样性。

二十四节气，是根据太阳的周年视运动，将一周年365天分成二十四等分，用来表示季节的交替和气候变化的季节方案，每个节气的名称据该时间段内所特有的气象和物象而确定。二十四节气反映季节变化，表示气温高低、降水情况，显示物候规律，内容非常丰富。其中，立春、春分、立夏、夏至、立秋、秋分、立冬、冬至八个节气反映寒来暑往的季节变化；小暑、大暑、处暑、小寒、大寒象征气温的变化；雨水、谷雨、白露、寒露、霜降、小雪、大雪表明降雨、降雪的时间和强度；惊蛰、清明、小满、芒种反映气温升高后农作物的成熟和收种情况。五运六气理论的六步主气就是以此为据，把一年分为六步，每步主四个节气，说明一年中各季节的气候变化规律和物候、病候特点。

七十二候，"候"指气候，是气候变化最小的区划单位，每候有一个相应的物候现象，叫做"候应"。我国气象的短期变化约五日，即五日为一个气候小周期，故《素问·六节藏象论》云："五日谓之候，三候谓之气，六气谓之时，四时谓之岁。"全年共计七十二候。"候"是气象变化最直观的客观依据，也是五运六气理论的时令季节标志，因此，《素问·六元正纪大论》《素问·五常政大论》等五运六气专篇对一年五运和六气的正常气候和异常气候均有详细论述。

（四）气象节律

"气交"产生了各种气象变化，"气象"变化复杂多样，并随着天地阴阳运动规律有相应的变化节律，如年节律、月节律、日节律、超年节律等，这些节律在五运六气理论中得到了充分体现。

日气象节律是以一昼夜为一个周期的气象节律，又称为昼夜节律，是受太阳运转日升夜沉的变化而产生的气象周期，其阴阳"气交"消长的变化类似于一年四季，"朝则为春，日中为夏，日入为秋，夜半为冬"（《灵枢·顺气一日分为四时》）。月气象节律是五运六气理论依据月相变化来解释人体气血盛衰、对疾病的反映性及对治疗的敏感性和耐受性。年气象节律是伴随太阳的视运动周期而产生的气象周期，是气象变化最明显、最稳定的节律，是五运六气理论所运用的基本气象周期，如年四季节律、五运节律、六气节律、二十四气节律、七十二候节律等。日、月、年节律均是固定的常规的阴阳消长气交变化与气象节律。超年气象节律是五运六气理论依据五运推移和六气变迁而提出的五年、六年、三十年、六十年气象节律，即《素问·天元纪大论》所言的"天以六为节，地以五为制。周天气者，六期为一备；终地纪者，五岁为一周……五六相合而七百二十气，为一纪，凡三十岁；千四百四十气，凡六十岁，而为一周，不及太过，斯皆见矣"。超年气象节律是日、月、地球运转规律之外因素形成的气象节律，是一种非固定的、特殊的阴阳消长气交气象节律。日、月、年、超年气象节律所表现出的气候、物候及病候是五运六气理论研究的主要内容。

二、五运六气中的气象医学思想

气象因素是影响人类健康最重要的环境因素，五运六气理论基于天人相应的整体观思想，运用了大量的古气象学内容，通过进一步观察和实践，加以发挥，将其融汇于医学理论之中，不但丰富和发展了古气象学，而且形成了独特的中医医学气象学。因此，五运六气理论实际上是运用古代气象学理论研究疾病的发生发展变化及其防治规律的理论，并通过"气候－物候－病候"的关系予以表述。

（一）人体生命活动与气象变化相通应

中医学认为，人生活在自然环境之中，自然界有春夏秋冬四时交替和风热燥湿寒的气候变化，人体五脏与四时气候变化相通应。《内经》指出"在天为风"，"在脏为肝"；"在天为热"，"在脏为心"；"在天为湿"，"在脏为脾"；"在天为燥""在脏为肺"；"在天为寒""在脏为肾"（《素问·阴阳应象大论》）。"心者"，"通于夏气"；"肺者"，"通于秋气"；"肾者"，"通于冬气"；"肝者"，"通于春气"；"脾胃者"，"通于土气"（《素问·六节藏象论》）。因此，五脏之气必然受到自然环境，尤其是四时气候的影响，五脏的功能活动必须与四季气候的活动规律相适应。这种五脏外应五时的观点，不但认为气象因素直接影响着人体脏腑功能活动，而且还认为经络之气的运行分布也受四时气候变化的影响，产生相应的盛衰消长及沉浮升降运动，经络气血"春气在经脉，夏气在孙络，长夏气在肌肉，秋气在皮肤，冬气在骨髓中"（《素问·四时刺逆从论》）。《内经》还进一步将十二经脉之气的消长变化与一年十二个月相联系，用以阐述经络之气与四时气候寒热变化相应（《灵枢·阴阳系日月》）。人体的正常脉象也随四时气候的变化而出现相应的变化，正如《素问·脉要精微论》所云："四变之动，脉与之上下，以春应中规，夏应中矩，秋应中衡，冬应中权。"《素问·八正神明论》《灵枢·五癃津液别》等篇均明确地解释了人体气血津液在不同季节气候的寒热变化条件下，其分布部位、分布状态、运行及代谢状况有明显的差异，呈现规律性的节律。

五运六气理论是以四季气象变化为背景，以中医学特有的四时五脏理论为依据，构建中医五运六气理论，认为春日多风、气渐温，夏日炎热，长夏多雨湿，秋日干燥、气渐凉，冬日严寒，是气候之常，为主气主运的应时气候，是生物生长化收藏的必要条件。人体只有顺应自然变化规律，及时做出适应性的调节才能保持健康。但是，气候常有变异，有时甚至反常，这种干扰因素就是客气、客运所主的气候。气运太过不及产生的胜、复、郁、发等各种异常气候变化直接影响人体功能活动。

（二）六气异常致病

五运六气理论认为，气象异常变化是导致人体疾病发生的重要因素。《素问·五运行大论》云："五气更立，各有所先，非其位则邪，当其位则正。"《素问·六微旨大论》亦云："其有至而至，有至而不至，有至而太过……至而至者和；至而不至，来气不及也；未至而至，来气有余也。"前者讲五方之气交替，先期而至的气候若与时令不符为邪气，与时令符合为四时正气；后者讲六气有应时而至的，有时至而气不至的，有先时而至的，应时而至的是和平之气，时至而气不至的是气不及，时未至而气先至的是气有余。总之，非时之气都是异常的气候。风寒暑湿燥火六种气象因素在正常情况下能够资生、长养万物，称之为六气。六气太过、不及或非时而至，均影响人体的生命活动和适应调节能力，成为致病因素，则为六淫，即所谓"气相得则和""不相得则病"（《素问·五运行大论》）。

五运六气理论认为，六淫致病是五运六气病因理论的核心，指出"夫百病之生也，皆生于风寒暑湿燥火，以之化之变也"（《素问·至真要大论》）。不同的异常气候，具有不同的致病特点，即所谓"寒热燥湿，不同其化也"（《素问·五常政大论》）。

五运六气理论将气候异常引发疾病的具体情况分为六气的"未至而至""至而不至"和五运的"太过""不及"，并运用五运六气历法推算预测各年的气候特点和发病规律，总结其一般规律为"气有余，则制己所胜而侮所不胜；其不及，则己所不胜侮而乘之，己所胜轻而侮之"（《素问·五运行大论》）。关于六淫致病的病位，《素问·至真要大论》指出"岁主藏害"，提出"以所临脏位，命其病"，根据六淫对相应脏腑的影响，对其定位定性，即所谓"各以气命其脏"（《素问·六节藏象论》）。五运六气理论认为六淫致病，在一定条件下其病证性质可循六淫所胜的方向转化。如《素问·六元正纪大论》说："太阴雨化，施于太阳；太阳寒化，施于少阴；少阴热化，施于阳明；阳明燥化，施于厥阴；厥阴风化，施于太阴。各命其所在以征之也。"六气循五行相胜规律，风向湿、湿向寒、寒向热、热向燥、燥向风方向转化，而病证性质亦随之改变。由于六淫有"各归不胜而为化"的特点，其相应脏腑器官的病变亦可发生相应传化，以此可掌握疾病的传变方向。因此，强调在审察疾病的变化时，要充分考虑六气盛衰胜复郁发之变，不要违背六气主时规律，即"审察病机，无失气宜"（《素问·至真要大论》）。

（三）必先岁气的治疗观

五运六气理论根据四时气象特点，提出"必先岁气，无伐天和"（《素问·五常政大论》）的法时而治的思想。

一是因时制宜。气候特点与人体的生命活动有着必然的联系，并对其产生重要影响，而使用药物时一定要遵循因时用药原则，避免药物性质与气候性质相同。《素问·六元正纪大论》提出："用温远温，用热远热，用凉远凉，用寒远寒，食宜同法。"即冬季阴盛阳弱，病易寒化伤阳，治疗当慎用寒药，以免更伤其阳；夏季阳盛阴弱，病易化热伤阴，治疗当慎用热药，以免助邪热燔灼之势。否则必然会加重病情，产生严重后果。

二是因地制宜。气候的特点与地势密切相关，使用药物时宜尽量考虑气候条件的影响。《素问·五常政大论》云："东南方，阳也，阳者其精降于下，故右热而左温。西北方，阴也，阴者其精奉于上，故左寒而右凉。"东南方气候温热，西北方气候寒凉，居民若外出旅行或迁徙，就有"适寒凉者胀，之温热者疮"的差别，治疗时"西北之气散而寒之，东南之气收而温之"，方有疗效。

三是六淫所胜用药原则。四时气候有寒暑燥湿之别，药物性能也有寒热温凉之殊，因此治疗必须遵循人体气血顺应四时气候而变化的规律进行遣方用药，这是五运六气理论运用气象学相关知识制定其临床用药的基本依据。就年度气候特点指导用药而言，如在"太阳司天"之年寒气偏盛，全年气温偏低，所用药物宜以"苦以燥之温之"；若在"阳明司天"之年，全年雨水偏少，气候干燥，所用药物宜咸、宜苦、宜辛，"汗之、清之、散之"（《素问·六元正纪大论》）等。如果进行审因论治，一定要结合偏盛邪气的性质选用药物，即可依据《素问·至真要大论》中的组方原则进行用药："风淫所胜，平以辛凉，佐以苦甘，以甘缓之，以酸泻之。热淫所胜，平以咸寒，佐以苦甘，以酸收之。湿淫所胜，平以苦热，佐以酸辛，以苦燥之，以淡泄之。湿上甚而热，治以苦温，佐以甘辛，以汗为故而止。火淫所胜，平以酸冷，佐以苦甘，以酸收之，以苦发之，以酸复之，热淫同。燥淫所胜，平以苦湿，佐以酸辛，以苦下之。寒淫所胜，平以辛热，佐以甘苦，以咸泻之。"此处原文将五运六气理论根据气候淫胜变化进行组方用药的理念体现得淋漓尽致，这种根据"五味入胃，各归其所喜"（《素问·至真要大论》）和五行生克原则，并结合大量医疗实践总结出来的六淫所胜的五味用药规律，至今仍有效地指导着临床实践。

四是强调"司岁备物"。由于气候变化与地上万物的化生相应，每年的气象特点不同，药材质量亦有差异，所以采备药物也要根据各年五运六气的不同情况，做到"司岁备物"（《素问·至真要大论》）。如厥阴司岁则备酸物，少阴、少阳司岁则备苦物等，这样，药物制备得天地精专之化，气全力厚，质量优良，疗效确切。非司岁物，则气散而不专，"故质同而异等也，气味有薄厚，性用有躁静，治保有多少，力化有浅深"（《素问·至真要大论》）。"司岁备物"的采备药物理念，奠定了道地药材的理论基础。

（四）顺应时气养生防病

"人以天地之气生，四时之法成"（《素问·宝命全形论》），生命过程是按自然规律发展变化的过程。自然界的各种变化，无论是四时气候、昼夜晨昏的交替，还是日月运行等都会直接或间接地影响人体，产生相应的反应。而人类在漫长的进化过程中，也形成了适应自然的生命机制。因此，人必须掌握和了解自然环境的特点，使自己的活动顺应自然界的运动变化，即"与天地如一"（《素问·脉要精微论》），以保持"生气不竭"（《素问·四气调神大论》），身心健康。因此，中医学以四时气候变化为气象背景，创造性地提出了"治未病"的著名观点，这种治未病的思想，在五运六气理论中得到了充分体现。

运用五运六气理论对各年份气运进行分析，可以预先测知每一年气候变化的大体趋势，据各年气候和疾病的大致情况则可及时采取各种措施进行预防。在长期实践的基础上，中医学形成了丰富多彩的养生方法，强调顺应自然界阴阳的消长规律以养生，即要掌握自然界的变化规律，适应性地调节生活起居、形体劳逸、饮食、情志等，做到地宜时顺，若"治（养生）不法天之纪，不用地之理，则灾害至矣"（《素问·阴阳应象大论》），故以"法于阴阳"为养生原则。

综上所述，五运六气理论在四时气候变化规律的气象背景下，全面地构建了与气象因素密切相关的系统医学理论，形成了独具特色的中医气象学。其思想突出地表现在：其一，人体脏腑经络气血的活动与气象变化密切相关，形成了与四时气候相适应的变化规律；其二，疾病的发生、发展和变化受气候变化的影响；其三，疾病防治着重强调"因时制宜"的基本原则。这些理论观点一直有效地指导着中医临床实践，也是五运六气理论的突出特色。

五运六气理论充分认识到季节、昼夜更迭及气候的常变和地域气候的差异等与人体病因、病机、诊断、治疗和养生有密切关系，认识到生命的节律和周期现象与气候变化密切联系，初步建立起内容丰富的气象医学框架，并对医学理论的形成产生了巨大影响，也是对人类的伟大贡献。

第三节　五运六气与医学地理学

中医五运六气理论涉及丰富的医学地理学知识。医学地理学是研究人体生命活动及治疗与地理环境关系的一门科学。人与自然息息相关，人体受地理环境直接或间接的影响，可以表现出各种生理、病理变化，因此，医者诊察疾病要"上知天文，下知地理，中知人事"（《素问·气交变大论》），强调医学不仅要研究社会因素与人体健康的关系，而且还要研究天文地理等自然因素与人体健康的密切关系。

一、地理环境与气候

古代医家在长期医疗实践过程中认识到，不同的地理环境，可以导致气候、土壤、水质及生物种类的差异。五运六气理论比较详细地阐述了地理环境与气候的密切关系。

（一）五方地域与气候

东南西北中五方地域不同，气候及自然环境均有所不同。《素问·五运行大论》《素问·阴阳应象大论》在"天人相应"整体观指导下，用五行学说把六气、五行及五方统一起来，论述了五方五位不同地理环境情况下的不同气候及其特点，即"东方生风""南方生热""中央生湿""西方生燥""北方生寒"，并指出不同气候特征出现不同的自然征象，即"燥以干之，暑以蒸之，风以动之，湿以润之，寒以坚之，火以温之……燥胜则地干，暑胜则地热，风胜则地动，湿胜则地泥，寒胜则地裂，火胜则地固矣"（《素问·五运行大论》）。

《素问·异法方宜论》强调气候与五方地理环境有关，篇中论述了五方地域不同，水土性质及气候类型等有所差异。"东方之域，天地之所始生也，鱼盐之地，海滨傍水"；"南方者，天地所长养，阳之所盛处也，其地下，水土弱，雾露之所聚也"；"中央者，其地平以湿，天地所以生万物也众"；"西方者，金玉之域，沙石之处，天地之所收引也，其民陵居而多风，水土刚强"；"北方者，天地所闭藏之域也，其地高陵居，风寒冰冽"。

（二）地势高低与气候

五运六气理论认为，地势高低不同，气候也各异。地势的高下南北之不同，有气候的寒热温凉之差异，这主要是"阴阳之气，高下之理，太少之异也"（《素问·五常政大论》）的缘故。《素问·五常政大论》有"东南方，阳也，阳者其精降于下，故右热而左温。西北方，阴也，阴者其精奉于上，故左寒而右凉。是以地有高下，气有温凉，高者气寒，下者气热"的论述，是以九宫图所示方位东南方地势偏低，阳气相对有余，阴气相对不足，其右为南方而左为东方，故气候左偏于温而右偏于热；西北方地势较高，阳气相对不足，阴气相对偏胜，其左为北方而右为西方，故气候左偏于寒而右偏于凉。这种地势高低与气候温凉之间相关联的观点是古人对地域与自然气候变化关系实际观察经验的总结。《素问·六元正纪大论》再一次对这一规律进行了重申和肯定，指出："至高之地，冬气常在，至下之地，春气常在。"王冰注曰："高山之巅，盛夏冰雪，污下川泽，严冬草生，长在之义足明矣。"

由此可见，五运六气理论运用阴阳五行理论，较科学地阐释了由于地区方域不同、地势高下之异，形成了不同的水土性质、气候类型的自然现象。无论是五方大范围的气候差异，还是一州之地小范围的气候差异，均系地势高下所致，都与阴阳之气的多少相关；自然界所有生物的化生都同时受到天时及地理环境的影响，均是天地阴阳之气相互作用的结果。这一观点提示了研究人体的生命活动需要注意考虑实际地域与气候的差异，如西北地高多寒燥，东南地低多湿热，"适寒凉者胀，之温热者疮"（《素问·五常政大论》）。防治疾病也应考虑实际地域与气候的差异，如"西北之气散而寒之，东南之气收而温之"（《素问·五常政大论》）。

《内经》关于地理与气候的论述，基本符合我国东南纬度低、气候温暖多湿，西北纬度高、气候寒凉多燥的特点。这些认识与现代地理、气候区划思想极为相似。当然，也应该看到，限于当时的历史条件，人们还不能认识到不同地区的环境、气候与寿夭、疾病之间具体的、内在的联系。现今时代，地势地质土壤、水质水温、气象要素等与人类健康的关系已成为现代医学地理学研究的重要课题。因此，五运六气理论强调大生态环境平衡的观点对于如今防治疾病仍具有重要的现实意义。

二、地理环境与人体

《素问》运气七篇大论及散见于其他篇章中的医学地理学知识，不仅记载了地理环境与气候的关系，也论述了地理环境对人体健康及疾病的影响，对中医临床实践有着重要的指导作用。

（一）地理环境与体质

不同的地理环境条件下，人体体质有显著差异。一般来说，北方人喜食麦面，南方人喜食大米；北方人怕热，南方人怕冷；北方人身材相对高大，南方人身材相对矮小。由于南北之人的体质差异，一旦南北易居，常常不能适应新的环境，与久居当地的人们相比，不仅会出现怕寒或怕热的现象，而且还会产生水土不服的某些病证。

人们的生活习惯、体质差异与地理环境密切相关。《素问·异法方宜论》记载东方之人"食鱼而嗜咸"，"皆黑色疏理"；南方之人"嗜酸而食胕"，"皆致理而赤色"；中央之人"食杂而不劳"；西方之人"华食而脂肥"，"不衣而褐荐"；北方之人"乐野处而乳食"，多"脏寒"，均说明五方之人生活习惯及体质特点的形成直接受到地理环境、气候等因素的影响。《内经》关于地理气候条件与人体体质关系的论述，对我国人群体质状况地域性差异所做的评估，体现了"因地异质"的学术思想，是中医学"因人制宜""因地制宜""因时制宜"及"同病异治"治则的理论依据。

后世学者在此基础上进一步发挥，认识到地理环境与人的智慧德行也有密切关系。如元代虞裕在《谈选》中指出："太平之人仁，东方也；丹穴之人智，南方也；太蒙之人信，西方也；崆峒之人武，北方也。此四方地气形之不同也。"这种东方人多仁、南方人多智、西方人多信、北方人多武的记载，既是前人实际观察的结果，又是对《内经》"因地异质"思想的丰富和发展，还是深受五行思维影响的具体表现。

地理环境与寿命关系密切。五运六气理论还论及了地理环境与寿命的密切关系。《素问·五常政大论》明确指出地域不同，寿夭有别，即使同一区域，地势的高低也是影响寿命的因素之一。如"东南方，阳也，阳者其精降于下……西北方，阴也，阴者其精奉于上……阴精所奉其人寿，阳精所降其人夭"。又云："一州之气，生化寿夭不同，其故何也？岐伯曰：高下之理，地势使然也……高者其气寿，下者其气夭，地之小大异也，小者小异，大者大异。"可见，无论区域范围大小，人群寿命都依地势高低、气候寒温而存在着一定差异。产生这种差异现象的原因，在于"高者气寒""下者气热"，地势高者节气迟至，地势低者节气早到；地理环境不同，物候变化有迟早之异，人之寿命也随之有所差别。《素问·五常政大论》认为，东南地区天气温热，长寿者少；西北地区天气寒凉，长寿者众。因而，中医学养生思想首先强调顺应自然，积精敛阳。《内经》这一观点与客观实际大致相同，据现代有关研究报道，长寿老人以高寒地区多见，如我国西北的新疆和境外的高加索一带，素有"世界长寿区"的美誉。

（二）地理环境与发病

地方性疾病的发生与地势地质、生活环境及其形成的体质类型等因素有较为密切的关系。《吕氏春秋》记载了不同地区的水质差异，并指出："轻水所，多秃与瘿人；重水所，多尰与躄人；甘水所，多好与美人；辛水所，多疽与痤人；苦水所，多尪与伛人。"这些疾病的发生可能与病人饮水中所含矿物质的种类及其含量有关。

《内经》对地理环境与人体发病关系的论述，主要涉及地方性常见疾病的发病特点及发生规律。《素问·五常政大论》根据我国东南地势低下、气候温热，西北地势高峻、气候寒凉的特点，提出"温热者疮""寒凉者胀"的地域多发病的观点。《素问·异法方宜论》则强调地域环境不同，易发生某些地区性疾病。如东方之人易患痈疡，南方之人易病挛痹，中央之人易病痿厥寒热，西方之人其病生于内，北方之人脏寒生满病等。

特异的地质环境不仅会引起地域性常见病、多发病，还会导致地域性疫病的发生与流行。《素问·刺法论》提出"天地迭移，三年化疫"，主要是由于"气交失易位，气交乃变，变易非常，即四时失序，万化不安，变民病也"，强调在气交失易位的情况下，气候反常，四时失序是疫疠发生的主要原因，但亦不排除地质环境不良而蕴酿毒气、瘴气的重要作用。如《淮南子·地形训》有"障气多暗，风气多聋，林气多癃，木气多伛，岸下气多肿"的记载等。

后世医家受到《内经》整体观思想的启示，对地理环境与发病有进一步认识。清代医家吴有性在《温疫论》中认识到："西北高厚之地，风高气燥，湿证希有；南方卑湿之地，更遇久雨淋漓，时有感湿者。"俞弁在《续医说》中指出："西北之地，山广土厚，其俗所食黍麦粱肉，故其禀差壮，而多风痹之疾；东南之地，土薄水深，其俗所食粳稻鱼虾，故其禀受差弱，而多脾胃之病。"现代流行病学研究资料也表明，许多疾病与地理环境有关，如有与病区微量元素缺乏有关者、有与病区营养物质缺乏有关者等，这方面的研究已经被现代医家所重视。

（三）地理环境与治疗

中医学根据不同地理环境的常见疾病情况，确立了多种预防和治疗措施。《素问·五常政大论》认为，"治病者，必明天道地理，阴阳更胜"，只有遵循包括地理环境在内的自然规律，灵活变通地治疗疾病，才能取得如桴应鼓疗效。

五运六气理论十分重视"因地制宜"的医学思想，并据此提出了相应治则。正如《素问·五常政大论》云："西北之气散而寒之，东南之气收而温之，所谓同病异治也。"《素问·异法方宜论》则谓："一病而治各不同，皆愈。"文中从不同角度强调合理运用"因地制宜"治则的重要性。

《素问·异法方宜论》记载的来自东方的砭石、南方的九针、中央的导引按跷、西方的药物、北方的灸焫等，则是我国古代劳动人民在同疾病做斗争的过程中，根据各地人们的体质及其地域性多发病的特点，创造出来的适用于各种不同病证的具体治疗手段和医疗方法。

治疗用药方面，《素问·五常政大论》结合东南西北的地域气候特点，发现西北之地"气寒气凉"，人们多因寒邪外束而热郁于内，容易出现表寒里热证，在治疗原则上宜"散而寒之"，具体治疗方法是用寒凉药物治其里热、用热水浸洗以散表寒，即"治以寒凉，行水渍之"。东南之地"气温气热"，人们多因阳气外泄而内生虚寒，治疗原则上宜"收而温之"，以防阳气外脱，具体治疗方法是用温热药物以治其里寒，固其表虚，即"治以温热，强其内守"。又根据"高者气寒""适寒凉者胀"的情况，总结推导出"下之则胀已"；根据"下者气热""之温热者疮"的情况，归纳推导出"汗之则疮已"的具体治疗方法。这些治疗及用药方法都是"因地制宜"治则的具体体现，对后世医家临床诊治疾病具有重要的指导作用。如徐大椿《医学源流论·五方异治论》指出："人禀天地之气以生，故其气体随地不同。西北之人，气深而厚，凡受风寒，难于透出，宜用疏通重剂；东南之人，气浮而薄，凡遇风寒，易于疏泄，宜用疏通轻剂。又西北地寒，当用温热之药，然或有邪蕴于中，而内反甚热，则用辛寒为宜；东南地温，当用清凉之品，然或有气随邪散，则易于亡阳，又当用辛温为宜。至交广之地，则汗出无度，亡阳尤易，附桂为常用之品。若中州之卑湿，山陕之高燥，皆当随地制宜。"其实质就是强调了应根据地理环境不同确立合理的治疗方法。

此外，临床治疗用药时还应考虑地理气候环境对中药药效的影响。中药大多来源于天然的植物和动物，受不同地区土壤、气候、日照、雨量等因素的影响，其生态及内含的物质成分会出现明显差异，药理作用也可因产地不同而出现差异。《素问·至真要大论》提出"司岁备物"的观点，认为采备主岁所化所生之药物，则因得天地精专之化而气全力厚。同样道理，采备适宜种植之地域环境生长的道地药材，也可得到气全力厚之效用，用之于临床则能产生药同而功效异等的效果。

总之，《内经》五运六气理论从气候、体质、寿命、发病及疾病的防治等多方面系统地阐述了地理环境对人体健康的影响，体现了中医学天人相应的整体观念，对于中医临床诊治疾病有重要的指导意义。

第四节　五运六气与医学物候学

《内经》在天人相应整体恒动观思想指导下，较系统地描述了时令气候与物候、病候的相关性及其变化规律，认为物候变化与气候变化密切相关，人体的生命活动规律及其变化与物候变化同步，同受气候变化的影响，人体脏腑功能与物候现象之间有着较为一致的生物学特性。

一、五运六气与物候学规律

物候学是研究自然界植物和动物的季节性现象与环境的周期性变化之间相互关系的科学。其主要通过观测和记录一年中植物的生长荣枯、动物的迁徙繁殖和环境的变化等，比较其时空分布的差异，探索动植物发育和活动过程的周期性规律及其对周围环境条件的依赖关系，进而分析气候的变化规律及其对动植物的影响。它是介于生物学和气象学之间的边缘学科，主要以生物现象为研究对象。物候学的两个主要规律是物候现象一年一度的循环，以及物候以气候为核心有规律的变化。中国最早的物候记载，见于公元前 1000 年以前的《诗经·幽风·七月》，以及其后的《夏小正》《吕氏春秋·十二纪》《淮南子·时则训》《逸周书·时训解》和《礼记·月令》等。

物候学的主要规律在《内经》，尤其在五运六气理论中得到了比较完整的体现。首先，《内经》认为物候现象有年度循环的规律。《素问·六节藏象论》指出："终期之日，周而复始，时立气布，如环无端，候亦同法。"候，即指物候。即物候变化受气候年度变化的影响，具有年度循环的规律，并指出计算年度循环的方法，即《素问·六节藏象论》所云："立端于始，表正于中，推余于终，而天度毕矣。"《素问·六微旨大论》亦云"移光定位，正立而待之"，指出要使用圭表来进行精确计算年度循环，进而指出年度循环是可以用四时、二十四气和七十二候来表述的，并认为一年当中由于阴阳盛衰的变化，使自然界产生四时、二十四气和七十二候的物候现象，因此这种物候观察是以年为单位周而复始的。

其次，认为自然环境变化有一定的规律存在，但是实际的物候现象并不一定准时出现。由于物候是以气候为转移的，并不完全随着时日而改变，因此，应该根据实际气候变化观测物候变化，指出"天地阴阳者，不以数推以象之谓也"（《素问·五运行大论》）。《素问·至真要大论》中也概括性地指出："胜复之动，时有常乎？气有必乎？岐伯曰：时有常位，而气无必也。"即节气是固定的，物候却是可以波动的。

五运六气理论认为地势高低、物候有异，地域南北东西、物候有别，并运用阴阳之气盛衰的理论加以论述。如《素问·五常政大论》指出，"天不足西北，左寒而右凉，地不满东南，右热而左温"，"是以地有高下，气有温凉，高者气寒，下者气热"。《素问·六元正纪大论》云，"春气西行，夏气北行，秋气东行，冬气南行"，以及"至高之地，冬气常在，至下之地，春气常在"等，均指出了由于地势高低之异、地域南北东西之别，其阴阳寒热之气盛衰均不同，气候物候即有明显差异。

二、气候、物候、病候的整体恒动观

五运六气理论在论述各年度气运物候变化时，始终以整体恒动观为指导思想，认为物候变化以气候变化为前提，气候变化以天地阴阳之气的相互盛衰为基础。即天地、四时、六气、天人、万物是一个完整的统一体，并且这个整体处在不断的运动变化之中，它们之间都是相互影响、相互作用、密切关联的，不同年份，其运、气、物候、病候均不同。

首先，《内经》反复强调了气候、物候、病候的相关性，在《素问·气交变大论》《素问·五常政大论》《素问·六元正纪大论》等篇章中均有反映。如《素问·五常政大论》指出：木运正常的"敷和之纪"，气化宣发协调，植物"其化生荣"，气候"温和"，病候"其病里急支满"，类似的诸多认识突出了气候、物候、病候一体观，从时间和空间的统一整体上考察和研究三者所遵循的同一自然规律。即天地阴阳盛衰使气候发生春夏秋冬、寒热温凉的四时变化，四时气候变化则又使物候，如植物的生长枯荣、动物的生息往来等随之发生变化。人亦是自然界生物之一，同样对人体健康和疾病都有相应的影响。

其次，《内经》进一步强调了气运有太过不及、胜复郁发等变化，气候、物候、病候也会随之发生相应变化。在《素问·气交变大论》《素问·六元正纪大论》中详细论述了各太过不及之年六气司天在泉的气候物候变化，以及人体因气候物候异常变化所致的病变。如《素问·气交变大论》云"岁土不及，风乃大行"，导致土气不能正常发挥，出现"草木茂荣"，但是"秀而不实"，容易生"飧泄霍乱，体重腹痛，筋骨繇复，肌肉酸，善怒"，而水气封藏功能得以发挥，出现"蛰虫早附"，而生病多为"寒中"，复气来临则"收政严峻，名木苍雕，胸胁暴痛，下引少腹，善太息"，如此诸多认识均体现了《内经》的整体恒动观思想。

三、日地月五星与物候现象

（一）日地月与物候现象

气候、物候现象与日地月位置关系最为密切。《内经》中虽然没有明确指出该关系在气候、物候中的重要作用，但是，导致一年四季的气候和物候变化至关重要的原因是日地月位置关系。四季的形成是由地球公转的倾斜角决定的，而潮汐及大气的环流都与月亮与地球的相对位置密切相关。这些日地月相对位置的关系表现出相对固定的周期，从而形成了由日地月运转而产生的日节律、月节律、年节律，以及由此产生的相对固定的大气环流和洋流运动节律，这些节律反映了常规的、相对恒定的阴阳消长规律。古人建立了候、气、时、岁的概念，如《素问·六节藏象论》有"五日谓之候，三候谓之气，六气谓之时，四时谓之岁"的论述，将"候"作为最基本的观察气候、物候的单位（这一概念至今仍为气象工作者沿用）。古人针对日地月位置关系制定出了相应的观测方法，如观察日地关系，设计了专门的仪器圭表，以正午阳光的投影位置测定节气及日期的方法，这一方法也为《内经》所记载。如《素问·八正神明论》云："因天之序，盛虚之时，移光定位，正立而待之。"

（二）五星变化与物候现象

五星，指木、火、土、金、水五大行星。五星应五运是五运六气理论中的重要问题之一。《内经》认为，气候、物候变化的原因除受五运六气、地势高低、地域东西南北等因素影响外，还与五星变化关系密切。《素问·气交变大论》中记载了古人通过长期观测发现的五星运行的规律及其对地面的影响，说明了五运六气理论中五星运行规律有其古代天文学基础。

《素问·气交变大论》论述五运太过不及年份的气候变化和物候表现时，特别注明各年份木火土金水五星亮度及色泽变化，并专门论述了五星运动的特点，即"徐""疾""顺""留""守"，指明了五星复杂的运行轨迹。近年来，有关学者从天文学角度研究《内经》，认为其中的一些记载是古代天文史料的一部分。《内经》时期已经认识到行星的视运动有"徐""疾""顺""留""守"的运动变化规律，并有"以道留久，逆守而小"，"以道而去，去而速来，曲而过之"，以及"久留而环，或离或附"三种运行轨迹。这些古天文学知识在《汉书·天文志》《隋书·天文志》上均有类似记载。现代天文学认为，行星的这些复杂视运动，以及"高而远则小，下而近则大"，"大则喜怒迩，小则祸福远"的对地面不同程度的影响是由于行星、地球在围绕太阳运行时各自运动速度不同及相对位置发生变化造成的。行星运行的速度快慢、相对位置的变化，尤其是其运行与地球距离的远近都会影响对地球引力的大小，从而可能使地球气候发生不同程度的异常变化，进而使自然物候发生相应变化。可以说，五星也是导致地球发生异常气候、物候变化的因素之一。

地球生物圈的气候、物候变化与太阳、月亮、地球本身运行的相对位置变化都有密切关系，也与五星的运动变化有一定的关系。气候、物候变化至关重要的影响因素是日地月位置关系；五运六气理论还认为，气候变化与五星相关，不同年份、不同气候情况下，五行星的位置与亮度变化都有差别。这种气候、物候变化与空间、时间紧密联系的观点，其正确性是毋庸置疑的。从太阳系宏观角度研究气候变化给自然带来的物候及各种变化的观点与方法，对于研究大自然生态平衡也具有重要意义。

四、运气变化与物候及人体现象

（一）岁运与物候

五运六气理论根据不同年份的物候表现，探求物候变化规律。《内经》详细论述了五运太过不及、淫郁胜复、六气司天在泉、运气相合而出现的复杂的气候变化，以及这些气候致使自然界出现的各种各样的物候现象，并且如何通过物候现象了解气运的太过与不及。如《素问·气交变大论》云："岁木太过，风气流行……岁火太过，炎暑流行……岁土太过，雨湿流行……岁金太过，燥气流行……岁水太过，寒气流行。"指出了木运太过之岁，风气流行，故天下云物飞动，地上草木摇动不宁，甚至草木倒偃摇落；火运太过之岁，水气来复，雨水寒霜降临，少阴君火、少阳相火司天，炎热如大火燔灼，出现水泉涸枯，万物干焦枯槁；土运太过之岁，又遇土旺之时，则可见泉水涌出，河水泛滥，干涸的沼泽中长出鱼类，若木气来复，则风雨大作，堤坊崩溃；金运太过之岁，燥气流行，金气峻急，生发之气被削弱，草木生气收敛凋谢；水运太过之岁，水胜土复则大雨骤降，湿气郁蒸，而天空中雾露迷蒙，若遇太阳寒水司天则雨雪冰霜不时下降。

（二）六气与物候

五运六气理论在论述一年六气六步主时时，明确指出了六气敷布能促进万物出现不同的生化现象，如《素问·六元正纪大论》云："厥阴所至为生化，少阴所至为荣化，太阴所至为濡化，少阳所至为茂化，阳明所至为坚化，太阳所至为藏化，布政之常也。"即当厥阴之气所临能促进万物生发，少阴之气所临能促进万物荣华，太阴之气所临能促进万物滋润，少阳之气所临能促进万物茂盛，阳明之气所临能促进万物坚实、成熟，太阳之气所临能促使万物蛰藏。

（三）脉象变化与物候同步

《内经》认为人体脉象随着四时气候物候变化而呈现春弦、夏洪、秋毛、冬石的变化。如《素问·脉要精微论》中描述四季正常脉象时指出，"春日浮，如鱼之游在波；夏日在肤，泛泛乎万物有余；秋日下肤，蛰虫将去；冬日在骨，蛰虫周密"，"四变之动，脉与之上下，以春应中规，夏应中矩，秋应中衡，冬应中权"。在《素问·玉机真藏论》中指出了不与正常物候时令相应的病脉，即根据脉之所动的异常情况，去测候病之所在。《素问·五运行大论》对五运六气与脉象的关系也做了专门论述，明确指出，"先立其年，以知其气，左右应见"，"尺寸反者死，阴阳交者死"，认为脉象变化与自然气候相应，与物候同步。

（四）脏腑功能与物候同步

《内经》认为人体脏腑功能随着四时春温夏暖秋凉冬寒、春生夏长秋收冬藏的气候物候变化而呈现相应的变化。《素问·阴阳应象大论》指出："天有四时五行，以生长收藏，以生寒暑燥湿风。人有五脏化五气，以生喜怒悲忧恐。"并由《素问·金匮真言论》明言："五脏应四时，各有收受。"即说明五脏在不同的季节，功能活动的强弱不尽相同。《素问·六节藏象论》更是具体指出："心者，生之本……通于夏气。肺者，气之本……通于秋气。肾者主蛰，封藏之本……通于冬气。肝者，罢极之本……通于春气。"《素问·四气调神大论》中也明确指出了"春三月，此谓发陈，天地俱生，万物以荣……此春气之应，养生之道也。逆之则伤肝"，"夏三月，此谓蕃秀，天地气交，万物华实……此夏气之应，养长之道也。逆之则伤心"，"秋三月，此谓容平，天气以急，地气以明……此秋气之应，养收之道也。逆之则伤肺"，"冬三月，此谓闭藏，水冰地坼……养藏之道也。逆之则伤肾"。其他篇章也有多处肝应春、心应夏、脾应长夏、肺应秋、肾应冬的论述，均表明了脏腑功能的强弱与自然界气候物候有着同步的关系。

此外，脏腑功能还表现在经络之气循行所在部位上。《素问·四时刺逆从论》云："春气在经脉，夏气在孙络，长夏气在肌肉，秋气在皮肤，冬气在骨髓中。"而经脉、孙络、肌肉、皮肤、骨髓分别与五脏相关，也反映出脏腑经络之气在循行所在部位上也与自然界气候物候变化有着同步的关系。

五、五运三纪的物候与病候

《内经》的五运六气理论详述了各岁运、岁气的物候及有关病候表现，认为病候表现与物候变化同步，并受气候变化的影响。《素问·五常政大论》《素问·气交变大论》《素问·六元正纪大论》等篇详细论述了五运三纪（五运平气、太过、不及之岁）的物候与病候，《素问·至真要大论》及《素问·六元正纪大论》详述了六气司天在泉、胜复的物候变化与病候表现，并指出了不同岁运岁气之纪的药食五味之所宜，其内容十分丰富，下面以五运三纪为主概述之。

（一）平气之纪的物候与病候

平气，即平和之气，出现在"运太过而被抑"或"运不及而得助"的年份。平气年，气候较平和，物候变化基本趋于正常，疾病流行较少，如果得病，病情也比较单纯。

《素问·五常政大论》指出了五运平气年的名称，即："木曰敷和，火曰升明，土曰备化，金曰审平，水曰静顺。"说明木气敷布调柔，火气上升光明，土气备具生化，金气平顺无妄，水气清静顺流，这就是五运各守其平的征象；并且详细归纳了这五个平气之岁的气候、物候、病候特点，以及其与自然界植物生长、人体脏器的相应关系（表6-1）。

表6-1 平气之纪气候、物候、病候关系表

年份	气候	物候	病候
敷和	温和	生长繁荣	里急胀满
升明	炎热	生长茂盛	肢体抽搐掣动
备化	潮湿	生长丰满	胸膈痞塞不通
审平	清凉干燥	成熟脱落	咳嗽
静顺	阴寒凝结	——	厥逆

（二）太过之纪的物候与病候

五运太过之纪，气化有余，本运之气偏盛，本气流行。《素问·五常政大论》不仅指出了五运太过之纪的名称是"木曰发生，火曰赫曦，土曰敦阜，金曰坚成，水曰流衍"，并对五个岁运太过之年的气候、物候及人体疾病的变化规律进行了详细论述。岁运太过之年，气候、物候变化较相应的时令来得早，本气偏盛；表现在人体脏腑疾病方面是由于气候、物候变化致使相应脏气受损，且发病较急暴，如《素问·六元正纪大论》所云："太过者暴，不及者徐，暴者为病甚，徐者为病持。"《素问·五常政大论》记载了这五个平气之岁的气候、物候、病候特点，以及其与自然界植物生长、人体脏器的相应关系（表6-2）。

表6-2 太过之纪气候、物候、病候关系表

年份	气候	物候	病候
发生	好	生发太过、万物秀美	振掉、眩晕、颠疾其病善怒
赫曦	阳气旺盛	生长太过、万物茂盛	热势灼烁，妄言躁扰不宁，其病嬉笑无常、疟疾、疮疡、出血、发狂、目赤
敦阜	雨水适度	盈满有余、万物充实而成形	水湿积聚，其病腹部胀满，四肢不能抬举
坚成	阳气消减	收敛成熟、万物植物成熟结果	急骤的损伤、疮疡和皮肤疾患、咳嗽
流衍	寒冷	万物封藏不显	漂动、下泻、灌注、涌溢、腹胀

此外，《素问·气交变大论》也论述了岁运太过之年的自然界气候、物候变化特点、人体受病脏腑及临床表现，并指出了气候、物候、病候变化的胜复变化规律。例如：木气偏胜，所胜（土）受邪，所不胜（金）来复（即所胜之子来复）。胜指胜气，复指复气。复气的轻重由胜气的轻重来决定，即《素问·五常政大论》所谓："微者复微，甚者复甚。"

（三）不及之纪的物候与病候

五运不及之纪，本运气化不足，气候、物候变化较相应时令来得较晚，物候表现不能与季节相应。《素问·五常政大论》指出了五运不及之年的名称，即"木曰委和，火曰伏明，土曰卑监，金曰从革，水曰涸流"，详述了岁运不及之年的气候、物候变化及人体疾病的相应变化规律（表6-3）。

表6-3 不及之纪气候、物候、病候关系表

年份	气候	物候	病候
委和	春行秋令，应温反凉、应生反杀	未秀而早实	痉挛拘急等肝病的症状
伏明	夏行秋令，应热反凉	生而不长，果实不能成熟	以疼痛为主，多见昏蒙、惑乱、悲哀、健忘等心病的症状
卑监	长夏行春令，生发作用独强，雨水失调，风寒并作	枝叶虽繁荣华美但不能结果实	疮疡溃烂流脓，水湿停滞肿胀痞满等脾病的症状
从革	秋行夏令	万物生长茂盛	咳嗽气喘，或咳声不出，神志昏乱，厥逆，或喷嚏、流涕、血衄等肺病的症状
涸流	冬行长夏令，化气昌盛，蛰虫失于封藏	草木繁茂而丰满	大便硬结，或干燥枯槁水液不足，或见痿证、厥逆等肾病的症状

　　此外,《素问·气交变大论》也讨论了岁运不及之年的气候、物候及人体发病规律及特点,并论述了不及之年气候、物候及病候都有胜复变化规律,即本气不及、所不胜来乘、所胜反侮(不及之子来复)等现象。

(四)运气郁发的物候与病候

　　郁发,即五运之气克制所胜之气,使所胜之气被郁,抑郁至极就会发作,出现被郁之气气化亢盛的气候、物候及病候表现。如木运太过之年,风气偏胜就会出现土郁的气候、物候现象,土被郁至极,就会因郁极而发,出现土郁之发的气候、物候及病候表现。

　　《素问·六元正纪大论》专门讨论了郁发问题,认为郁发是自然界气候变化中的一种自稳调节现象。郁发的规律是郁积之极就要暴发,即所谓"郁极乃发,待时而作也"。同时又指出自然气候变化很复杂,不能机械对待,即"政无恒也",指出郁发没有定时。

　　郁发虽无定时,但有先兆可知。《素问·六元正纪大论》中"有怫之应而后报也,皆观其极而乃发也"即是此意。该篇还详细描述了五运郁发之兆,若见"长川草偃,柔叶呈阴,松吟高山,虎啸岩岫",则是木郁将发的先兆;若见"华发水凝,山川冰雪,焰阳午泽",则是火郁将发的先兆;若见"云横天山,浮游生灭",则是土郁将发的先兆;若见"夜零白露,林莽声悽",则是金郁将发的先兆;若见"太虚深玄,气犹麻散,微见而隐,色黑微黄",则是水郁将发的先兆。这些均说明自然气化异常,就会出现自然物候的先兆现象。

　　《素问·六元正纪大论》也详细描述了五郁之发的气候、物候及人体疾病的表现,并指出人体疾病的性质与郁发之气的性质基本一致。如描述土郁之发时云:"土郁之发,岩谷震惊,雷殷气交……洪水乃从,川流漫衍……故民病心腹胀,肠鸣而为数后,甚则心痛胁䐜,呕吐霍乱,饮发注下,胕肿身重……以其四气。"指出土郁之发,雷雨大作,山谷震动,阴云密布,天昏地暗,山洪暴发,田地被淹,暴发过后气候正常,生物恢复正常生长。土郁之际,人体脾胃运化功能失常,出现如腹痛、胁肋胀满、恶心呕吐、上吐下泻、浮肿、身重等脾虚湿胜的表现。郁发的时间大约在四之气,即大暑以后、秋分以前,约农历六月至八月这段时间。

　　此外,五运六气理论中还记载了六气司天在泉的物候与病候、六气胜复的物候与病候等,对于临床分析病候、辨证论治均有深刻的指导意义。

　　从《内经》对平气之纪、太过之纪、不及之纪的物候与病候的详细描述,对五郁之发时的气候物候还有五运郁发之预兆的详细描述,再结合《素问·五运行大论》"夫阴阳者,数之可十,推之可百,数之可千,推之可万,天地阴阳者,不以数推,以象之谓也",以及"夫候之所始,道之所生,不可不通也",不难发现,《内经》五运六气理论在判定运气时注重对自然界气候、物候变化的"象"的分析。

　　《内经》五运六气理论中的医学物候学思想及其理论内容十分丰富。人是自然界生物之一,是自然的一部分,与自然万物处于同一生态体系之中,故人体的生命活动及其变化是自然物候变化的一部分,其变化与自然物候变化同步,自然气候、物候变化等因素直接影响人体的生命活动及其变化。因此,研究《内经》中的物候学思想,对于探讨生命节律、总结发病规律、指导养生防病、研究医学模式等均有重要的指导意义。

第五节　五运六气与时间生物医学

　　自然界生物在长期适应自然环境的周期性变化过程中,形成了固有的生物节律。中医学早在两千多年前就已经认识到了人体生命现象的节律性，并将其应用于临床实践中。现代生物医学对生物节律现象的观察和认识开始于 18 世纪，时间生物学和时间医学在近几十年才迅速发展成独立完整的现代科学体系。生命现象的整体观和时间观是中医学的基本原则，中医节律研究分为年节律、月节律、日节律，时间生物医学把中医学的这一思想引入现代生物学和现代医学，是挖掘中医学宝贵遗产的一个重要方面，将会对人类的健康发挥重大的作用。

时间生物医学的概念虽然是现代医学根据时间的规律提出来的，但早在两千多年前的医学专著《内经》中就已经比较系统地论述了四时昼夜时辰对人体气血运行的影响及与疾病的关系。《内经》提出"天人相应""生气通天""脏气法时""因时之序"的观点，并阐明了人体疾病的发生转归与四时昼夜的相应关系，提出了"谨候其时，病可与期，失时反候者，百病不治"（《灵枢·卫气行》）的治则。《内经》的这一思想为历代医家所遵循并发挥。古人遵循天人相应的思想，以气一元论为立论依据，建立起以五运六气为系统的时间生物医学模式。五运六气理论以时间为辅线，以五运阴阳调控运转机制为纲，建立了以五运六气历法、干支序列形式为主的系统控制程序，自成体系，形成了独具特色的五运六气时间生物医学模式，深入探讨时间理论与人体关系，对于进一步研究人体的奥秘、更好地认识疾病、指导临床预防和治疗工作均具有十分重要的意义。

一、年月日节律与人体生命节律

（一）年节律与人体生命节律

地球围绕太阳旋转，形成年周期和春、夏、秋、冬四时变化，出现了温、热、凉、寒的气温变化。人类为了适应自然界春生、夏长、秋收、冬藏的气候变化，也随之形成明显的年和季节的生命周期节律。

1. 阴阳消长的年节律　对人体生命活动节律与自然界一年四时阴阳变化相关这一认识，《内经》早有记述。如《素问·厥论》云："春夏则阳气多而阴气少，秋冬则阴气盛而阳气衰。"《素问·生气通天论》云："夫自古通天者生之本，本于阴阳。天地之间，六合之内，其气九州九窍、五脏、十二节，皆通乎天气。"即人是自然界生物之一，其生命活动与自然界的变化规律是相通应的。故《灵枢·顺气一日分为四时》云："春生夏长，秋收冬藏，是气之常也，人亦应之。""五脏应四时，各有收受"（《素问·金匮真言论》），所以，人体脏腑存在"脏气法时"节律。具体地说，心为"阳中之太阳，通于夏气"；肺为"阳中之太阴，通于秋气"；肝为"阳中之少阳，通于春气"；肾为"阴中之太阴，通于冬气"；脾为"至阴之类，通于土气"。如《素问·诊要经终论》又载："正月二月，天气始方，地气始发，人气在肝。三月四月，天气正方，地气定发，人气在脾……十一月十二月，冰复，地气合，人气在肾。"文中说明随着一年十二个月的气候变化，人体五脏之气各有其不同的侧重；人体各部的经气运行也随四季交替而呈现周期性盛衰。

疾病预后受阴阳时序的影响，如阳胜病"能冬不能夏"，阴胜病"能夏不能冬"（《素问·阴阳应象大论》）。《素问·四气调神大论》提出"逆春气则少阳不生，肝气内变；逆夏气则太阳不长，心气内动；逆秋气则太阴不收，肺气焦满；逆冬气则少阴不藏，肾气独沉"的疾病季节变化趋势，以及五脏各在其所主之时容易感邪而发病的时间规律性。《素问·平人气象论》亦云"肝见庚辛死，心见壬癸死，脾见甲乙死，肺见丙丁死，肾见戊己死"，提示临床应根据四时（或日、时辰）的五行属性来判断疾病。

2. 五脏主时的年节律　在人体生命活动中，肝、心、脾、肺、肾五脏的精气活动与一年春、夏、长夏、秋、冬五季的气候变化相应，表现出不同的年节律模式。后世医家在此基础上将五脏精气的周期性消长归纳为相、王、休、囚、死五个状态，以标示五脏精气活动量消长的多少、盛衰。"相"为五脏精气逐渐旺盛的状态，"王"为旺盛状态，"休"为逐渐衰退状态，"囚"为衰弱状态，"死"为极度衰弱状态。五脏精气呈现出不同的年节律特征。如肝脏精气活动王于春、休于夏、囚于长夏、死于秋、相于冬；心脏精气活动王于夏、休于长夏、囚于秋、死于冬、相于春等。其他依次类推。以木为例，春天是木当令的季节，所以木旺；火为木所生，所以火相；水是木之母，现在木已长成旺盛之势，母便可退居一旁，所以水休；春木旺盛，金已无力克伐，所以虚衰而金囚；土为木所克，现在木既当令，气势强旺，所以土死。这种五脏应五季的节律性变化称为"五脏主季"节律，其基本特点是肝主春、心主夏、脾主长夏、肺主秋、肾主冬（《素问·藏气法时论》）。故"春者木始治，肝气始生……夏者火始治，心气始长……秋者金始治，肺将收杀……冬者水始治，肾方闭，阳气衰少"（《素问·水热穴论》）。

在病机辨别上，《内经》认为五脏病性可因时而异，病位可因时而变，预后也可因时而别。如"四时之气，更伤五脏"（《素问·生气通天论》）。"东风生于春，病在肝，俞在颈项；南风生于夏，病在心，俞在胸胁；西风生于秋，病在肺，俞在肩背；北风生于冬，病在肾，俞在腰股；中央为土，病在脾，俞在脊"（《素问·金匮真言论》）。此即因时而病位不同。"春善病鼽衄，仲夏善病胸胁，长夏善病洞泄寒中，秋善病风疟，冬善病痹厥"（《素问·金匮真言论》）。此指因时而病性不同。又《素问·三部九候论》云："察其腑脏，以知死生之期。"诊察出邪气所侵犯的脏腑，可以预知"死""生"的时间。如《素问·玉机真藏论》云："一日一夜五分之，此所以占死生之早暮也。"即将一个昼夜分为五份以对应五脏，当有病之脏进入克己之脏所主的时段时，病情会恶化，甚至死亡。这就是"占死生之早暮"的方法，即《素问·藏气法时论》所言"夫邪气之客于身也，以胜相加，至其所生而愈，至其所不胜而甚，至于所生而持，自得其位而起"。故有"病在肝，愈于夏，夏不愈，甚于秋，秋不死，持于冬，起于春……病在心……甚于冬，冬不死……病在脾……甚于春，春不死……病在肺……甚于夏，夏不死……病在肾……甚于长夏，长夏不死……"（《素问·藏气法时论》）之说，后人归纳为五脏病"愈、甚、持、起"学说。《素问·标本病传论》云："心病……三日不已死，冬夜半，夏日中。肺病……十日不已死，冬日入，夏日出。肝病……三日不已死，冬日入，夏早食。脾病……十日不已死，冬人定，夏晏食。肾病……三日不已死，冬大晨，夏晏晡。胃病……六日不已死，冬夜半后，夏日昳。膀胱病……二日不已死，冬鸡鸣，夏下晡。"这又是把四季、旬日、时辰等诸节律用于分析五脏病的发展变化上。上述这些病机因时变化，对于五脏病证的诊断辨证、病情进退、转归预后及临床治疗都有重要的意义。

在诊法上，脉象能够较客观地反映人体内脏和气血的变化。《内经》强调色脉应时，掌握了正常脉象的脉位、脉形及脉势随四时的周期性正常变化，就能以常识变，指导临床的辨证施治。《素问·脉要精微论》提出"四变之动，脉与之上下，以春应中规，夏应中矩，秋应中衡，冬应中权"等提示脉诊需应四时，具体而言："春日浮，如鱼之游在波；夏日在肤，泛泛乎万物有余；秋日下肤，蛰虫将去；冬日在骨，蛰虫周密，君子居室。"又因为脉象的形成及其变化，是与脏腑盛衰密切相关的，如《素问·玉机真藏论》提出"春脉者肝也""夏脉者心也""秋脉者肺也""冬脉者肾也"。所以，将脉象周期变化节律称之为"四时五脏脉"，简称"时脏脉"。也可从脉象与四时的关系上来判断疾病的预后，如《素问·脉要精微论》提出"冬至四十五日，阳气微上，阴气微下；夏至四十五日，阴气微上，阳气微下。阴阳有时，与脉为期，期而相失，知脉所分，分之有期，故知死时。微妙在脉，不可不察，察之有纪，从阴阳始，始之有经，从五行生，生之有度，四时为宜"。

（二）月节律与人体生命节律

月亮圆缺与人体气血变化的相关性早在《内经》中就有记载。《素问·八正神明论》云："月始生，则血气始精，卫气始行；月郭满，则血气实，肌肉坚；月郭空，则肌肉减，经络虚，卫气去，形独居。是以因天时而调气血也。"即"朔"时气血空虚，人体抵抗力下降；上弦月时气血逐渐旺盛，临满月时气血最旺，抵抗力最强，其后逐渐减弱；下弦月时气血更弱；"晦"月气血极弱，而后进入下一个周期。如此循环往复，表明了人体的气血随着月亮的望朔而有盛衰变化。特别是《灵枢·岁露论》中提到月亮的圆缺与潮汐涨退及人体气血的关系，指出"月满则海水西盛，人血气积……至其月郭空，则海水东盛，人气血虚"，充分说明了月亮的盈亏不仅影响地上水流的变化，更引起人体气血的变化，且这种变化与其盈亏保持一致的节律性。《内经》的阐述说明古人对月之盈亏与人之气血的关系已有所研究。后世张介宾、李时珍、吴崑等诸多医家均对此进行了探讨，也得出了月亮盈缺与人体气血变化密切相关的结论。

女子月经节律是人体月节律的典型代表。早在《素问·上古天真论》就有"月事以时下"的论述，后世医家更明确地指出月经与月相的同步规律。如《医贯》云："女人之经水，期月而满，满则溢。"《本草纲目》云："女子，阴类也，以血为主。其血上应太阴，下应海潮，月有盈亏，潮有朝夕。月事一月一行，与之相符，故谓之月水、月信、月经。"对月经节律的深入研究将在探讨女性的生命活动和生殖功能、疾病防治等方面发挥作用，具有重要的理论和实践价值。

（三）日节律与人体生命节律

人体气血的运行和功能以昼夜为循环周期，随昼夜阴阳二气的变化而变化。如《素问·金匮真言论》云："平旦至日中，天之阳，阳中之阳也；日中至黄昏，天之阳，阳中之阴也；合夜至鸡鸣，天之阴，阴中之阴也；鸡鸣至平旦，天之阴，阴中之阳也。故人也应之。"故《素问·生气通天论》云："平旦人气生，日中而阳气隆，日西而阳气已虚，气门乃闭。"昼夜随着天地阴阳的即盛衰消长节律变化，人体昼夜阴阳盛衰节律与之相应，人体阳气也晨起始旺，中午最盛，午后转弱，半夜最衰。故《灵枢·顺气一日分为四时》提出了人体疾病昼夜变化规律云："夫百病者，多以旦慧昼安，夕加夜甚，何也？岐伯曰：四时之气使然。黄帝曰：愿闻四时之气。岐伯曰：春生夏长，秋收冬藏，是气之常也，人亦应之，以一日分为四时，朝则为春，日中为夏，日入为秋，夜半为冬。朝则人气始生，病气衰，故旦慧；日中人气长，长则胜邪，故安；夕则人气始衰，邪气始生，故加；夜半人气入脏，邪气独居于身，故甚也。"

人体脏腑之气的昼夜盛衰变化，同样受到时间节律的影响，表现出相应的脏腑旺盛与衰减的节律性变化。根据天人相应的观点，一昼夜分为五个时段与五脏是相应的。即《素问·玉机真藏论》所云："一日一夜五分之，此所以占死生之早暮也。"这些节律性的盛衰变化，就形成了脏腑的日节律。以五脏为例，肝气长于夜半，旺于平旦，衰于下晡；心气长于平旦，旺于日中，衰于夜半；脾气长于下晡，旺于日昳，衰于日出；肺气长于夜半，旺于下晡，衰于日中，肾气长于下晡，旺于夜半，衰于四季。所主之时脏功能增强，对外界的感受性增强。故"肝病者，平旦慧，下晡甚，夜半静……心病者，日中慧，夜半甚，平旦静……脾病者，日昳慧，日出甚，下晡静……肺病者，下晡慧，日中甚，夜半静……肾病者，夜半慧，四季甚，下晡静"（《素问·藏气法时论》）。即时脏功能旺盛时，本脏疾病常处于舒适状态，克己之时病便会加剧，生己之时，子得母助，本脏之病又会得到缓解，体现了周期性日节律变化的特点。

人体营卫之气也适应日周期节律，昼夜循周身运行五十周次。营行脉中，始合于手太阴肺经，昼夜依次周流运行十二经脉五十周次，形成了营气运行的日节律；卫行脉外，始合于足太阳膀胱经，昼行于手足三阳经二十五周，夜则入足少阴肾经，依次按五行相克的顺序运行于五脏二十五周。如《灵枢·卫气行》云"卫气之行……昼日行于阳二十五周，夜行于阴二十五周，周于五脏"，形成了卫气运行的日节律。营卫之气随昼夜阴阳运动，运行于不同的脏腑经络，产生不同的功能效应。如《灵枢·大惑论》云："夫卫气者，昼日常行于阳，夜行于阴，故阳气尽则卧，阴气尽则寤。"《灵枢·口问》云："卫气昼日行于阳，夜半行于阴。阴者主夜，夜者卧……阳气尽，阴气盛，则目瞑；阴气尽而阳气盛则寤矣。"若营卫的日节律运行失常，就会发生"昼不精，夜不寐"的情况，如《灵枢·大惑论》云："黄帝曰：病而不得卧者，何气使然？岐伯曰：卫气不得入于阴，常留于阳。留于阳则阳气满，阳气满则阳跷盛，不得入于阴则阴气虚，故目不瞑矣……黄帝曰：人之多卧者，何气使然？岐伯曰……肠胃大则卫气行留久，皮肤湿则分肉不解，则行迟……留于阴也久，其气不清，则欲瞑，故多卧矣。其肠胃小，皮肤滑以缓，分肉解利，卫气之留于阳也久，故少瞑焉。"以"卫气运行说"为中心，认为睡眠有赖于卫气的正常运行，如果卫气不得入于阴分与营气相交，即阳不入阴则会导致失眠。

二、五运六气节律与人体生命节律

《内经》十分重视"因时养生"，并把它作为一项原则贯穿于各项养生活动之中。五运六气理论用干支来推演六十年一周期节律，并以此来分析逐年气运对人体生命活动及疾病的影响，阐述时序递迁与人类疾病的内在联系，即所谓"天地之大纪，人神之通应也"（《素问·至真要大论》）。正如《素问·六节藏象论》云："谨候其时，气可与期，失时反候，五治不分，邪僻内生，工不能禁也。"又云："不知年之所加，气之盛衰，虚实之所起，不可以为工矣。"强调了时间与发病的重要关系。

五运六气是以天人相应观为指导，用以阐释自然、生命、疾病的时间规律，强调"五运所加，六气所临，迁移有位，应期变化；顺天察运，因变求气"。《内经》运气七篇大论中最丰富的内容还是对人体发病规律的论述。如五运的木火土金水、六气的风寒暑湿燥火的节律异常变化对应于人体的五脏和三阴三阳六经六腑随之变化而发生各种各样的疾病。五运致病、六气致病、胜气复气致病、郁气发作致病等均有时间节律。

其以时序的五季和五行的特征相应而影响人体健康。在五种不同时序模式中，人体的藏象经络呈现不同的通应性，这种以时间时序为特征的致病为五运主病。《素问·五运行大论》指出五运主病原因是"五气更立，各有所先，非其位则邪，当其位则正"。《素问·气交变大论》详述了岁运太过和岁运不及时，所累及脏腑的病变和表现的主要症状共十种情况。岁运太过的一般规律是：当年以本运之气淫胜为主，兼以己所胜之气郁发而为患，影响人体时病位表现在与岁运太过同属相应的脏腑和其所胜脏腑的疾患。而岁运不及的一般规律是：当年为本运之气不足，胜气和复气为主，影响人体时病位表现在与岁运不及同属相应的脏腑和其所不胜及其相生相应的脏腑系统。《素问·六元正纪大论》叙述了五运回薄，盛衰不同，郁积乃发，发生五郁的情况。基于天人相应，五季有五郁，人的五脏也呈现五郁而发生五郁之证，其中论述了五郁之证的特征，并提出了相应的治则治法。

其以时序的六气和三阴三阳的特征而影响人的健康。在六种不同的时序模式中，人体的藏象经络呈现不同的通应性，这种以时间时序为特征的致病为六气主病。《素问·六元正纪大论》论述了六气同化之常导致的六大类型常见病、多发病的情况，称之为"病之常也"。此六类疾病模式可以"各归不胜而为化"，转化为另一类疾病模式，论中称之为"十二变"。又在《素问·至真要大论》中，以六气胜复和司天在泉，阐述了六气相胜、六气之复、六气司天和六气在泉，每项分六类共二十四类的病型证候，是对各季节流行病的纲领性概括。值年的司天、在泉之气都表现为太过，所以其辨证特点是：以本气淫胜所导致的相应脏腑系统病变为主，也可影响所胜之气相对应的脏腑系统而为患。其中化代违时致病成为明清温病学派"原温病之始"的理论依据。

五运、六气与脏腑的配属关系表明，五脏系统不仅是人体生命活动的系统，而且还是一个与自然五时六气变化相适应的调控系统，所以在五时的每一时段中，与其相通应的脏腑系统，其功能也相对旺盛。如果当旺而不旺，或者旺而太过、旺而不及，都是异常状态。它既可表现为本脏系统的病变，也可影响与其生克相关的系统，特别是其所克的脏腑系统。因此，临床上某一病证的发生，往往与运、气有着密切的关联，可以用来判定是哪些脏腑系统的病变，以便指导临床辨证用药。也就是说，同一病证，由于所处的时间不同，即处在不同的运、气状态下，可影响相应的脏腑系统，故其病机、病位、病证往往也不相同。

三、时间节律在临床中的运用

人体生命活动与时间节律密切相关，疾病的发生和转化存在着时间节律。掌握这些节律，可为疾病的治疗开辟有效途径。时间养生治疗学就是利用人体与时间的关系，根据时间变化而施行不同调养治法的理论，即所谓"因时施治"。时间养生和时间疗法都属于应用性医学理论。中国古代时间医学中的摄生行为和医疗行为从一开始就受"顺天因时"行为准则的深刻影响。"顺天因时"不仅是人们生产、生活和政治宗教等各种行为活动的准则，也是时间医学中时间养生学和时间治疗学的总则。中医学中时间医学的应用，有着悠久的历史。《内经》把辨时养生和辨时论治作为主要的养治原则。就时间养生而言，《素问·生气通天论》云："苍天之气，清静则志意治，顺之则阳气固，虽有贼邪，弗能害也，此因时之序。"就时间治疗而言，《灵枢·百病始生》云："有余不足，当补则补，当泻则泻，毋逆天时。"这是后世所谓的"因时养生""因时制宜"的治疗原则，即根据时令气候节律特点，来制定适宜的养生治疗原则，这里的"时"包括年、月、日的周期节律变化。

（一）时间节律与养生

《内经》的养生学说，就是根据"四时五脏阴阳"整体观思想，顺应四季的特点，调养五脏系统的功能活动，使之适应时序变化的调控能力，增强生命活力，达到健康防病的目的。其主要体现在时间与饮食调摄、药食补养、养生起居、养练健身等的关系上，提出"顺应天时""法于阴阳""和于术数""食饮有节""起居有常"等时间养生理论。《内经》中对一年顺天因时的养生方法及其理论论述得最具体、最明确的篇章为《素问·四气调神大论》，该篇云："春三月，此为发陈，天地俱生，万物以荣，夜卧早起，广步于庭，被发缓形，以使志生，生而勿杀，予而勿夺，赏而勿罚，此春气之应，养生之道也……此冬气之应，养藏之道也。"强调了人的行为起居和情志活动应与四时天地万物的生、长、收、藏的规律相一致。还有逐月择日选时养生法，是按月日时（多是节令日、日四时）行服食药饵、导引按蹻、佩戴药囊等法，以达到顺应天时、保养元气、预防疾病的目的。其中的一些方法都已演化成民间的风俗盛行。唐代孙思邈是中国医学史上著名的养生学家，时间养生学是他养生学说的重要组成部分。他在《千金要方》中列《养性》专篇对"道林""居处""按摩""调气""服食""杂忌""房中"等各种养生方法及其理论做了全面的论述，进一步发挥、充实和发展了《内经》的时间养生学。

（二）时间节律与治疗

《素问·藏气法时论》有"合人形以法四时五行而治"，反映了"人与天地相参，故五脏各以治时"（《素问·咳论》）的生命活动规律，否则"失时反候者，百病不治"（《灵枢·卫气行》）。说明治疗疾病要顺乎自然，择时治疗。《素问·疏五过论》云："圣人之治病也，必知天地阴阳，四时经纪。"《素问·阴阳应象大论》云："治不法天之纪，不用地之理，则灾害至矣。"说明作为一名合格的医生，必须"因天时而调血气"（《素问·八正神明论》），掌握中医学的时间疗法。后经张仲景及历代医家不断发展，为中医的时间医学做出了贡献。特别是近些年来，随着时间生物医学的发展，中医时间疗法作为一种独立的治疗方法已逐渐在临床中发挥着越来越重要的作用。

1. 时间节律与中医治疗　由于年节律、月节律、日节律等各种辨时识病的方法不同，它们的因时立法和用药也各有特点。

（1）应年节律临床运用　根据疾病在不同时令中，人体阴阳消长、气机升降和五脏盛衰的特定状态，采取相适应的治疗措施，遵循春夏养阳、秋冬养阴、冬病夏治、夏病冬治的四时疗法，宜补则补，宜泻则泻，使治病与应时令在方法上达到和谐与统一，防止治法、用药犯"伐天和"之弊，是本法运用的基本特征与目的。

1）应四时阴阳消长　在一年阴阳消长节律的影响下，疾病在春夏时因"阳长阴消"而易于热化，在秋冬时因"阴长阳消"而易于寒化。为了适应时令，防止其易热易寒，保证其疗效，《素问·六元正纪大论》提出了"热无犯热，寒无犯寒""用寒远寒，用凉远凉，用温远温，用热远热"等治疗原则。后世医家禀承经训，效法发挥"远用"者颇不乏人。张仲景运用白虎加人参汤要求"立夏后，立秋前，乃可服……正月、二月、三月尚凛冷，亦不可与服之"。李东垣提出"冬不用白虎，夏不用青龙"。

2）应四时升降浮沉　人体气机随四时升浮降沉，是生命运动的体现。春夏之令，自然界阳气由生而长，若人体阳气不能与自然界阳气相应升浮，则阳郁而为病；秋冬之时，若人体阳气不能降藏，则阳气亏损，寒从内生。故前人云："天地之气，以升降浮沉乃从四时，如治病不可逆之。故《经》云：顺天者昌，逆天者亡。"可见，在治疗上必须考虑人与自然四时升浮降沉的同步相应问题，如《脾胃论·用药禁忌论》云："春宜吐……夏宜汗……秋宜下……冬使阳气不动也。"《素问·阴阳应象大论》云："形不足者，温之以气；精不足者，补之以味。"认为虚则补之之道，不外阴阳两途。阳虚者，于春夏之季，宜用辛甘温热之剂，当升当浮，如李东垣曰："补之以辛甘温热之剂，及味之薄者，诸风药是也，以助春夏之升浮者也。"阴虚者，于秋冬之季，宜用滋养填补之品，当降当沉，以顺秋冬之收藏。清代陈莲舫主张"冬季宜填养，春夏间当调气"，已成为临床治阴损不及，因时用药的原则。

3）应四时五脏盈虚　《素问·藏气法时论》提出了"合人形以法四时五行而治"的法则，这是应四时五脏盈虚变化的立法与用药的基础，对后世临床强调参照五行五脏主时节律，权衡治法用药，影响颇深。临床上往往以据证立法用药为主，兼调主时之脏。而对于某些疾病发作止息，有明显时间节律的，可据其病发作时间和停止时间，直接从主时之脏进行治疗，但务必要辨清盈虚变化，宜补则补，宜泻则泻。同时还可从五脏之间生克制化的关系出发，除了重视调治主时之旺脏外，由于"乘所胜而侮所不胜"，该时令中被克之弱脏，亦不能忽视。若"治不法天之纪，不用地之理，则灾害至矣"（《素问·阴阳应象大论》）。

（2）应月节律临床运用　就顺应月节律而言，《素问·八正神明论》云："月生无泻，月满无补，月郭空无治，是谓得时而调之。"提出根据月相的盈亏采取不同的补泻针法。

（3）应日节律临床运用　根据疾病昼夜周期发作变化的时间规律及其相应的昼夜阴阳消长、升降浮沉，五脏主时节律理论，在这些时间辨证的基础上，确立治法用药，主要有以下三方面：其一，辨阴阳气血而治。温补阳气药适宜于清晨至午前服用，滋阴养血药则宜入夜服用，以适应机体阴阳消长的需要。其二，辨时辰脏腑而治。临床上依据疾病的主症能否揭示脏腑病位的情况，或治其相应主时之脏，或疾病主症已提示出脏腑病位，可据其发作变化的时间，兼调其相应的主时之脏。其三，辨营卫运行而治，以调和营卫。

2. 时间节律与针灸治疗　《内经》十分重视针灸治疗的时间性，对针灸如何应用"因时制宜"的原则论述得尤其详细，指出针灸必须"法天则地，合以天光"（《素问·八正神明论》。《内经》中"因天时而调血气"的时间针刺治疗原则主要从两个方面来论述：其一，根据月相的盈亏来决定补泻的宜忌或针刺的多少；其二，根据四时之气所在来决定针刺部位的深浅或宜忌。指出了气血和日月的关系及对针灸的影响，"凡刺之法，必候日月星辰，四时八正之气，气定乃刺之。是故天温日明，则人血淖液而卫气浮，故血易泻，气易行；天寒日阴，则人血凝泣而卫气沉。月始生，则血气始精，卫气始行；月郭满，则血气实，肌肉坚；月郭空，则肌肉减，经络虚，卫气去，形独居，是以因天时而调气血也"。"得时而调之"，要随月节律采取不同的治疗方法，"月生无泻，月满无补，月郭空无治"。在治疗过程中还要根据四时之气所在的部位不同而掌握针刺的深浅，"春取络脉，夏取分腠，秋取气口，冬取经输，凡此四时，各以时为齐"（《灵枢·寒热病》）。此外，《灵枢·顺气一日分为四时》提出"冬刺井""春刺荥""夏刺输""长夏刺经""秋刺合"等因时序不同而治疗选穴位及手法各有不同。《素问·四时刺逆从论》等章专门论述了针灸"逆四时而生乱气"的危害，指出"春刺络脉，血气外溢，令人少气，春刺肌肉，血气环逆，令人上气，春刺筋骨，血气内著，令人腹胀"，"刺不知四时之经，病之所生，以从为逆，正气内乱，与精相薄"，"则生气乱相淫病"，足见古人对"因时制宜"的重视，说明季节与治疗有着密切关系。后世在《灵枢·卫气行》"谨候其时，病可与期，失时反候者，百病不治……是故谨候气之所在而刺之，是谓逢时"的理论指导下，在因时针刺方面有了长足的发展，如提出"病在于三阳，必候其气在于阳而刺之；病在于三阴，必候其气在阴分而刺之"，为后世"子午流注""灵龟八法"针法的创立提供了理论依据，再一次表明了时间与针刺的密切关系。

当代，时间医学专家在生物节律及其应用方面做了大量的研究，但对产生这些节律的环境背景和生物节律与外部环境周期性变化的相关性缺乏探讨。历代医家及现代研究都证明，五运六气理论是系统完整、独具特色、临床实用的时间生物医学。因此，现代时间医学的研究应当充分重视对五运六气理论的研究，并借鉴其中的思想，探讨五运六气时间医学模式的优点，从而逐步完善其内容。

思考题

1. 何谓三垣、七曜？简述五运六气理论形成的古天文学背景。
2. 何谓"阴阳合历"？我国古代历法大约有多少种？"五运六气历"属于古代的哪种历法？
3. 试述五运六气理论与古气象学的关系。五运六气中的医学气象学思想体现在哪几个方面？
4. 试述地理环境对人体体质形成的影响及其临床指导意义。
5. 试述五运六气气候变化下的物候规律及其与人体生命的关系。
6. 试述年月日时节律对人体生命活动的影响及其临床指导意义。
7. 何谓"九宫八风历"？学习九宫八风对中医学认识气候变化规律及人体疾病有何指导意义？

运气九篇原文简注

一、《素问》运气七篇

天元纪大论篇第六十六

　　黄帝问曰：天有五行，御①五位，以生寒暑燥湿风，人有五藏，化五气，以生喜怒思忧恐，论言五运相袭②而皆治之，终期之日，周而复始，余已知之矣，愿闻其与三阴三阳之候奈何合之？鬼臾区稽首再拜对曰：昭乎哉问也。夫五运阴阳者，天地之道也，万物之纲纪，变化之父母，生杀之本始，神明之府也，可不通乎！故物生谓之化③，物极谓之变④，阴阳不测谓之神⑤，神用无方谓之圣⑥。夫变化之为用也，在天为玄⑦，在人为道，在地为化，化生五味，道生智，玄生神。神在天为风，在地为木，在天为热，在地为火，在天为湿，在地为土，在天为燥，在地为金，在天为寒，在地为水，故在天为气，在地成形，形气相感而化生万物矣。然天地者，万物之上下也；左右者，阴阳之道路也；水火者，阴阳之征兆也；金木者，生成之终始⑧也。气有多少，形有盛衰，上下相召而损益彰矣。

　　帝曰：愿闻五运之主时也何如？鬼臾区曰：五气运行，各终期日，非独主时也。帝曰：请闻其所谓也。鬼臾区曰：臣积考《太始天元册》⑨文曰：太虚⑩寥廓，肇基化元，万物资始，五运终天，布气真灵，揔统坤元，九星⑪悬朗，七曜⑫周旋，曰阴曰阳，曰柔曰刚，幽显既位，寒暑弛张，生生化化，品物咸章。臣斯十世，此之谓也。

　　帝曰：善。何谓气有多少，形有盛衰？鬼臾区曰：阴阳之气各有多少，故曰三阴三阳也。形

---

① 御：临御。有驾驭、统属之意。

② 五运相袭：五运相互承袭，循环不已。

③ 物生谓之化：自然事物的产生及物候现象的出现，要经历由无到有的变化过程，这个过程称为化。突变谓之化。

④ 物极谓之变：事物发展到极点，由渐变所致。渐变谓之变。

⑤ 阴阳不测谓之神：指自然界阴阳变化极其复杂，难以全面掌握。

⑥ 神用无方谓之圣：能够掌握阴阳变化规律，并灵活运用，谓之圣人。

⑦ 玄：远也。天道玄运，变化无穷。

⑧ 金木者，生成之终始也：金木代表生长收藏的终结与开始。木，代表"生"。金，代表"成"。

⑨《太始天元册》：古代天文学著作。现已亡佚。

⑩ 太虚：太空、宇宙。

⑪ 九星：谓天蓬、天芮、天冲、天辅、天禽、天心、天任、天柱、天英。

⑫ 七曜：又称"七政"，一般指日、月、五星，亦即日、月、金星、木星、水星、火星、土星。

有盛衰，谓五行之治，各有太过不及也。故其始也，有余而往，不足随之，不足而往，有余从之，知迎知随，气可与期。应天为天符①，承岁为岁直②，三合③为治。

帝曰：上下④相召奈何？鬼臾区曰：寒暑燥湿风火，天之阴阳也，三阴三阳上奉之。木火土金水火，地之阴阳也，生长化收藏下应之。天以阳生阴长，地以阳杀阴藏。天有阴阳，地亦有阴阳。木火土金水火，地之阴阳也，生长化收藏。故阳中有阴，阴中有阳。所以欲知天地之阴阳者，应天之气，动而不息，故五岁而右迁，应地之气，静而守位，故六期而环会，动静相召，上下相临，阴阳相错，而变由生也。

帝曰：上下周纪，其有数乎？鬼臾区曰：天以六为节，地以五为制。周天气者，六期为一备；终地纪者，五岁为一周。君火以明，相火以位。五六相合而七百二十气⑤，为一纪，凡三十岁；千四百四十气，凡六十岁，而为一周，不及太过，斯皆见矣。

帝曰：夫子之言，上终天气，下毕地纪，可谓悉矣。余愿闻而藏之，上以治民，下以治身，使百姓昭著，上下和亲，德泽下流，子孙无忧，传之后世，无有终时，可得闻乎？鬼臾区曰：至数之机，迫迮以微⑥，其来可见，其往可追，敬之者昌，慢之者亡，无道行私，必得夭殃，谨奉天道，请言真要。帝曰：善言始者，必会于终，善言近者，必知其远，是则至数极而道不惑，所谓明矣。愿夫子推而次之，令有条理，简而不匮，久而不绝，易用难忘，为之纲纪，至数之要，愿尽闻之。鬼臾区曰：昭乎哉问！明乎哉道！如鼓之应桴，响之应声也。臣闻之，甲己之岁，土运统之⑦；乙庚之岁，金运统之；丙辛之岁，水运统之；丁壬之岁，木运统之；戊癸之岁，火运统之。

帝曰：其于三阴三阳，合之奈何？鬼臾区曰：子午之岁，上见少阴⑧；丑未之岁，上见太阴；寅申之岁，上见少阳；卯酉之岁，上见阳明；辰戌之岁，上见太阳；巳亥之岁，上见厥阴。少阴所谓标也，厥阴所谓终也⑨。厥阴之上，风气主之⑩；少阴之上，热气主之；太阴之上，湿气主之；少阳之上，相火主之；阳明之上，燥气主之；太阳之上，寒气主之。所谓本也，是谓六元⑪。帝曰：光乎哉道！明乎哉论！请著之玉版，藏之金匮，署曰《天元纪》。

五运行大论篇第六十七

黄帝坐明堂，始正天纲⑫，临观八极⑬，考建五常⑭，请天师而问之曰：论言天地之动静，神明

---

① 天符：岁运与司天之气五行属性相符的年份。
② 岁直：岁运与年支五行方位、五行属性相同的年份，又称岁会。
③ 三合：岁运、司天之气、年支的五行属性皆相同的年份，这样的年份称太乙天符。
④ 上下：上，指天之六气；下，指地之五行。
⑤ 气：指节气。
⑥ 迫迮以微：指天地之气数、精微切近。
⑦ 甲己之岁，土运统之：年干逢甲、己之年，岁运属土运。
⑧ 子午之岁，上见少阴：年支逢子、午之年，司天之气为少阴君火。上，指司天之气。
⑨ 少阴所谓标也，厥阴所谓终也：张介宾注曰："标，首也；终，尽也。六十年阴阳之序，始于子午，故少阴为标，尽于巳亥，故厥阴为终。"
⑩ 厥阴之上，风气主之：厥阴之气由风气所主。三阴三阳为标；六气为本，主持三阴三阳。
⑪ 六元：指六气。六气由天元一气所化，一分为六，故称谓六元。
⑫ 天纲：天文历法之纲领。
⑬ 八极：地之八方，即东、南、西、北、东南、西南、东北、西北。
⑭ 五常：五行气运之规律。

为之纪，阴阳之升降，寒暑彰其兆。余闻五运之数于夫子，夫子之所言，正五气之各主岁尔，首甲定运，余因论之。鬼臾区曰：土主甲己①，金主乙庚，水主丙辛，木主丁壬，火主戊癸。子午之上，少阴主之②；丑未之上，太阴主之；寅申之上，少阳主之；卯酉之上，阳明主之；辰戌之上，太阳主之；巳亥之上，厥阴主之。不合阴阳，其故何也？岐伯曰：是明道也，此天地之阴阳也。夫数之可数者，人中之阴阳也，然所合，数之可得者也。夫阴阳者，数之可十，推之可百，数之可千，推之可万。天地阴阳者，不以数推以象之谓也③。

帝曰：愿闻其所始。岐伯曰：昭乎哉问也！臣览《太始天元册》文，丹天之气经于牛女戊分，黅天之气经于心尾己分，苍天之气经于危室柳鬼，素天之气经于亢氐昂毕，玄天之气经于张翼娄胃。所谓戊己分者，奎壁角轸，则天地之门户④也。夫候之所始，道之所生⑤，不可不通也。

帝曰：善。论言天地者，万物之上下，左右者，阴阳之道路，未知其所谓也。岐伯曰：所谓上下者，岁上下见阴阳之所在也。左右者，诸上见厥阴⑥，左少阴右太阳⑦；见少阴，左太阴右厥阴；见太阴，左少阳右少阴；见少阳，左阳明右太阴；见阳明，左太阳右少阳；见太阳，左厥阴右阳明。所谓面北而命其位，言其见也。

帝曰：何谓下？岐伯曰：厥阴在上则少阳在下⑧，左阳明右太阴⑨；少阴在上则阳明在下，左太阳右少阳；太阴在上则太阳在下，左厥阴右阳明；少阳在上则厥阴在下，左少阴右太阳；阳明在上则少阴在下，左太阴右厥阴；太阳在上则太阴在下，左少阳右少阴。所谓面南而命其位，言其见也。上下相遘，寒暑相临，气相得则和，不相得则病。帝曰：气相得而病者何也？岐伯曰：以下临上，不当位也。

帝曰：动静何如？岐伯曰：上者右行，下者左行⑩，左右周天，余而复会也。帝曰：余闻鬼臾区曰：应地者静。今夫子乃言下者左行，不知其所谓也，愿闻何以生之乎？岐伯曰：天地动静，五行迁复，虽鬼臾区其上候而已，犹不能遍明。夫变化之用，天垂象，地成形，七曜纬虚，五行丽⑪地。地者，所以载生成之形类也。虚者，所以列应天之精气也。形精之动，犹根本之与枝叶也，仰观其象，虽远可知也。帝曰：地之为下否乎？岐伯曰：地为人之下，太虚之中者也。帝曰：冯⑫乎？岐伯曰：大气举之也。燥以干之，暑以蒸之，风以动之，湿以润之，寒以坚之，火以温之。故风寒在下，燥热在上，湿气在中，火游行其间，寒暑六入，故令虚而生化也。故燥胜则地干，暑胜则地热，风胜则地动，湿胜则地泥，寒胜则地裂，火胜则地固矣。

---

① 土主甲己：年干为甲、己之岁，岁运属土。

② 子午之上，少阴主之：年支为子、午之岁，司天之气为少阴君火。

③ 天地阴阳者，不以数推以象之谓也：天地阴阳的变化规律，不能以数类推，应该运用观察自然客观现象的方法来研究。

④ 天地之门户：太阳之视运动，位于奎壁二宿时，正值由春入夏之时，称为天门；位于角轸二宿时，正值由秋入冬之时，称为地户；古人称奎壁角轸为天地之门户。张介宾注曰："自奎壁而南，日就阳道，故曰天门；角轸而北，日就阴道，故曰地户。"

⑤ 候之所始，道之所生：指自然界变化规律来自对自然界各种物候现象的观察与总结。候，物候。道，规律。

⑥ 上见厥阴：指巳、亥年司天之气为厥阴风木。

⑦ 左少阴右太阳：面北而立，司天的左间气为少阴君火，右间气为太阳寒水。

⑧ 厥阴在上则少阳在下：厥阴风木司天，则少阳相火在泉。

⑨ 左阳明右太阴：面南而立，则在泉之气的左间气为阳明燥金，右间气为太阴湿土。

⑩ 上者右行，下者左行：张介宾注曰："上者右行，言天气右旋，自东而西以降于地，下者左行，言地气左转，自西而东以升于天。"此以面南而立之位置而言。

⑪ 丽：附着。

⑫ 冯：通"凭"。凭借，依靠之义。

帝曰：天地之气，何以候之？岐伯曰：天地之气，胜复之作，不形于诊也。《脉法》曰：天地之变，无以脉诊。此之谓也。帝曰：间气何如？岐伯曰：随气所在，期于左右①。帝曰：期之奈何？岐伯曰：从其气则和，违其气则病，不当其位者病，迭移其位者病，失守其位者危，尺寸反者死，阴阳交②者死。先立其年，以知其气，左右应见，然后乃可以言死生之逆顺。

帝曰：寒暑燥湿风火，在人合之奈何？其于万物何以生化？岐伯曰：东方生风，风生木，木生酸，酸生肝，肝生筋，筋生心。其在天为玄，在人为道，在地为化。化生五味，道生智，玄生神，化生气。神在天为风，在地为木，在体为筋，在气为柔，在藏为肝。其性为暄③，其德为和，其用为动，其色为苍，其化为荣，其虫④毛，其政为散，其令宣发，其变摧拉，其眚⑤为陨，其味为酸，其志为怒。怒伤肝，悲胜怒；风伤肝，燥胜风；酸伤筋，辛胜酸。

南方生热，热生火，火生苦，苦生心，心生血，血生脾。其在天为热，在地为火，在体为脉，在气为息，在藏为心。其性为暑，其德为显，其用为躁，其色为赤，其化为茂，其虫羽，其政为明，其令郁蒸，其变炎烁，其眚燔焫⑥，其味为苦，其志为喜。喜伤心，恐胜喜；热伤气，寒胜热；苦伤气，咸胜苦。

中央生湿，湿生土，土生甘，甘生脾，脾生肉，肉生肺。其在天为湿，在地为土，在体为肉，在气为充，在藏为脾。其性静兼，其德为濡，其用为化，其色为黄，其化为盈，其虫倮⑦，其政为谧，其令云雨，其变动注，其眚淫溃，其味为甘，其志为思。思伤脾，怒胜思；湿伤肉，风胜湿；甘伤脾，酸胜甘。

西方生燥，燥生金，金生辛，辛生肺，肺生皮毛，皮毛生肾。其在天为燥，在地为金，在体为皮毛，在气为成，在藏为肺，其性为凉，其德为清，其用为固，其色为白，其化为敛，其虫介，其政为劲，其令雾露，其变肃杀，其眚苍落，其味为辛，其志为忧。忧伤肺，喜胜忧；热伤皮毛，寒胜热；辛伤皮毛，苦胜辛。

北方生寒，寒生水，水生咸，咸生肾，肾生骨髓，髓生肝。其在天为寒，在地为水，在体为骨，在气为坚，在藏为肾。其性为凛，其德为寒，其用为□⑧，其色为黑，其化为肃，其虫鳞，其政为静，其令□□⑨，其变凝冽，其眚冰雹，其味为咸，其志为恐。恐伤肾，思胜恐；寒伤血，燥胜寒；咸伤血，甘胜咸。五气更立，各有所先，非其位则邪，当其位则正⑩。

帝曰：病生之变何如？岐伯曰：气相得则微，不相得则甚。帝曰：主岁何如？岐伯曰：气有余，则制己所胜而侮所不胜；其不及，则己所不胜侮而乘之，己所胜轻而侮之。侮反受邪，侮而受邪，寡于畏也。帝曰：善。

---

① 左右：指左右手之脉搏。

② 阴阳交：王冰注曰："交，谓岁当阴，在右脉反见左；岁当阳，在左脉反见右。左右交见，是谓交。"

③ 暄：温暖。

④ 虫：泛指动物。

⑤ 眚（shěng）：过失之意，此指灾害。

⑥ 燔（fán）焫（ruò）：燔，焚烧；焫，烧。

⑦ 倮：音义同"裸"。倮虫，对无毛无鳞甲类动物的统称。

⑧ □：阙文。张介宾补充为"其用为藏"。

⑨ □□：阙文。张介宾补充为"闭塞"。

⑩ 非其位则邪，当其位则正：风热湿燥寒五方之气，若其至与时令相反，则为邪气；若其至与时令相合则为四时正气。

六微旨大论篇第六十八

黄帝问曰：呜呼远哉！天之道也，如迎浮云，若视深渊，视深渊尚可测，迎浮云莫知其极。夫子数言谨奉天道，余闻而藏之，心私异之，不知其所谓也。愿夫子溢志尽言其事，令终不灭，久而不绝，天之道可得闻乎？岐伯稽首再拜对曰：明乎哉问天之道也！此因①天之序，盛衰之时也。

帝曰：愿闻天道六六之节盛衰何也？岐伯曰：上下有位，左右有纪②。故少阳之右，阳明治之；阳明之右，太阳治之；太阳之右，厥阴治之；厥阴之右，少阴治之；少阴之右，太阴治之；太阴之右，少阳治之。此所谓气之标③，盖南面而待也。故曰：因天之序，盛衰之时，移光定位④，正立而待之。此之谓也。少阳之上，火气治之，中⑤见厥阴；阳明之上，燥气治之，中见太阴；太阳之上，寒气治之，中见少阴；厥阴之上，风气治之，中见少阳；少阴之上，热气治之，中见太阳；太阴之上，湿气治之，中见阳明。所谓本也，本之下，中之见也，见之下，气之标也，本标不同，气应异象。

帝曰：其有至而至，有至而不至，有至而太过，何也？岐伯曰：至而至者和；至而不至，来气不及也；未至而至，来气有余也。帝曰：至而不至，未至而至如何？岐伯曰：应则顺，否则逆，逆则变生，变则病。帝曰：善。请言其应。岐伯曰：物生其应也，气脉其应也。

帝曰：善。愿闻地理之应六节气位何如？岐伯曰：显明⑥之右，君火之位也；君火之右，退行一步，相火治之；复行一步，土气治之；复行一步，金气治之；复行一步，水气治之；复行一步，木气治之；复行一步，君火治之。相火之下，水气承之；水位之下，土气承之；土位之下，风气承之；风位之下，金气承之；金位之下，火气承之；君火之下，阴精承之。帝曰：何也？岐伯曰：亢则害，承乃制，制则生化⑦，外列盛衰，害则败乱，生化大病。

帝曰：盛衰何如？岐伯曰：非其位则邪，当其位则正，邪则变甚，正则微。帝曰：何谓当位？岐伯曰：木运临卯⑧，火运临午，土运临四季，金运临酉，水运临子，所谓岁会，气之平也。帝曰：非位何如？岐伯曰：岁不与会也。帝曰：土运之岁，上见太阴⑨；火运之岁，上见少阳、少阴；金运之岁，上见阳明；木运之岁，上见厥阴；水运之岁，上见太阳，奈何？岐伯曰：天之与会也。故《天元册》曰天符。天符岁会何如？岐伯曰：太一天符之会也。

帝曰：其贵贱何如？岐伯曰：天符为执法，岁位为行令，太一天符为贵人⑩。帝曰：邪之中也奈何？岐伯曰：中执法者，其病速而危；中行令者，其病徐而持；中贵人者，其病暴而死。帝

---

① 因：顺应，依据。

② 上下有位，左右有纪：六气上下左右运行有一定规律。

③ 气之标：气，指六气。三阴三阳为六气之标。

④ 移光定位：古人运用圭表观察日光照射标竿所成影长短的周期性变化规律。

⑤ 中：指中气，即中见之气。中气为与本气相关或相反的气，少阳火的中气为厥阴风，阳明燥的中气为太阴湿，太阳寒的中气为少阴热；厥阴风的中气为少阳火，少阴热的中气为太阳寒，太阴湿的中气为阳明燥。

⑥ 显明：张介宾注曰："显明者，日出之所，卯正之中，天地平分之处也。"此指春分节。

⑦ 亢则害，承乃制，制则生化：亢，亢盛。承，承袭。制，制约。指六气变化过亢便为灾害，要有相承袭之气来制约，有制约才有正常生化。

⑧ 木运临卯：木运之岁（丁、壬年），若逢年支为卯的年份，则为岁会年。以下类推。

⑨ 土运之岁，上见太阴：土运之岁，逢司天之气为太阴湿土的年份，为天符年。以下类推。

⑩ 天符为执法，岁位为行令，太一天符为贵人：张介宾注曰："执法者位于上，犹执政也；行令者位乎下，犹诸司也；贵人者统乎上下，犹君主也。"

曰：位之易也何如？岐伯曰：君位臣则顺，臣位君则逆。逆则其病近，其害速；顺则其病远，其害微。所谓二火也。

帝曰：善。愿闻其步何如？岐伯曰：所谓步者，六十度而有奇^①，故二十四步积盈百刻而成日也。

帝曰：六气应五行之变何如？岐伯曰：位有终治，气有初中^②，上下不同，求之亦异也。帝曰：求之奈何？岐伯曰：天气始于甲，地气治于子，子甲相合，命曰岁立，谨候其时，气可与期。帝曰：愿闻其岁，六气始终，早晏何如？岐伯曰：明乎哉问也！甲子之岁，初之气，天数始于水下一刻^③，终于八十七刻半；二之气，始于八十七刻六分，终于七十五刻；三之气，始于七十六刻，终于六十二刻半；四之气，始于六十二刻六分，终于五十刻；五之气，始于五十一刻，终于三十七刻半；六之气，始于三十七刻六分，终于二十五刻。所谓初六，天之数也。乙丑岁，初之气，天数始于二十六刻，终于一十二刻半；二之气，始于一十二刻六分，终于水下百刻；三之气，始于一刻，终于八十七刻半；四之气，始于八十七刻六分，终于七十五刻；五之气，始于七十六刻，终于六十二刻半；六之气，始于六十二刻六分，终于五十刻。所谓六二，天之数也。丙寅岁，初之气，天数始于五十一刻，终于三十七刻半；二之气，始于三十七刻六分，终于二十五刻；三之气，始于二十六刻，终于一十二刻半；四之气，始于一十二刻六分，终于水下百刻；五之气，始于一刻，终于八十七刻半；六之气，始于八十七刻六分，终于七十五刻。所谓六三，天之数也。丁卯岁，初之气，天数始于七十六刻，终于六十二刻半；二之气，始于六十二刻六分，终于五十刻；三之气，始于五十一刻，终于三十七刻半；四之气，始于三十七刻六分，终于二十五刻；五之气，始于二十六刻，终于一十二刻半；六之气，始于一十二刻六分，终于水下百刻。所谓六四，天之数也。次戊辰岁，初之气，复始于一刻，常如是无已，周而复始。

帝曰：愿闻其岁候何如？岐伯曰：悉乎哉问也！日行一周，天气始于一刻，日行再周，天气始于二十六刻，日行三周，天气始于五十一刻，日行四周，天气始于七十六刻，日行五周，天气复始于一刻，所谓一纪也。是故寅午戌岁气会同^④，卯未亥岁气会同，辰申子岁气会同，巳酉丑岁气会同，终而复始。

帝曰：愿闻其用^⑤也。岐伯曰：言天者求之本^⑥，言地者求之位^⑦，言人者求之气交^⑧。帝曰：何谓气交？岐伯曰：上下之位，气交之中，人之居也。故曰：天枢^⑨之上，天气主之；天枢之下，地气主之；气交之分，人气从之，万物由之。此之谓也。

帝曰：何谓初中？岐伯曰：初凡三十度而有奇，中气同法。帝曰：初中何也？岐伯曰：所以分天地也。帝曰：愿卒闻之。岐伯曰：初者地气也，中者天气也。帝曰：其升降何如？岐伯曰：

---

① 奇：余数。此指八十七刻半。

② 位有终治，气有初中：六气六步主时有一定的时段与位置，每一气又分前后两个时段，前半时段为初，后半时段为中。

③ 水下一刻：刻，指古人计时方法之一——漏下百刻法。一刻约等于今之14.4分钟。甲子年初之气始于大寒节的水下一刻，即寅初初刻。

④ 寅午戌岁气会同：年支逢寅、午、戌之年，六气六步的交司时刻相同。气会，指六气交司时刻。

⑤ 用：指六气的作用。

⑥ 本：指六元。即风热湿火燥寒六气，六气属天，故为天气之本。

⑦ 位：地之六步，即木、火、火、土、金、水。主管时之六位，属于地，故为地之位。

⑧ 气交：指天地之间。天气下降，地气上升，升降相因，人及自然万物生存于气交之中。

⑨ 天枢：张介宾注云："枢，枢机也，居阴阳升降之中，是为天枢。"指天地气交之分。

气之升降，天地之更用也。帝曰：愿闻其用何如？岐伯曰：升已而降，降者谓天；降已而升，升者谓地。天气下降，气流于地；地气上升，气腾于天。故高下相召①，升降相因②，而变作矣。

　　帝曰：善。寒湿相遘，燥热相临，风火相值，其有间乎？岐伯曰：气有胜复，胜复之作，有德有化，有用有变，变则邪气居之。帝曰：何谓邪乎？岐伯曰：夫物之生从于化③，物之极由乎变④，变化之相薄，成败之所由也。故气有往复，用有迟速⑤，四者之有，而化而变，风之来也。帝曰：迟速往复，风所由生，而化而变，故因盛衰之变耳。成败倚伏游乎中何也？岐伯曰：成败倚伏生乎动，动而不已，则变作矣。帝曰：有期乎？岐伯曰：不生不化，静之期也。帝曰：不生化乎？岐伯曰：出入废则神机化灭，升降息则气立孤危。故非出入，则无以生长壮老已；非升降，则无以生长化收藏。是以升降出入，无器不有。故器者生化之宇，器散则分之，生化息矣。故无不出入，无不升降。化有小大，期有近远，四者之有，而贵常守，反常则灾害至矣。故曰：无形无患。此之谓也。帝曰：善。有不生不化乎？岐伯曰：悉乎哉问也！与道合同，惟真人也。帝曰：善。

气交变大论篇第六十九

　　黄帝问曰：五运更治，上应天期，阴阳往复，寒暑迎随，真邪相薄，内外分离，六经波荡，五气倾移，太过不及，专胜兼并⑥，愿言其始，而有常名，可得闻乎？岐伯稽首再拜对曰：昭乎哉问也！是明道也。此上帝所贵，先师传之，臣虽不敏，往闻其旨。

　　帝曰：余闻得其人不教，是谓失道，传非其人，慢泄天宝。余诚菲德，未足以受至道；然而众子哀其不终，愿夫子保于无穷，流于无极，余司其事，则而行之奈何？岐伯曰：请遂言之也。《上经》⑦曰：夫道者，上知天文，下知地理，中知人事，可以长久。此之谓也。帝曰：何谓也？岐伯曰：本，气位也。位天者，天文也。位地者，地理也。通于人气之变化者，人事也。故太过者先天，不及者后天，所谓治化而人应之也。

　　帝曰：五运之化，太过何如？岐伯曰：岁木太过，风气流行，脾土受邪。民病飧泄食减，体重烦冤，肠鸣腹支满，上应岁星⑧。甚则忽忽善怒，眩冒巅疾。

　　化气不政，生气独治⑨，云物飞动，草木不宁，甚而摇落，反胁痛而吐甚，冲阳⑩绝者死不治，上应太白星⑪。

　　岁火太过，炎暑流行，肺金受邪。民病疟，少气咳喘，血溢血泄注下，嗌燥耳聋，中热肩背热，上应荧惑星⑫。甚则胸中痛，胁支满胁痛，膺背肩胛间痛，两臂内痛，身热骨痛而为浸淫。收

---

① 相召：相互感召。

② 相因：互为因果。

③ 物之生从于化：事物的新生，由化而来。

④ 物之极由乎变：事物发展到极点，是逐渐变化而成。

⑤ 迟速：快慢，此指太过与不及。

⑥ 专胜兼并：专胜，指太过，一气独胜，侵犯他气。兼并，指不及，一气独衰，被二气吞并，指被他气乘侮。

⑦ 《上经》：古书名。

⑧ 岁星：即木星。

⑨ 化气不政，生气独治：化气，指土气；生气，指木气。岁木太过，自然界木盛土衰，化气不能行令，木气独治。

⑩ 冲阳：穴位名，属足阳明胃经。位于足跗上，为足背最高点。

⑪ 太白星：即金星。

⑫ 荧惑星：即火星。

气不行，长气独明，雨水霜寒，上应辰星[①]。上临少阴少阳，火燔炳，水泉涸，物焦槁，病反谵妄狂越，咳喘息鸣，下甚血溢泄不已，太渊[②]绝者死不治，上应荧惑星。

岁土太过，雨湿流行，肾水受邪。民病腹痛，清厥意不乐，体重烦冤，上应镇星[③]。甚则肌肉萎，足痿不收，行善瘈，脚下痛，饮发中满食减，四支不举。变[④]生得位，藏气伏，化气独治之，泉涌河衍，涸泽生鱼，风雨大全，土崩溃，鳞见于陆，病腹满溏泄肠鸣，反下甚而太溪[⑤]绝者死不治，上应岁星。

岁金太过，燥气流行，肝木受邪。民病两胁下少腹痛，目赤痛眦疡，耳无所闻。肃杀而甚，则体重烦冤，胸痛引背，两胁满且痛引少腹，上应太白星。甚则喘咳逆气，肩背痛，尻阴股膝髀腨䯒足皆病，上应荧惑星。收气峻，生气下，草木敛，苍干雕陨，病反暴痛，胠胁不可反侧，咳逆甚而血溢，太冲[⑥]绝者死不治，上应太白星。

岁水太过，寒气流行，邪害心火。民病身热烦心躁悸，阴厥上下中寒，谵妄心痛，寒气早至，上应辰星。甚则腹大胫肿，喘咳，寝汗出憎风，大雨至，埃雾朦郁，上应镇星。上临太阳，则雨冰雪，霜不时降，湿气变物，病反腹满肠鸣，溏泄食不化，渴而妄冒，神门[⑦]绝者死不治，上应荧惑、辰星。

帝曰：善。其不及何如？岐伯曰：悉乎哉问也！岁木不及，燥乃大行，生气失应，草木晚荣，肃杀而甚，则刚木辟著[⑧]，柔萎苍干，上应太白星，民病中清，胠胁痛，少腹痛，肠鸣溏泄，凉雨时至，上应太白星，其谷苍。上临阳明，生气失政，草木再荣，化气乃急，上应太白、镇星，其主苍早[⑨]。复[⑩]则炎暑流火，湿性燥，柔脆草木焦槁，下体再生，华实齐化[⑪]，病寒热疮疡疿胗痈痤，上应荧惑、太白，其谷白坚。白露早降，收杀气行，寒雨害物，虫食甘黄，脾土受邪，赤气后化，心气晚治，上胜肺金，白气乃屈，其谷不成，咳而鼽，上应荧惑、太白星。

岁火不及，寒乃大行，长政不用，物荣而下，凝惨[⑫]而甚，则阳气不化，乃折荣美，上应辰星，民病胸中痛，胁支满，两胁痛，膺背肩胛间及两臂内痛，郁冒朦昧，心痛暴喑，胸腹大，胁下与腰背相引而痛，甚则屈不能伸，髋髀如别，上应荧惑、辰星，其谷丹。复则埃郁，大雨且至，黑气乃辱，病鹜溏腹满，食饮不下，寒中肠鸣，泄注腹痛，暴挛痿痹，足不任身，上应镇星、辰星，玄谷不成。

岁土不及，风乃大行，化气不令，草木茂荣，飘扬而甚，秀而不实，上应岁星，民病飧泄霍乱，体重腹痛，筋骨繇复，肌肉𥆧酸，善怒，脏气举事，蛰虫早附，咸病寒中，上应岁星、镇星，其谷黅。复则收政严峻，名木苍雕，胸胁暴痛，下引少腹，善大息，虫食甘黄，气客于脾，

---

① 辰星：即水星。
② 太渊：穴位名，属手太阴肺经。位于腕掌侧横纹桡侧桡动脉桡侧凹陷中。
③ 镇星：即土星。
④ 变：指灾变或病变。
⑤ 太溪：穴位名，属足少阴肾经。位于足内踝后，跟骨上动脉凹陷中。
⑥ 太冲：穴位名，属足厥阴肝经。位于足大趾本节后二寸，即足背部当第一跖骨间隙之中点处。
⑦ 神门：穴位名，属手少阴心经。位于锐骨之后，尺侧腕屈肌腱桡侧之凹陷处。
⑧ 刚木辟著：坚硬的树木因燥甚而明显干裂。
⑨ 苍早：指草木过早凋谢。
⑩ 复：指复气，即制约太过之气的气。复，有报复之义，子为其母来复。金气抑木，火为木之子，"炎暑流火"为复气，制约太过之金气。
⑪ 华实齐化：华，同"花"。指开花与结果现象同时出现。
⑫ 凝惨：形容因严寒而致凝滞萧条的自然景象。

黅谷乃减，民食少失味，苍谷乃损，上应太白、岁星。上临厥阴，流水不冰，蛰虫来见，藏气不用，白乃不复，上应岁星，民乃康。

岁金不及，炎火乃行，生气乃用，长气专胜，庶物以茂，燥烁以行，上应荧惑星，民病肩背瞀重，鼽嚏血便注下，收气乃后，上应太白星，其谷坚芒。复则寒雨暴至，乃零冰雹霜雪杀物，阴厥且格，阳反上行，头脑户痛，延及囟顶发热，上应辰星，丹谷不成，民病口疮，甚则心痛。

岁水不及，湿乃大行，长气反用，其化乃速，暑雨数至，上应镇星，民病腹满身重，濡泄寒疡流水，腰股痛发，腘腨股膝不便，烦冤足痿清厥，脚下痛，甚则跗肿，藏气不政，肾气不衡，上应辰星，其谷秬。上临太阴，则大寒数举，蛰虫早藏，地积坚冰，阳光不治，民病寒疾于下，甚则腹满浮肿，上应镇星，其主黅谷。复则大风暴发，草偃木零，生长不鲜，面色时变，筋骨并辟，肉瞤瘛，目视𥉲𥉲，物疏璺[1]，肌肉胗发，气并膈中，痛于心腹，黄气乃损，其谷不登，上应岁星。

帝曰：善。愿闻其时也。岐伯曰：悉哉问也！木不及，春有鸣条律畅之化，则秋有雾露清凉之政，春有惨凄残贼之胜，则夏有炎暑燔烁之复，其眚[2]东，其藏肝，其病内舍胠胁，外在关节。

火不及，夏有炳明光显之化，则冬有严肃霜寒之政，夏有惨凄凝冽之胜，则不时有埃昏大雨之复，其眚南，其藏心，其病内舍膺胁，外在经络。

土不及，四维有埃云润泽之化，则春有鸣条鼓拆之政，四维发振拉飘腾之变，则秋有肃杀霖霪[3]之复，其眚四维，其藏脾，其病内舍心腹，外在肌肉四支。

金不及，夏有光显郁蒸之令，则冬有严凝整肃之应，夏有炎烁燔燎之变，则秋有冰雹霜雪之复，其眚西，其藏肺，其病内舍膺胁肩背，外在皮毛。

水不及，四维有湍润埃云之化，则不时有和风生发之应，四维发埃昏骤注之变，则不时有飘荡振拉之复，其眚北，其藏肾，其病内舍腰脊骨髓，外在溪谷踹膝。

夫五运之政，犹权衡也，高者抑之，下者举之，化者应之，变者复之，此生长化成收藏之理，气之常也，失常则天地四塞矣。故曰：天地之动静，神明为之纪，阴阳之往复，寒暑彰其兆。此之谓也。

帝曰：夫子之言五气之变，四时之应，可谓悉矣。夫气之动乱，触遇而作，发无常会，卒然灾合，何以期之？岐伯曰：夫气之动变，固不常在，而德化政令灾变，不同其候也。帝曰：何谓也？岐伯曰：东方生风，风生木，其德敷和，其化生荣，其政舒启，其令风，其变振发，其灾散落。南方生热，热生火，其德彰显，其化蕃茂，其政明曜，其令热，其变销烁，其灾燔炳。中央生湿，湿生土，其德溽蒸，其化丰备，其政安静，其令湿，其变骤注，其灾霖溃。西方生燥，燥生金，其德清洁，其化紧敛，其政劲切，其令燥，其变肃杀，其灾苍陨。北方生寒，寒生水，其德凄沧，其化清谧，其政凝肃，其令寒，其变凓冽，其灾冰雪霜雹。是以察其动也，有德有化，有政有令，有变有灾，而物由之，而人应之也。

帝曰：夫子之言岁候，其不及太过，而上应五星。今夫德化政令，灾眚变易，非常而有也，卒然而动，其亦为之变乎。岐伯曰：承天而行之，故无妄动，无不应也。卒然而动者，气之交变也，其不应焉。故曰：应常不应卒。此之谓也。

帝曰：其应奈何？岐伯曰：各从其气化也。

---

① 疏璺（wèn）：指物体被大风吹得干裂。疏，通也。指破裂。

② 眚（shěng）：义同"损"，灾害之意。

③ 霖霪：淫雨成灾。

帝曰：其行之徐疾逆顺何如？岐伯曰：以道留久，逆守而小，是谓省下^①。以道而去，去而速来，曲而过之，是谓省遗过^②也。久留而环，或离或附，是谓议灾与其德也。应近则小，应远则大。芒而大倍常之一^③，其化甚；大常之二，其眚即发也。小常之一，其化减；小常之二，是谓临视，省下之过与其德也。德者福之，过者伐之。是以象之见也，高而远则小，下而近则大，故人则喜怒迩^④，小则祸福远。岁运太过，则运星北越，运气相得，则各行以道。故岁运太过，畏星^⑤失色而兼其母^⑥，不及，则色兼其所不胜。肖者瞿瞿，莫知其妙，闵闵之当，孰者为良，妄行无征，示畏侯王。帝曰：其灾应何如？岐伯曰：亦各从其化也，故时至有盛衰，凌犯有逆顺，留守有多少，形见有善恶，宿属有胜负，征应有吉凶矣。帝曰：其善恶何谓也？岐伯曰：有喜有怒，有忧有丧，有泽有燥，此象之常也，必谨察之。帝曰：六者高下异乎？岐伯曰：象见高下，其应一也，故人亦应之。

帝曰：善。其德化政令之动静损益皆何如？岐伯曰：夫德化政令灾变，不能相加^⑦也。胜复盛衰，不能相多^⑧也。往来小大，不能相过^⑨也。用之升降，不能相无^⑩也。各从其动而复之耳。帝曰：其病生何如？岐伯曰：德化者气之祥，政令者气之章，变易者复之纪，灾眚者伤之始，气相胜者和，不相胜者病，重感于邪则甚也。帝曰：善。所谓精光之论，大圣之业，宣明大道，通于无穷，究于无极也。余闻之，善言天者，必应于人，善言古者，必验于今，善言气者，必彰于物，善言应者，同天地之化，善言化言变者，通神明之理，非夫子孰能言至道欤！乃择良兆而藏之灵室，每旦读之，命曰《气交变》，非斋戒不敢发，慎传也。

五常政大论篇第七十

黄帝问曰：太虚寥廓，五运回薄，衰盛不同，损益相从，愿闻平气^⑪何如而名？何如而纪也？岐伯对曰：昭乎哉问也！木曰敷和，火曰升明，土曰备化，金曰审平，水曰静顺。

帝曰：其不及奈何？岐伯曰：木曰委和，火曰伏明，土曰卑监，金曰从革，水曰涸流。帝曰：太过何谓？岐伯曰：木曰发生，火曰赫曦，土曰敦阜，金曰坚成，水曰流衍。

帝曰：三气^⑫之纪，愿闻其候。岐伯曰：悉乎哉问也！敷和之纪，木德周行，阳舒阴布，五化宣平，其气端，其性随，其用曲直，其化生荣，其类草木，其政发散，其候温和，其令风，其藏肝，肝其畏清，其主目，其谷麻，其果李，其实核，其应春，其虫毛，其畜犬，其色苍，其养筋，其病里急支满，其味酸，其音角，其物中坚，其数八。

---

① 省下：王冰注曰："谓察天下人君之有德有过者也。"
② 省遗过：吴崑注曰："谓所省者有不尽、今复省之，是省其所遗罪过也。"
③ 芒而大倍常之一：五星的光芒比正常所见大一倍。
④ 迩（ěr）：，近也。
⑤ 畏星：指被克的星。如木运太过，则土星即是畏星。
⑥ 其母：此指畏星之母。例如：土星为畏星，火星便是其母。
⑦ 不能相加：王冰注曰："天地动静，阴阳往复，以德报德，以化报化，政令灾眚及动复亦然，故曰不能相加也。"
⑧ 不能相多：王冰注曰："胜盛复盛，胜微复微，不应以盛报微，以化报变，故曰不能相多也。"
⑨ 不能相过：张介宾注曰："胜复小大，气数相同，故不能相过也。"
⑩ 不能相无：张志聪注曰："天地阴阳之气，升已而降，降已而升，寒往则暑来，暑往则寒来，故曰不能相无也。"
⑪ 平气：平和之气。即气候不衰不盛、无损无益。
⑫ 三气：指平气、不及、太过。

升明之纪，正阳而治，德施周普，五化均衡，其气高，其性速，其用燔灼，其化蕃茂，其类火，其政明曜，其候炎暑，其令热，其藏心，心其畏寒，其主舌，其谷麦，其果杏，其实络，其应夏，其虫羽，其畜马，其色赤，其养血，其病瞤瘛①，其味苦，其音徵，其物脉，其数七。

备化之纪，气协天休，德流四政，五化齐修，其气平，其性顺，其用高下，其化丰满，其类土，其政安静，其候溽蒸②，其令湿，其藏脾，脾其畏风，其主口，其谷稷，其果枣，其实肉，其应长夏，其虫倮，其畜牛，其色黄，其养肉，其病否，其味甘，其音宫，其物肤，其数五。

审平之纪，收而不争，杀而无犯，五化宣明，其气洁，其性刚，其用散落，其化坚敛，其类金，其政劲肃，其候清切，其令燥，其藏肺，肺其畏热，其主鼻，其谷稻，其果桃，其实壳，其应秋，其虫介，其畜鸡，其色白，其养皮毛，其病咳，其味辛，其音商，其物外坚，其数九。

静顺之纪，藏而勿害，治而善下，五化咸整，其气明，其性下，其用沃衍，其化凝坚，其类水，其政流演，其候凝肃，其令寒，其藏肾，肾其畏湿，其主二阴，其谷豆，其果栗，其实濡，其应冬，其虫鳞，其畜彘，其色黑，其养骨髓，其病厥，其味咸，其音羽，其物濡，其数六。故生而勿杀，长而勿罚，化而勿制，收而勿害，藏而勿抑，是谓平气。

委和之纪，是谓胜生，生气不政，化气乃扬，长气自平，收令乃早，凉雨时降，风云并兴，草木晚荣，苍干雕落，物秀而实，肤肉内充，其气敛，其用聚，其动缜戾拘缓，其发惊骇，其藏肝，其果枣李，其实核壳，其谷稷稻，其味酸辛，其色白苍，其畜犬鸡，其虫毛介，其主雾露凄沧，其声角商，其病摇动注恐，从金化也，少角与判商同，上角与正角同，上商与正商同，其病支废痈肿疮疡，其甘虫，邪伤肝也，上宫与正宫同，萧飋肃杀则炎赫沸腾，眚于三③，所谓复也，其主飞蠹蛆雉，乃为雷霆。

伏明之纪，是谓胜长，长气不宣，藏气反布，收气自政，化令乃衡④，寒清数举，暑令乃薄，承化物生，生而不长，成实而稚，遇化已老，阳气屈伏，蛰虫早藏，其气郁，其用暴，其动彰伏变易，其发痛，其藏心，其果栗桃，其实络濡，其谷豆稻，其味苦咸，其色玄丹，其畜马彘，其虫羽鳞，其主冰雪霜寒，其声徵羽，其病昏惑悲忘，从水化也，少徵与少羽同，上商与正商同，邪伤心也，凝惨凛冽则暴雨霖霪，眚于九，其主骤注雷霆震惊，沉霒淫雨。

卑监之纪，是谓减化，化气不令，生政独彰，长气整，雨乃愆，收气平，风寒并兴，草木荣美，秀而不实，成而秕⑤也，其气散，其用静定，其动疡涌分溃痈肿，其发濡滞，其藏脾，其果李栗，其实濡核，其谷豆麻，其味酸甘，其色苍黄，其畜牛犬，其虫倮毛，其主飘怒振发，其声宫角，其病留满否塞，从木化也，少宫与少角同，上宫与正宫同，上角与正角同，其病飧泄，邪伤脾也，振拉飘扬则苍干散落，其眚四维，其主败折虎狼，清气乃用，生政乃辱。

从革之纪，是谓折收，收气乃后，生气乃扬，长化合德，火政乃宣，庶类⑥以蕃，其气扬，其用躁切，其动铿禁瞀厥，其发咳喘，其藏肺，其果李杏，其实壳络，其谷麻麦，其味苦辛，其色白丹，其畜鸡羊，其虫介羽，其主明曜炎烁，其声商徵，其病嚏咳鼽衄，从火化也，少商与少徵同，上商与正商同，上角与正角同，邪伤肺也，炎光赫烈则冰雪霜雹，眚于七，其主鳞伏彘

---

① 瞤瘛：筋脉肌肉掣动。

② 溽蒸：湿热交结。

③ 眚于三：眚，指灾害。三，代表东方和春季。此指木运不及之年，对自然气候及物候的损害主要表现在春季。木运不及，金气来乘春行秋令，应生不生。

④ 衡：平定之意。

⑤ 秕："秕"的异体字，指中空不饱满的谷粒。

⑥ 庶类：指万物。

鼠，岁气早至，乃生大寒。

涸流之纪，是谓反阳^①，藏令不举，化气乃昌，长气宣布，蛰虫不藏，土润水泉减，草木条茂，荣秀满盛，其气滞，其用渗泄，其动坚止，其发燥槁，其藏肾，其果枣杏，其实濡肉，其谷黍稷，其味甘咸，其色黅玄，其畜彘牛，其虫鳞倮，其主埃郁昏翳，其声羽宫，其病痿厥坚下，从土化也，少羽与少宫同，上宫与正宫同，其病癃閟，邪伤肾也，埃昏骤雨则振拉摧拔，眚于一，其主毛显狐狢，变化不藏。故乘危而行，不速而至，暴虐无德，灾反及之，微者复微，甚者复甚^②，气之常也。

发生之纪，是谓启敕^③，土疎泄，苍气达，阳和布化，阴气乃随，生气淳化，万物以荣，其化生，其气美，其政散，其令条舒，其动掉眩巅疾，其德鸣靡启坼，其变振拉摧拔，其谷麻稻，其畜鸡犬，其果李桃，其色青黄白，其味酸甘辛，其象春，其经足厥阴少阳，其藏肝脾，其虫毛介，其物中坚外坚，其病怒，太角与上商同，上徵则其气逆，其病吐利，不务其德则收气复，秋气劲切，甚则肃杀，清气大至，草木雕零，邪乃伤肝。

赫曦之纪，是谓蕃茂，阴气内化，阳气外荣，炎暑施化，物得以昌，其化长，其气高，其政动，其令鸣显，其动炎灼妄扰，其德暄暑郁蒸，其变炎烈沸腾，其谷麦豆，其畜羊彘，其果杏栗，其色赤白玄，其味苦辛咸，其象夏，其经手少阴太阳，手厥阴少阳，其藏心肺，其虫羽鳞，其物脉濡，其病笑疟疮疡血流狂妄目赤，上羽与正徵同，其收齐，其病痓，上徵而收气后也，暴烈其政，藏气乃复，时见凝惨，甚则雨水霜雹切寒，邪伤心也。

敦阜之纪，是谓广化，厚德清静，顺长以盈，至阴内实，物化充成，烟埃朦郁^④，见于厚土，大雨时行，湿气乃用，燥政乃辟，其化圆，其气丰，其政静，其令周备，其动濡积并稸，其德柔润重淖，其变震惊飘骤崩溃，其谷稷麻，其畜牛犬，其果枣李，其色黅玄苍，其味甘咸酸，其象长夏，其经足太阴阳明，其藏脾肾，其虫倮毛，其物肌核，其病腹满四支不举，大风迅至，邪伤脾也。

坚成之纪，是谓收引，天气洁，地气明，阳气随，阴治化，燥行其政，物以司成，收气繁布，化洽不终，其化成，其气削，其政肃，其令锐切，其动暴折疡疰^⑤，其德雾露萧飐，其变肃杀雕零，其谷稻黍，其畜鸡马，其果桃杏，其色白青丹，其味辛酸苦，其象秋，其经手太阴阳明，其藏肺肝，其虫介羽，其物壳络，其病喘喝胸凭仰息，上徵与正商同，其生齐，其病咳，政暴变则名木不荣，柔脆焦首，长气斯救，大火流，炎烁且至，蔓将槁，邪伤肺也。

流衍之纪，是谓封藏，寒司物化，天地严凝，藏政以布，长令不扬，其化凛，其气坚，其政谧^⑥，其令流注，其动漂泄沃涌，其德凝惨寒雾，其变冰雪霜雹，其谷豆稷，其畜彘牛，其果栗枣，其色黑丹黅，其味咸苦甘，其象冬，其经足少阴太阳，其藏肾心，其虫鳞倮，其物濡满，其病胀，上羽而长气不化也。政过则化气大举，而埃昏气交，大雨时降，邪伤肾也。故曰：不恒其德，则所胜来复，政恒其理，则所胜同化。此之谓也。

---

① 反阳：水运不及，火不畏水，火之长气反见宣布。

② 微者复微，甚者复甚：微、甚，指胜气或复气的表现程度。意为偏胜之气表现不明显，复气表现也较轻微；偏胜之气表现剧烈，制约胜气的复气表现亦剧烈。这是自然气候变化的一种自稳调节现象。

③ 启敕：敕，古"陈"字。指春季万物发生、陈旧布新之象。

④ 烟埃朦郁：指土湿之气偏盛，烟雨苍茫的自然景象。

⑤ 疡疰：指皮肤疾患。

⑥ 谧：平静义。指冬季动物蛰藏，植物不长，一派平静之自然景象。

帝曰：天不足西北^①，左寒而右凉^②，地不满东南^③，右热而左温^④，其故何也？岐伯曰：阴阳之气，高下之理，太少之异也。东南方，阳也，阳者其精降于下，故右热而左温。西北方，阴也，阴者其精奉于上，故左寒而右凉。是以地有高下，气有温凉，高者气寒，下者气热，故适寒凉者胀，之温热者疮，下之则胀已，汗之则疮已，此凑理开闭之常，太少之异耳。帝曰：其于寿夭何如？岐伯曰：阴精所奉^⑤其人寿，阳精所降^⑥其人夭。帝曰：善。其病也，治之奈何？岐伯曰：西北之气散而寒之，东南之气收而温之，所谓同病异治也。故曰：气寒气凉，治以寒凉，行水渍之。气温气热，治以温热，强其内守。必同其气，可使平也，假者反之^⑦。帝曰：善。一州之气，生化寿夭不同，其故何也？岐伯曰：高下之理，地势使然也。崇高则阴气治之，污下则阳气治之，阳胜者先天，阴胜者后天，此地理之常，生化之道也。帝曰：其有寿夭乎？岐伯曰：高者其气寿，下者其气夭，地之小大异也，小者小异，大者大异。故治病者，必明天道地理，阴阳更胜，气之先后，人之寿夭，生化之期，乃可以知人之形气矣。

帝曰：善。其岁有不病，而藏气不应不用者何也？岐伯曰：天气制之，气有所从也。帝曰：愿卒闻之。岐伯曰：少阳司天，火气下临，肺气上从，白起金用^⑧，草木眚，火见燔焫，革金且耗，大暑以行，咳嚏鼽衄鼻窒，曰疡，寒热胕肿。风行于地，尘沙飞扬，心痛胃脘痛，厥逆鬲不通，其主暴速。

阳明司天，燥气下临，肝气上从，苍起木用而立，土乃眚，凄沧数至，木伐草萎，胁痛目赤，掉振鼓栗，筋痿不能久立。暴热至，土乃暑，阳气郁发，小便变，寒热如疟，甚则心痛，火行于稿，流水不冰，蛰虫乃见。

太阳司天，寒气下临，心气上从，而火且明，丹起金乃眚，寒清时举，胜则水冰，火气高明，心热烦，嗌干善渴，鼽嚏，喜悲数欠，热气妄行，寒乃复，霜不时降，善忘，甚则心痛。土乃润，水丰衍，寒客至，沉阴化，湿气变物，水饮内稸，中满不食，皮㿀肉苛，筋脉不利，甚则胕肿身后痈。

厥阴司天，风气下临，脾气上从，而土且隆，黄起^⑨水乃眚，土用革，体重肌肉萎，食减口爽，风行太虚，云物摇动，目转耳鸣。火纵其暴，地乃暑，大热消烁，赤沃下^⑩，蛰虫数见，流水不冰，其发机速。

少阴司天，热气下临，肺气上从，白起金用，草木眚，喘呕寒热，嚏鼽衄鼻窒，大暑流行，甚则疮疡燔灼，金烁石流^⑪。地乃燥清，凄沧数至，胁痛善太息，肃杀行，草木变。

太阴司天，湿气下临，肾气上从，黑起水变，埃冒云雨，胸中不利，阴痿气大衰而不起不用。当其时反腰脽痛，动转不便也，厥逆。地乃藏阴，大寒且至，蛰虫早附，心下否痛，地裂冰

---

① 天不足西北：指从地势而言，西北方阳气不足，阴气偏盛。

② 左寒而右凉：指面向东南方位，则左为北，右为西；其气候特点是北方寒而西方凉。

③ 地不满东南：指从地势而言，东南方阴气不足，阳气偏盛。

④ 右热而左温：指面向东南方位，则左为东，右为南；其气候特点是东方温而南方热。

⑤ 阴精所奉：指西北寒凉地区。

⑥ 阳精所降：指东南温热地区。

⑦ 假者反之：指出现假寒假热时，宜采用反治法。

⑧ 白起金用：白，指燥金之气。少阳相火司天，金受火郁、郁极乃发，燥金之气起而用事。

⑨ 黄起：指湿土之气起而用事。

⑩ 赤沃下：姚止庵注曰："谓血水下流也，二便血及赤带之属。"

⑪ 金烁石流：形容热势盛极，可熔化金石。

坚，少腹痛，时害于食，乘金则止水增，味乃咸，行水减也。

帝曰：岁有胎孕不育，治之不全，何气使然？岐伯曰：六气五类^①，有相胜制也，同者盛之，异者衰之，此天地之道，生化之常也。故厥阴司天，毛虫静，羽虫育，介虫不成；在泉，毛虫育，倮虫耗，羽虫不育。少阴司天，羽虫静，介虫育，毛虫不成；在泉，羽虫育，介虫耗不育。太阴司天，倮虫静，鳞虫育，羽虫不成；在泉，倮虫育，鳞虫不成。少阳司天，羽虫静，毛虫育，倮虫不成；在泉，羽虫育，介虫耗，毛虫不育。阳明司天，介虫静，羽虫育，介虫不成；在泉，介虫育，毛虫耗，羽虫不成。太阳司天，鳞虫静，倮虫育；在泉，鳞虫耗，倮虫不育。

诸乘所不成之运，则甚也。故气主有所制，岁立有所生，地气制己胜，天气制胜己，天制色，地制形，五类衰盛，各随其气之所宜也。故有胎孕不育，治之不全，此气之常也，所谓中根也。根于外者亦五，故生化之别，有五气五味五色五类五宜也。帝曰：何谓也？岐伯曰：根于中者，命曰神机，神去则机息。根于外者，命曰气立，气止则化绝。故各有制，各有胜，各有生，各有成。故曰：不知年之所加^②，气之同异，不足以言生化。此之谓也。

帝曰：气始而生化，气散而有形，气布而蕃育，气终而象变，其致一也。然而五味所资，生化有薄厚，成熟有少多，终始不同，其故何也？岐伯曰：地气制之也，非天不生，地不长也。帝曰：愿闻其道。岐伯曰：寒热燥湿，不同其化也。故少阳在泉，寒毒不生，其味辛，其治苦酸，其谷苍丹。阳明在泉，湿毒不生，其味酸，其气湿，其治辛苦甘，其谷丹素。太阳在泉，热毒不生，其味苦，其治淡咸，其谷黅秬。厥阴在泉，清毒不生，其味甘，其治酸苦，其谷苍赤，其气专，其味正。少阴在泉，寒毒不生，其味辛，其治辛苦甘，其谷白丹。太阴在泉，燥毒不生，其味咸，其气热，其治甘咸，其谷黅秬^③。化淳^④则咸守，气专则辛化而俱治。

故曰：补上下者从之，治上下者逆之，以所在寒热盛衰而调之。故曰：上取下取，内取外取，以求其过。能^⑤毒者以厚药，不胜毒者以薄药。此之谓也。气反者，病在上，取之下；病在下，取之上；病在中，傍取之。治热以寒，温而行之^⑥；治寒以热，凉而行之；治温以清，冷而行之；治清以温，热而行之。故消之削之，吐之下之，补之泻之，久新同法。

帝曰：病在中而不实不坚，且聚且散，奈何？岐伯曰：悉乎哉问也！无积者求其藏，虚则补之，药以祛之，食以随之，行水渍之，和其中外，可使毕已。帝曰：有毒无毒，服有约乎？岐伯曰：病有久新，方有大小，有毒无毒，固宜常制矣。大毒^⑦治病，十去其六，常毒治病，十去其七，小毒治病，十去其八，无毒治病，十去其九，谷肉果菜，食养尽之，无使过之，伤其正也。不尽，行复如法，必先岁气，无伐天和^⑧，无盛盛，无虚虚^⑨，而遗人天殃，无致邪，无失正^⑩，绝人长命。

帝曰：其久病者，有气从不康，病去而瘠，奈何？岐伯曰：昭乎哉圣人之问也！化不可

---

① 五类：指毛、羽、倮、介、鳞五类动物。

② 年之所加：指各年份的五运六气客主加临的情况。

③ 秬：高世栻注曰："秬乃黑黍，水之谷也。"

④ 化淳：指太阴湿土气化淳厚。

⑤ 能（nài）：通"耐"。耐受。

⑥ 温而行之：指用温服的方法。

⑦ 大毒：指气味偏胜或毒性较大的药物。

⑧ 无伐天和：伐，消伐，损害。诊治疾病时，不要违背自然界气候变化规律及其与人体的密切关系。

⑨ 无盛盛，无虚虚：诊治时，不要使用令盛者更盛、虚者更虚的方法。

⑩ 无致邪，无失正：不要助邪气，不要损伤正气。

代①，时不可违。夫经络以通，血气以从，复其不足，与众齐同，养之和之，静以待时，谨守其气，无使倾移，其形乃彰，生气以长，命曰圣王。故大要曰：无代化，无违时，必养必和，待其来复。此之谓也。帝曰：善。

六元正纪大论篇第七十一

黄帝问曰：六化六变②，胜复淫治，甘苦辛咸酸淡先后，余知之矣。夫五运之化，或从五气，或逆天气，或从天气而逆地气，或从地气而逆天气，或相得，或不相得，余未能明其事。欲通天之纪，从地之理，和其运，调其化，使上下合德，无相夺伦，天地升降，不失其宜，五运宣行，勿乖其政，调之正味，从逆奈何？岐伯稽首再拜对曰：昭乎哉问也，此天地之纲纪，变化之渊源，非圣帝孰能穷其至理欤！臣虽不敏，请陈其道，令终不灭，久而不易。帝曰：愿夫子推而次之，从其类序，分其部主，别其宗司，昭其气数，明其正化，可得闻乎？岐伯曰：先立其年以明其气，金木水火土运行之数，寒暑燥湿风火临御之化，则天道可见，民气可调，阴阳卷舒，近而无惑，数之可数者，请遂言之。

帝曰：太阳之政奈何？岐伯曰：辰戌之纪也。

太阳③ 太角④ 太阴⑤ 壬辰 壬戌 其运风，其化鸣紊启拆⑥，其变振拉摧拔，其病眩掉目瞑。

太角初正⑦ 少徵 太宫 少商 太羽终

太阳 太徵 太阴 戊辰 戊戌同正徵。其运热，其化暄暑郁燠，其变炎烈沸腾，其病热郁。

太徵 少宫 太商 少羽终⑧ 少角初⑨

太阳 太宫 太阴 甲辰岁会同天符 甲戌岁会同天符 其运阴埃，其化柔润重泽，其变震惊飘骤，其病湿下重。

太宫 少商 太羽终 太角初 少徵

太阳 太商 太阴 庚辰 庚戌 其运凉，其化雾露萧飔，其变肃杀雕零，其病燥背瞀胸满。

太商 少羽终 少角初 太徵 少宫

太阳 太羽 太阴 丙辰天符 丙戌天符。其运寒，其化凝惨溧冽，其变冰雪霜雹，其病大寒留于溪谷。

太羽终 太角初 少徵 太宫 少商

凡此太阳司天之政，气化运行先天，天气肃，地气静，寒临太虚，阳气不令，水土合德，上应辰星镇星。其谷玄黅，其政肃，其令徐。寒政大举，泽无阳焰，则火发待时。少阳中治，时雨乃涯，止极雨散，还于太阴，云朝北极，湿化乃布，泽流万物，寒敷于上，雷动于下，寒湿之

---

① 化不可代：指自然界生长化收藏客观规律是不以人的主观意志而改变的。
② 六化六变：指六气的正常变化及异常变化。
③ 太阳：指司天之气为太阳寒水。
④ 太角：指岁运为木运太过。
⑤ 太阴：指在泉之气为太阴湿土。
⑥ 鸣紊启拆：张介宾注曰："鸣，风木声也。紊，繁盛也。启拆，萌芽发而地脉开也。"
⑦ 太角初正：太角，指客运的初运。初正，指主运的初运也是太角，该年客运五步的太过不及与主运五步的太过不及正合。
⑧ 少羽终：少羽，指客运的第四运是水运不及。终，指主运的终运为水运不及。
⑨ 少角初：少角，指客运的终运为木运不及。初，指主运的初运为木运不及。

气，持于气交。民病寒湿，发肌肉萎，足痿不收，濡泻血溢。初之气，地气迁①，气乃大温，草乃早荣，民乃厉，温病乃作，身热头痛呕吐，肌腠疮疡。二之气，大凉反至，民乃惨，草乃遇寒，火气遂抑，民病气郁中满，寒乃始。三之气，天政布，寒气行，雨乃降。民病寒，反热中，痈疽注下，心热瞀闷，不治者死。四之气，风湿交争，风化为雨，乃长乃化乃成。民病大热少气，肌肉萎足痿，注下赤白。五之气，阳复化，草乃长乃化乃成，民乃舒。终之气，地气正，湿令行，阴凝太虚，埃昏郊野，民乃惨凄，寒风以至，反者孕乃死。故岁宜苦以燥之温之，必折其郁气，先资其化源，抑其运气，扶其不胜，无使暴过而生其疾，食岁谷以全其真，避虚邪以安其正。适气同异，多少制之，同寒湿者燥热化，异寒湿者燥湿化，故同者多之，异者少之，用寒远寒②，用凉远凉，用温远温，用热远热，食宜同法。有假者反常，反是者病，所谓时也。

帝曰：善。阳明之政奈何？岐伯曰：卯酉之纪也。

阳明 少角 少阴 清热胜复同，同正商。丁卯岁会 丁酉 其运风清热。

少角_{初正} 太徵 少宫 太商 少羽_终

阳明 少徵 少阴 寒雨胜复同，同正商。癸卯_{同岁会} 癸酉_{同岁会} 其运热寒雨。

少徵 太宫 少商 太羽_终 太角_初

阳明 少宫 少阴 风凉胜复同。己卯 己酉 其运雨风凉。

少宫 太商 少羽_终 少角_初 太徵

阳明 少商 少阴 热寒胜复同，同正商。乙卯天符 乙酉岁会，太一天符。其运凉热寒。

少商 太羽_终 太角_初 少徵 太宫

阳明 少羽 少阴 雨风胜复同，同少宫。辛卯 辛酉 其运寒雨风。

少羽_终 少角_初 太徵 少宫 太商

凡此阳明司天之政，气化运行后天，天气急，地气明，阳专其令，炎暑大行，物燥以坚，淳风乃治，风燥横运③，流于气交，多阳少阴，云趋雨府，湿化乃敷。燥极而泽，其谷白丹，间谷命太④者，其耗白甲品羽，金火合德，上应太白荧惑。其政切，其令暴，蛰虫乃见，流水不冰，民病咳嗌塞，寒热发，暴振溧癃閟清先而劲，毛虫乃死，热后而暴，介虫乃殃，其发躁，胜复之作，扰而大乱，清热之气，持于气交。初之气，地气迁，阴始凝，气始肃，水乃冰，寒雨化。其病中热胀，面目浮肿，善眠，鼽衄嚏欠呕，小便黄赤，甚则淋。二之气，阳乃布，民乃舒，物乃生荣。厉大至，民善暴死。三之气，天政布，凉乃行，燥热交合，燥极而泽，民病寒热。四之气，寒雨降。病暴仆，振栗谵妄，少气嗌干引饮，及为心痛痈肿疮疡疟寒之疾，骨痿血便。五之气，春令反行，草乃生荣，民气和。终之气，阳气布，候反温，蛰虫来见，流水不冰，民乃康平，其病温。故食岁谷以安其气，食间谷以去其邪，岁宜以咸以苦以辛，汗之清之散之，安其运气，无使受邪，折其郁气，资其化源。以寒热轻重少多其制，同热者多天化⑤，同清者多地化⑥，用凉远凉，用热远热，用寒远寒，用温远温，食宜同法。有假者反之，此其道也。反是者，乱天

---

① 地气迁：指上一年的在泉之气迁易其位。

② 用寒远寒：前一"寒"，指寒凉药物；后一"寒"，指寒凉季节或寒证。远，避开之义。即在寒凉季节或疾病属于寒证者，要禁用或慎用寒凉药物。

③ 风燥横运：风燥之气偏胜，流于气交。

④ 间谷命太：张介宾注曰："间谷，间气所化之谷也。命，天赋也。太，气之有余也。"即感司天在泉之左右间气而成熟的谷类。

⑤ 同热者多天化：指岁运与在泉之气同为热气，应多以清凉之气味药物调之。天化，指阳明燥金清凉之气。

⑥ 同清者多地化：指岁运与司天之气同为清凉气，应多以热性药物调节。地化，指在泉的火热之气。

地之经，扰阴阳之纪也。

帝曰：善。少阳之政奈何？岐伯曰：寅申之纪也。

少阳　太角　厥阴　壬寅_{同天符}　壬申_{同天符}　其运风鼓，其化鸣紊启坼，其变振拉摧拔，其病掉眩支胁惊骇。

太角_{初正}　少徵　太宫　少商　太羽_终

少阳　太徵　厥阴　戊寅天符　戊申天符　其运暑，其化暄嚣郁燠^①，其变炎烈沸腾，其病上热郁血溢血泄心痛。

太徵　少宫　太商　少羽_终　少角_初

少阳　太宫　厥阴　甲寅　甲申　其运阴雨，其化柔润重泽，其变震惊飘骤，其病体重胕肿痞饮。

太宫　少商　太羽_终　太角_初　少徵

少阳　太商　厥阴　庚寅　庚申　同正商　其运凉，其化雾露清切，其变肃杀雕零，其病肩背胸中。

太商　少羽_终　少角_初　太徵　少宫

少阳　太羽　厥阴　丙寅　丙申　其运寒肃，其化凝惨凓冽，其变冰雪霜雹，其病寒浮肿。

太羽_终　太角_初　少徵　太宫　少商

凡此少阳司天之政，气化运行先天，天气正，地气扰，风乃暴举，木偃沙飞^②，炎火乃流，阴行阳化，雨乃时应，火木同德，上应荧惑岁星。其谷丹苍，其政严，其令扰。故风热参布，云物沸腾，太阴横流，寒乃时至，凉雨并起。民病寒中，外发疮疡，内为泄满。故圣人遇之，和而不争。往复之作，民病寒热疟泄，聋瞑呕吐，上怫肿色变。初之气，地气迁，风胜乃摇，寒乃去，候乃大温，草木早荣。寒来不杀，温病乃起，其病气怫于上，血溢目赤，咳逆头痛，血崩胁满，肤腠中疮。二之气，火反郁，白埃四起，云趋雨府，风不胜湿，雨乃零，民乃康。其病热郁于上，咳逆呕吐，疮发于中，胸嗌不利，头痛身热，昏愦脓疮。三之气，天政布，炎暑至，少阳临上，雨乃涯。民病热中，聋瞑血溢，脓疮咳呕，鼽衄渴嚏欠，喉痹目赤，善暴死。四之气，凉乃至，炎暑间化，白露降，民气和平，其病满身重。五之气，阳乃去，寒乃来，雨乃降，气门乃闭，刚木早雕，民避寒邪，君子周密。终之气，地气正，风乃至，万物反生，霿雾以行。其病关闭不禁，心痛，阳气不藏而咳。抑其运气，赞所不胜，必折其郁气，先取化源，暴过不生^③，苛疾不起。故岁宜咸辛宜酸，渗之泄之，渍之发之，观气寒温以调其过，同风热者多寒化，异风热者少寒化，用热远热，用温远温，用寒远寒，用凉远凉，食宜同法，此其道也。有假者反之，反是者病之阶也。

帝曰：善。太阴之政奈何？岐伯曰：丑未之纪也。

太阴　少角　太阳　清热胜复同，同正宫。丁丑　丁未　其运风清热。

少角_{初正}　太徵　少宫　太商　少羽_终

太阴　少徵　太阳　寒雨胜复同。癸丑　癸未　其运热寒雨。

少徵　太宫　少商　太羽_终　太角

太阴　少宫　太阳　风清胜复同，同正宫。己丑太一天符　己未太一天符　其运雨风清。

少宫　太商　少羽_终　少角_初　太徵

---

① 暄嚣郁燠：形容气候闷热之甚。

② 木偃沙飞：形容风势之甚，树木吹倒，沙尘飞扬。

③ 暴过不生：不会发生猝暴太过之气。

太阴　少商　太阳　热寒胜复同。乙丑　乙未　其运凉热寒。

少商　太羽_终　太角_初　少徵　太宫

太阴　少羽　太阳　雨风胜复同，同正宫。辛丑_{同岁会}　辛未_{同岁会}　其运寒雨风。

少羽_终　少角_初　太徵　少宫　太商

凡此太阴司天之政，气化运行后天，阴专其政，阳气退辟，大风时起，天气下降，地气上腾，原野昏霿，白埃四起，云奔南极，寒雨数至，物成于差夏①。民病寒湿，腹满身䐜愤胕肿，痞逆寒厥拘急。湿寒合德，黄黑埃昏，流行气交，上应镇星辰星。其政肃，其令寂，其谷黅玄。故阴凝于上，寒积于下，寒水胜火，则为冰雹，阳光不治，杀气乃行。故有余宜高，不及宜下，有余宜晚，不及宜早，土之利，气之化也，民气亦从之，间谷命其太也。初之气，地气迁，寒乃去，春气正，风乃来，生布万物以荣，民气条舒，风湿相薄，雨乃后。民病血溢，筋络拘强，关节不利，身重筋痿。二之气，大火正，物承化，民乃和，其病温厉大行，远近咸若，湿蒸相薄，雨乃时降。三之气，天政布，湿气降，地气腾，雨乃时降，寒乃随之。感于寒湿，则民病身重胕肿，胸腹满。四之气，畏火临，溽蒸化，地气腾，天气否隔，寒风晓暮，蒸热相薄，草木凝烟，湿化不流，则白露阴布，以成秋令。民病腠理热，血暴溢疟，心腹满热胪胀，甚则胕肿。五之气，惨令已行，寒露下，霜乃早降，草木黄落，寒气及体，君子周密，民病皮腠。终之气，寒大举，湿大化，霜乃积，阴乃凝，水坚冰，阳光不治。感于寒，则病人关节禁固，腰脽痛，寒湿推于气交而为疾也。必折其郁气，而取化源，益其岁气，无使邪胜，食岁谷以全其真，食间谷以保其精。故岁宜以苦燥之温之，甚者发之泄之。不发不泄，则湿气外溢，肉溃皮拆而水血交流。必赞其阳火，令御甚寒，从气异同，少多其判也，同寒者以热化，同湿者以燥化，异者少之，同者多之，用凉远凉，用寒远寒，用温远温，用热远热，食宜同法。假者反之，此其道也，反是者病也。

帝曰：善。少阴之政奈何？岐伯曰：子午之纪也。

少阴　太角　阳明　壬子　壬午　其运风鼓，其化鸣紊启拆，其变振拉摧拔，其病支满。

太角_{初正}　少徵　太宫　少商　太羽_终

少阴　太徵　阳明　戊子天符　戊午太一天符　其运炎暑，其化暄曜郁燠，其变炎烈沸腾，其病上热血溢。

太徵　少宫　太商　少羽_终　少角_初

少阴　太宫　阳明　甲子　甲午　其运阴雨，其化柔润时雨，其变震惊飘骤，其病中满身重。

太宫　少商　太羽_终　太角_初　少徵

少阴　太商　阳明　庚子_{同天符}　庚午_{同天符}　同正商　其运凉劲，其化雾露萧飋，其变肃杀雕零，其病下清。

太商　少羽_终　少角_初　太徵　少宫

少阴　太羽　阳明　丙子岁会　丙午　其运寒，其化凝惨凓冽，其变冰雪霜雹，其病寒下。

太羽_终　太角_初　少徵　太宫　少商

凡此少阴司天之政，气化运行先天，地气肃，天气明，寒交暑②，热加燥③，云驰雨府，湿化乃行，时雨乃降，金火合德，上应荧惑太白。其政明，其令切，其谷丹白。水火寒热持于气交而

---

① 差夏：指长夏与秋令相交之时。

② 寒交暑：指上一年的终之气暑气交与这一年初之气的寒气。如马莳注曰："往岁巳亥，终之客气少阳，今岁子午，初之客气太阳，太阳寒交往岁少阳之暑，故曰寒交暑。"张介宾注曰："以下临上曰交。"

③ 热加燥：马莳注曰："今岁少阴在上而阳明在下，故曰热加燥。"张介宾注曰："以上临下曰加。"

为病始也，热病生于上，清病生于下，寒热凌犯而争于中，民病咳喘，血溢血泄鼽嚏，目赤眦疡，寒厥入胃，心痛腰痛，腹大嗌干腫上。初之气，地气迁，燥将去，寒乃始，蛰复藏，水乃冰，霜复降，风乃至，阳气郁，民反周密，关节禁固，腰脽痛，炎暑将起，中外疮疡。二之气，阳气布，风乃行，春气以正，万物应荣，寒气时至，民乃和。其病淋，目瞑目赤，气郁于上而热。三之气，天政布，大火行，庶类番鲜，寒气时至。民病气厥心痛，寒热更作，咳喘目赤。四之气，溽暑至，大雨时行，寒热互至。民病寒热，嗌干黄瘅，鼽衄饮发。五之气，畏火临，暑反至，阳乃化，万物乃生乃长荣，民乃康，其病温。终之气，燥令行，余火内格[①]，腫于上，咳喘，甚则血溢。寒气数举，则霿雾翳，病生皮腠，内舍于胁，下连少腹而作寒中，地将易也。必抑其运气，资其岁胜，折其郁发，先取化源，无使暴过而生其病也。食岁谷以全真气，食间谷以辟虚邪。岁宜咸以㮊之，而调其上，甚则以苦发之；以酸收之，而安其下，甚则以苦泄之。适气同异而多少之，同天气者以寒清化，同地气者以温热化，用热远热，用凉远凉，用温远温，用寒远寒，食宜同法。有假则反，此其道也，反是者病作矣。

帝曰：善。厥阴之政奈何？岐伯曰：巳亥之纪也。

厥阴 少角 少阳 清热胜复同，同正角。丁巳天符 丁亥天符 其运风清热。

少角_{初正} 太徵 少宫 太商 少羽_终

厥阴 少徵 少阳 寒雨胜复同。癸巳_{同岁会} 癸亥_{同岁会} 其运热寒雨。

少徵 太宫 少商 太羽_终 太角_初

厥阴 少宫 少阳 风清胜复同，同正角。己巳 己亥 其运雨风清。

少宫 太商 少羽_终 少角_初 太徵

厥阴 少商 少阳 热寒胜复同，同正角。乙巳 乙亥 其运凉热寒。

少商 太羽_终 太角_初 少徵 太宫

厥阴 少羽 少阳 雨风胜复同。辛巳 辛亥 其运寒雨风。

少羽_终 少角_初 太徵 少宫 太商

凡此厥阴司天之政，气化运行后天，诸同正岁[②]，气化运行同天[③]，天气扰，地气正，风生高远，炎热从之，云趋雨府，湿化乃行，风火同德，上应岁星荧惑。其政挠[④]，其令速，其谷苍丹，间谷言太者，其耗文角品羽。风燥火热，胜复更作，蛰虫来见，流水不冰，热病行于下，风病行于上，风燥胜复形于中。初之气，寒始肃，杀气方至，民病寒于右之下。二之气，寒不去，华雪水冰，杀气施化，霜乃降，名草上焦，寒雨数至，阳复化，民病热于中。三之气，天政布，风乃时举，民病泣出耳鸣掉眩。四之气，溽暑湿热相薄，争于左之上，民病黄瘅而为胕肿。五之气，燥湿更胜，沉阴乃布，寒气及体，风雨乃行。终之气，畏火司令，阳乃大化，蛰虫出见，流水不冰，地气大发，草乃生，人乃舒，其病温厉。必折其郁气，资其化源，赞其运气，无使邪胜。岁宜以辛调上，以咸调下，畏火之气，无妄犯之。用温远温，用热远热，用凉远凉，用寒远寒，食宜同法。有假反常，此之道也，反是者病。

帝曰：善。夫子之言可谓悉矣，然何以明其应乎？岐伯曰：昭乎哉问也！夫六气者，行有

---

① 余火内格：火热之余邪未尽，郁滞于内不得发越。

② 诸同正岁：指同各平气年的诸年份。正岁，指岁运不是太过，也不是不及的年份，即平气之年。

③ 同天：指气候物候变化与天时相一致。

④ 挠：指扰动、扰乱。

次，止有位^①，故常以正月朔日^②平旦视之，睹其位而知其所在矣。运有余，其至先，运不及，其至后，此天之道，气之常也。运非有余非不足，是谓正岁，其至当其时也。帝曰：胜复之气，其常在也，灾眚时至，候也奈何？岐伯曰：非气化者，是谓灾也。

帝曰：大地之数，终始奈何？岐伯曰：悉乎哉问也！是明道也。数之始，起于上而终于下^③，岁半^④之前，天气主之，岁半之后，地气主之，上下交互，气交主之，岁纪毕矣。故曰：位明气月可知乎，所谓气也。帝曰：余司其事，则而行之，不合其数何也？岐伯曰：气用有多少，化治有盛衰，衰盛多少，同其化也。帝曰：愿闻同化何如？岐伯曰：风温春化同，热曛昏火夏化同，胜与复同，燥清烟露秋化同，云雨昏暝埃长夏化同，寒气霜雪冰冬化同，此天地五运六气之化，更用盛衰之常也。

帝曰：五运行同天化者，命曰天符，余知之矣。愿闻同地化者何谓也？岐伯曰：太过而同天化者三^⑤，不及而同天化者亦三^⑥，太过而同地化者三^⑦，不及而同地化者亦三^⑧，此凡二十四岁也。帝曰：愿闻其所谓也。岐伯曰：甲辰甲戌太宫下加太阴，壬寅壬申太角下加厥阴，庚子庚午太商下加阳明，如是者三。癸巳癸亥少徵下加少阳，辛丑辛未少羽下加太阳，癸卯癸酉少徵下加少阴，如是者三。戊子戊午太徵上临少阴，戊寅戊申太徵上临少阳，丙辰丙戌太羽上临太阳，如是者三。丁巳丁亥少角上临厥阴，乙卯乙酉少商上临阳明，己丑己未少宫上临太阴，如是者三。除此二十四岁，则不加不临也。帝曰：加者何谓？岐伯曰：太过而加同天符^⑨，不及而加同岁会也^⑩。帝曰：临者何谓？岐伯曰：太过不及，皆曰天符，而变行有多少，病形有微甚，生死有早晏耳。

帝曰：夫子言用寒远寒，用热远热，余未知其然也，愿闻何谓远？岐伯曰：热无犯热，寒无犯寒，从者和，逆者病，不可不敬畏而远之，所谓时兴六位也。帝曰：温凉何如？岐伯曰：司气以热，用热无犯，司气以寒，用寒无犯，司气以凉，用凉无犯，司气以温，用温无犯，间气同其主无犯，异其主则小犯之，是谓四畏，必谨察之。帝曰：善。其犯者何如？岐伯曰：天气反时，则可依时，及胜其主则可犯，以平为期，而不可过，是谓邪气反胜者。故曰：无失天信，无逆气宜，无翼其胜，无赞其复，是谓至治。

帝曰：善。五运气行主岁之纪，其有常数乎？岐伯曰：臣请次之。

甲子 甲午岁

---

① 行有次，止有位：指六气运行各有一定的次序与位置。

② 正月朔日：农历正月初一。

③ 起于上而终于下：张介宾注曰："司天在前，在泉在后，司天主上，在泉主下，故起于上而终于下。"

④ 岁半：指一年的一半。大寒节至小暑末为岁之前半，即初之气至三之气所主的时段；大暑至小寒末为岁之后半，即四之气至终之气所主的时段。

⑤ 太过而同天化者三：指甲子一周六十年中，太过之岁运的五行属性与同年司天之气的五行属性相同的年份有三组，即戊子、戊午，戊寅、戊申，丙辰、丙戌，共六年，属天符年。

⑥ 不及而同天化者亦三：指甲子一周六十年中，不及之岁运的五行属性与同年司天之气的五行属性相同的年份有三组，即丁巳、丁亥，乙卯、乙酉，己丑、己未，共六年，也属天符年。

⑦ 太过而同地化者三：指甲子一周六十年中，太过之岁运的五行属性与同年在泉之气的五行属性相同的年份，有三组，即甲辰、甲戌，壬寅、壬申，庚子、庚午，共六年，均属同天符年。

⑧ 不及而同地化者亦三：指甲子一周六十年中，不及之岁运的五行属性与客气在泉的五行属性相同的年份，有三组，即癸巳、癸亥，辛丑、辛未，癸卯、癸酉，共六年，均属同岁会年。

⑨ 太过而加同天符：指太过之岁的五行属性与同年在泉之气的五行属性相同的年份，即同天符年。

⑩ 不及而加同岁会：指不及之岁的五行属性与同年在泉之气的五行属性相同的年份，即同岁会年。

上^①少阴火 中^②太宫土运 下^③阳明金 热化二^④，雨化五^⑤，燥化四^⑥，所谓正化日^⑦也。其化上咸寒，中苦热，下酸热，所谓药食宜也。

乙丑 乙未岁

上太阴土 中少商金运 下太阳水 热化寒化胜复同^⑧，所谓邪气化日^⑨也。灾七宫。湿化五，清化四，寒化六，所谓正化日也。其化上苦热，中酸和，下甘热，所谓药食宜也。

丙寅 丙申岁

上少阳相火 中太羽水运 下厥阴木 火化二，寒化六，风化三，所谓正化日也。其化上咸寒，中咸温，下辛温，所谓药食宜也。

丁卯_{岁会} 丁酉岁

上阳明金 中少角木运 下少阴火 清化热化胜复同，所谓邪气化日也。灾三宫。燥化九，风化三，热化七，所谓正化日也。其化上苦小温，中辛和，下咸寒，所谓药食宜也。

戊辰 戊戌岁

上太阳水 中太徵火运 下太阴土 寒化六，热化七，湿化五，所谓正化日也。其化上苦温，中甘和，下甘温，所谓药食宜也。

己巳 己亥岁

上厥阴木 中少宫土运 下少阳相火 风化清化胜复同，所谓邪气化日也。灾五宫。风化三，湿化五，火化七，所谓正化日也。其化上辛凉，中甘和，下咸寒，所谓药食宜也。

庚午_{同天符} 庚子岁_{同天符}

上少阴火 中太商金运 下阳明金 热化七，清化九，燥化九，所谓正化日也。其化上咸寒，中辛温，下酸温，所谓药食宜也。

辛未_{同岁会} 辛丑岁_{同岁会}

上太阴土 中少羽水运 下太阳水 雨化风化胜复同，所谓邪气化日也。灾一宫。雨化五，寒化一，所谓正化日也。其化上苦热，中苦和，下苦热，所谓药食宜也。

壬申_{同天符} 壬寅岁_{同天符}

上少阳相火 中太角木运 下厥阴木 火化二，风化八，所谓正化日也。其化上咸寒，中酸和，下辛凉，所谓药食宜也。

癸酉_{同岁会} 癸卯岁_{同岁会}

上阳明金 中少徵火运 下少阴火 寒化雨化胜复同，所谓邪气化日也。灾九宫。燥化九，热

---

① 上：指司天之气。

② 中：指岁运。

③ 下：指在泉之气。

④ 热化二：指甲子、甲午年司天之气为少阴君火，上半年气候偏热，万物感热而生。"二"，为火之生数，按河图居南方。

⑤ 雨化五：指甲子、甲午岁运为土运太过，土主湿，万物感雨湿之气而化生。"五"，为五行土之生数，按河图居中央。

⑥ 燥化四：指甲子、甲午年阳明燥金在泉，下半年偏凉偏燥，万物感而收而成。"四"，为五行金之生数，按河图居西方。

⑦ 正化日：王冰注曰："正气，化也。"

⑧ 热化寒化胜复同：热化，指金运不及之年，火来乘金，在火热之气偏胜之时，寒气（即复气）又来制约火热之气，这年冬季又会出现气候偏冷之象。这是自然界自稳调节现象。复气的强弱依胜气的强弱而定，有一分胜气便有一分复气，故曰胜复同。

⑨ 邪气化日：胜复之气属反常的气候变化。

化二，所谓正化日也。其化上苦小温，中咸温，下咸寒，所谓药食宜也。

甲戌岁会_{同天符} 甲辰岁_{岁会同天符}

上太阳水 中太宫土运 下太阴土 寒化六，湿化五，正化日也。其化上苦热，中苦温，下苦温，药食宜也。

乙亥 乙巳岁

上厥阴木，中少商金运，下少阳相火，热化寒化胜复同，邪气化日也。灾七宫。风化八，清化四，火化二，正化度也。其化上辛凉，中酸和，下咸寒，药食宜也。

丙子_{岁会} 丙午岁

上少阴火 中太羽水运 下阳明金 热化二，寒化六，清化四，正化度也。其化上咸寒，中咸热，下酸温，药食宜也。

丁丑 丁未岁

上太阴土 中少角木运 下太阳水 清化热化胜复同，邪气化度也。灾三宫。雨化五，风化三，寒化一，正化度也。其化上苦温，中辛温，下甘热，药食宜也。

戊寅 戊申岁_{天符}

上少阳相火 中太徵火运 下厥阴木 火化七，风化三，正化度也。其化上咸寒，中甘和，下辛凉，药食宜也。

己卯 己酉岁

上阳明金 中少宫土运 下少阴火 风化清化胜复同，邪气化度也。灾五宫。清化九，雨化五，热化七，正化度也。其化上苦小温，中甘和，下咸寒，药食宜也。

庚辰 庚戌岁

上太阳水 中太商金运 下太阴土 寒化一，清化九，雨化五，正化度也。其化上苦热，中辛温，下甘热，药食宜也。

辛巳 辛亥岁

上厥阴木 中少羽水运 下少阳相火 雨化风化胜复同，邪气化度也。灾一宫。风化三，寒化一，火化七，正化度也。其化上辛凉，中苦和，下咸寒，药食宜也。

壬午 壬子岁

上少阴火 中太角木运 下阳明金 热化二，风化八，清化四，正化度也。其化上咸寒，中酸凉，下酸温，药食宜也。

癸未 癸丑岁

上太阴土 中少徵火运 下太阳水 寒化雨化胜复同，邪气化度也。灾九宫。雨化五，火化二，寒化一，正化度也。其化上苦温，中咸温，下甘热，药食宜也。

甲申 甲寅岁

上少阳相火 中太宫土运 下厥阴木 火化二，雨化五，风化八，正化度也。其化上咸寒，中咸和，下辛凉，药食宜也。

乙酉_{太一天符} 乙卯岁_{天符}

上阳明金 中少商金运 下少阴火 热化寒化胜复同，邪气化度也。灾七宫。燥化四，清化四，热化二，正化度也。其化上苦小温，中苦和，下咸寒，药食宜也。

丙戌_{天符} 丙辰岁_{天符}

上太阳水 中太羽水运 下太阴土 寒化六，雨化五，正化度也。其化上苦热，中咸温，下甘热，药食宜也。

丁亥_{天符} 丁巳岁_{天符}

上厥阴木　中少角木运　下少阳相火　清化热化胜复同，邪气化度也。灾三宫。风化三，火化七，正化度也。其化上辛凉，中辛和，下咸寒，药食宜也。

戊子_{天符} 戊午岁_{太一天符}

上少阴火　中太徵火运　下阳明金　热化七，清化九，正化度也。其化上咸寒，中甘寒，下酸温，药食宜也。

己丑_{太一天符} 己未岁_{太一天符}

上太阴土　中少宫土运　下太阳水　风化清化胜复同，邪气化度也。灾五宫。雨化五，寒化一，正化度也。其化上苦热，中甘和，下甘热，药食宜也。

庚寅　庚申岁

上少阳相火　中太商金运　下厥阴木　火化七，清化九，风化三，正化度也。其化上咸寒，中辛温，下辛凉，药食宜也。

辛卯　辛酉岁

上阳明金　中少羽水运　下少阴火　雨化风化胜复同，邪气化度也。灾一宫。清化九，寒化一，热化七，正化度也。其化上苦小温，中苦和，下咸寒，药食宜也。

壬辰　壬戌岁

上太阳水　中太角木运　下太阴土　寒化六，风化八，雨化五，正化度也。其化上苦温，中酸和，下甘温，药食宜也。

癸巳_{同岁会} 癸亥_{同岁会}

上厥阴木　中少徵火运　下少阳相火　寒化雨化胜复同，邪气化度也。灾九宫。风化八，火化二，正化度也。其化上辛凉，中咸和，下咸寒，药食宜也。

凡此定期之纪，胜复正化，皆有常数，不可不察。故知其要者，一言而终，不知其要，流散无穷，此之谓也。

帝曰：善。五运之气，亦复岁^①乎？岐伯曰：郁极乃发，待时而作也。帝曰：请问其所谓也？岐伯曰：五常之气，太过不及，其发异也。帝曰：愿卒闻之。岐伯曰：太过者暴，不及者徐，暴者为病甚，徐者为病持。帝曰：太过不及，其数何如？岐伯曰：太过者其数成，不及者其数生，土常以生也。

帝曰：其发也何如？岐伯曰：土郁之发，岩谷震惊，雷殷气交，埃昏黄黑，化为白气，飘骤高深，击石飞空，洪水乃从，川流漫衍，田牧土驹^②。化气乃敷，善为时雨，始生始长，始化始成。故民病心腹胀，肠鸣而为数后，甚则心痛胁䐜，呕吐霍乱，饮发注下，胕肿身重。云奔雨府，霞拥朝阳，山泽埃昏，其乃发也，以其四气。云横天山，浮游生灭，怫之先兆^③。

金郁之发，天洁地明，风清气切，大凉乃举，草树浮烟，燥气以行，霜雾数起，杀气来至，草木苍干，金乃有声。故民病咳逆，心胁满引少腹，善暴痛，不可反侧，嗌干面尘色恶。山泽焦枯，土凝霜卤，怫乃发也，其气五。夜零白露，林莽声悽，怫之兆也。

水郁之发，阳气乃辟^④，阴气暴举，大寒乃至，川泽严凝，寒雾结为霜雪，甚则黄黑昏翳，

---

① 复岁：五运之复气。

② 田牧土驹：王冰注曰："大水已去，石土危然，若群驹散牧于田野。"

③ 怫之先兆：怫，张介宾注曰："怫，郁也。"指上述为土郁之发的先兆。

④ 辟：通"避"。

流行气交，乃为霜杀，水乃见祥。故民病寒客心痛，腰脽痛，大关节不利，屈伸不便，善厥逆，痞坚腹满。阳光不治，空积沉阴，白埃昏暝，而乃发也，其气二火前后。太虚深玄，气犹麻散，微见而隐，色黑微黄，怫之先兆也。

木郁之发，太虚埃昏，云物以扰，大风乃至，屋发折木，木有变。故民病胃脘当心而痛，上支两胁，鬲咽不通，食饮不下，甚则耳鸣眩转，目不识人，善暴僵仆。太虚苍埃，天山一色，或气浊色，黄黑郁若，横云不起雨，而乃发也，其气无常。长川草偃，柔叶呈阴，松吟高山，虎啸岩岫，怫之先兆也。

火郁之发，太虚肿翳，大明不彰，炎火行，大暑至，山泽燔燎，材木流津，广厦腾烟，土浮霜卤，止水乃减，蔓草焦黄，风行惑言，湿化乃后。故民病少气，疮疡痈肿，胁腹胸背，面首四支，膹愤胪胀，疡痱呕逆，瘛疭骨痛，节乃有动，注下温疟，腹中暴痛，血溢流注，精液乃少，目赤心热，甚则瞀闷懊憹，善暴死。刻终①大温，汗濡玄府，其乃发也，其气四。动复则静，阳极反阴，湿令乃化乃成。华发水凝，山川冰雪，焰阳午泽，怫之先兆也。有怫之应而后报也，皆观其极而乃发也，木发无时，水随火也。谨候其时，病可与期，失时反岁，五气不行，生化收藏，政无恒也。

帝曰：水发而雹雪，土发而飘骤，木发而毁折，金发而清明，火发而曛昧，何气使然？岐伯曰：气有多少，发有微甚，微者当其气，甚者兼其下，徵其下气而见可知也。帝曰：善。五气之发，不当位者何也？岐伯曰：命其差。帝曰：差有数乎？岐伯曰：后皆三十度而有奇也。帝曰：气至而先后者何？岐伯曰：运太过则其至先，运不及则其至后，此候之常也。帝曰：当时而至者何也？岐伯曰：非太过非不及，则至当时，非是者眚也。

帝曰：善。气有非时而化者何也？岐伯曰：太过者当其时，不及者归其己胜也。帝曰：四时之气，至有早晏高下左右，其候何如？岐伯曰：行有逆顺，至有迟速，故太过者化先天，不及者化后天。帝曰：愿闻其行何谓也？岐伯曰：春气西行，夏气北行，秋气东行，冬气南行。故春气始于下，秋气始于上，夏气始于中，冬气始于标②。春气始于左，秋气始于右，冬气始于后③，夏气始于前④。此四时正化之常。故至高之地，冬气常在，至下之地，春气常在⑤，必谨察之。帝曰：善。

黄帝问曰：五运六气之应见，六化之正，六变之纪何如？岐伯对曰：夫六气正纪，有化有变，有胜有复，有用有病，不同其候，帝欲何乎？帝曰：愿尽闻之。岐伯曰：请遂言之。夫气之所至也，厥阴所至为和平，少阴所至为暄，太阴所至为埃溽，少阳所至为炎暑，阳明所至为清劲，太阳所至为寒雾，时化之常也。

厥阴所至为风府为璺启⑥，少阴所至为火府为舒荣，太阴所至为雨府为员盈⑦，少阳所至为热府为行出，阳明所至为司杀府为庚苍，太阳所至为寒府为归藏，司化之常也。

厥阴所至为生为风摇，少阴所至为荣为形见，太阴所至为化为云雨，少阳所至为长为番鲜，

---

① 刻终：指每天时刻之终刻，一日时辰起于寅时，终于丑时。刻终，指丑时末，约凌晨二时许。

② 标：张介宾注曰："万物盛长之表也。"

③ 后：面南而立，则左东右西，面南背北。后，指北。

④ 前：面南而立，则左东右西，面南背北。前，指南。

⑤ 至高之地，冬气常在；至下之地，春气常在：王冰注曰："高山之巅，盛夏冰雪；污下川泽，严冬草生，长在之义足明矣。"

⑥ 璺启：指植物萌芽破土而出。

⑦ 员盈：张志聪注曰："员盈，周备也。"指植物生长充实成熟。

阳明所至为收为雾露，太阳所至为藏为周密，气化之常也。

　　厥阴所至为风生，终为肃；少阴所至为热生，中为寒；太阴所至为湿生，终为注雨；少阳所至为火生，终为蒸溽；阳明所至为燥生，终为凉；太阳所至为寒生，中为温。德化之常也。

　　厥阴所至为毛化^①，少阴所至为羽化，太阴所至为倮化，少阳所至为羽化，阳明所至为介化，太阳所至为鳞化，德化之常也。

　　厥阴所至为生化，少阴所至为荣化，太阴所至为濡化，少阳所至为茂化，阳明所至为坚化，太阳所至为藏化，布政之常也。

　　厥阴所至为飘怒大凉，少阴所至为大暄寒，太阴所至为雷霆骤注烈风，少阳所至为飘风燔燎霜凝，阳明所至为散落温，太阳所至为寒雪冰雹白埃，气变之常也。

　　厥阴所至为挠动为迎随，少阴所至为高明焰为曛，太阴所至为沉阴为白埃为晦暝，少阳所至为光显为彤云为曛，阳明所至为烟埃为霜为劲切为凄鸣，太阳所至为刚固为坚芒为立，令行之常也。

　　厥阴所至为里急，少阴所至为疡胗身热，太阴所至为积饮否隔，少阳所至为嚏呕为疮疡，阳明所至为浮虚，太阳所至为屈伸不利，病之常也。

　　厥阴所至为支痛，少阴所至为惊惑恶寒战栗谵妄，太阴所至为稸满，少阳所至为惊躁瞀昧暴病，阳明所至为鼽尻阴股膝髀腨胻足病，太阳所至为腰痛，病之常也。

　　厥阴所至为緛戾^②，少阴所至为悲妄衄蔑^③，太阴所至为中满霍乱吐下，少阳所至为喉痹耳鸣呕涌，阳明所至为皴揭，太阳所至为寝汗痓，病之常也。

　　厥阴所至为胁痛呕泄，少阴所至为语笑，太阴所至为重胕肿，少阳所至为暴注瞤瘛暴死，阳明所至为鼽嚏，太阳所至为流泄禁止，病之常也。

　　凡此十二变^④者，报德以德，报化以化，报政以政，报令以令，气高则高，气下则下，气后则后，气前则前，气中则中，气外则外，位之常也。故风胜则动，热胜则肿，燥胜则干，寒胜则浮，湿胜则濡泄，甚则水闭胕肿，随气所在，以言其变耳。

　　帝曰：愿闻其用也。岐伯曰：夫六气之用，各归不胜而为化，故太阴雨化，施于太阳；太阳寒化，施于少阴；少阴热化，施于阳明；阳明燥化，施于厥阴；厥阴风化，施于太阴。各命其所在以徵之也。帝曰：自得其位何如？岐伯曰：自得其位，常化也。帝曰：愿闻所在也。岐伯曰：命其位而方月^⑤可知也。

　　帝曰：六位之气盈虚何如？岐伯曰：太少异也，太者之至徐而常，少者暴而亡。帝曰：天地之气，盈虚何如？岐伯曰：天气不足，地气随之，地气不足，天气从之，运居其中而常先也。恶所不胜，归所同和，随运归从而生其病也。故上胜则天气降而下，下胜则地气迁而上，多少而差其分，微者小差，甚者大差，甚则位易气交易，则大变生而病作矣。《大要》曰：甚纪五分，微纪七分，其差可见。此之谓也。

　　帝曰：善。论言热无犯热，寒无犯寒。余欲不远寒，不远热奈何？岐伯曰：悉乎哉问也！

---

① 毛化：指厥阴之气所至，适合毛虫的胎孕生长。下文的"羽"，泛指禽类鸟类动物。"倮"，泛指无毛无羽无介无鳞的动物。"介"，泛指带有甲壳的动物。"鳞"，泛指带有鳞甲的水生动物。

② 緛戾：緛（ruǎn），筋脉短缩；戾（lì），身体屈曲。

③ 蔑（miè）：血污。

④ 十二变：指前述气候变化与疾病变化的时化之常、司化之常、气化之常、德化之常（二条）、布政之常、气变之常、令行之常、病之常（四条）的十二条经文。

⑤ 方月：方，方隅；月，月令也。

发表不远热，攻里不远寒。帝曰：不发不攻而犯寒犯热何如？岐伯曰：寒热内贼，其病益甚。帝曰：愿闻无病者何如？岐伯曰：无者生之，有者甚之。帝曰：生者何如？岐伯曰：不远热则热至[1]，不远寒则寒至，寒至则坚否腹满，痛急下利之病生矣，热至则身热，吐下霍乱，痈疽疮疡，瞀郁注下，䐃瘛肿胀，呕嗢衄头痛，骨节变肉痛，血溢血泄，淋閟之病生矣。帝曰：治之奈何？岐伯曰：时必顺之，犯者治以胜也。

黄帝问曰：妇人重身[2]，毒[3]之何如？岐伯曰：有故无殒，亦无殒也。帝曰：愿闻其故何谓也？岐伯曰：大积大聚，其可犯也，衰其太半而止，过者死。

帝曰：善。郁之甚者治之奈何？岐伯曰：木郁达[4]之，火郁发[5]之，土郁夺[6]之，金郁泄[7]之，水郁折[8]之，然调其气，过者折之，以其畏也，所谓泻之。帝曰：假者何如？岐伯曰：有假其气，则无禁也。所谓主气不足，客气胜也。

帝曰：至哉圣人之道！天地大化运行之节，临御之纪，阴阳之政，寒暑之令，非夫子孰能通之！请藏之灵兰之室，署曰《六元正纪》，非斋戒不敢示，慎传也。

至真要大论篇第七十四

黄帝问曰：五气交合，盈虚更作，余知之矣。六气分治，司天地者，其至何如？岐伯再拜对曰：明乎哉问也！天地之大纪，人神之通应也。帝曰：愿闻上合昭昭，下合冥冥奈何？岐伯曰：此道之所主，工之所疑也。帝曰：愿闻其道也。岐伯曰：厥阴司天，其化以风；少阴司天，其化以热；太阴司天，其化以湿；少阳司天，其化以火；阳明司天，其化以燥；太阳司天，其化以寒。以所临藏位，命其病[9]者也。帝曰：地化奈何？岐伯曰：司天同候，间气皆然。帝曰：间气何谓？岐伯曰：司左右者，是谓间气也。帝曰：何以异之？岐伯曰：主岁者纪岁，间气者纪步[10]也。

帝曰：善。岁主奈何？岐伯曰：厥阴司天为风化，在泉为酸化，司气为苍化，间气为动化。少阴司天为热化，在泉为苦化，不司气化，居气[11]为灼化。太阴司天为湿化，在泉为甘化，司气为黅化，间气为柔化。少阳司天为火化，在泉为苦化，司气为丹化，间气为明化。阳明司天为燥化，在泉为辛化，司气为素化，间气为清化。太阳司天为寒化，在泉为咸化，司气为玄化，间气为藏化。故治病者，必明六化分治，五味五色所生，五藏所宜，乃可以言盈虚病生之绪也。

---

① 不远热则热至：指若气候炎热时，用了具有温热作用的药物或食物，则会出现热病。

② 重身：指怀孕。

③ 毒：指峻利攻下药物。

④ 达：指疏泄肝气，使之通畅。

⑤ 发：指发越之法。如因其势而散之、扬之、升之等。

⑥ 夺：张介宾注曰："夺，直取之也……凡滞在上者夺其上，吐之可也。滞在中者，夺其中，伐之可也。滞在下者，夺其下，泻之可也。"

⑦ 泄：主要指宣泄肺气之法。张介宾注曰："泄，疏利也……其伤在气分，或解其表，或破其气，或通其便。凡在表、在里、在上、在下，皆可谓之泄也。"

⑧ 折：主要指驱逐水邪之法。张介宾注曰："折，调制也……凡折之法，如养气可以化水，治在肺也；实土可以可以制水，治在脾也；壮水可以胜水，治在命门也；自强可以帅水，治在肾也；分利可以泄水，治在膀胱也。"

⑨ 以所临藏位，命其病：根据六气影响到相应脏腑部位确定疾病名称。

⑩ 主岁者纪岁，间气者纪步：指司天在泉之气主管一年的气候变化，司天和在泉的左右间气主管一年中相应气位的气候变化，即二之气、四之气、初之气与五之气所主时段的气候变化。

⑪ 居气：指间气。

　　帝曰：厥阴在泉而酸化先，余知之矣。风化之行也何如？岐伯曰：风行于地，所谓本也，余气同法。本乎天者，天之气也，本乎地者，地之气也，天地合气，六节分而万物化生矣。故曰：谨候气宜，无失病机。此之谓也。帝曰：其主病何如？岐伯曰：司岁备物①，则无遗主矣。帝曰：先岁物何也？岐伯曰：天地之专精②也。帝曰：司气者何如？岐伯曰：司气者主岁同，然有余不足也。帝曰：非司岁物何谓也？岐伯曰：散③也，故质同而异等也，气味有薄厚，性用有躁静，治保有多少，力化④有浅深，此之谓也。

　　帝曰：岁主藏害⑤何谓？岐伯曰：以所不胜命之，则其要也。帝曰：治之奈何？岐伯曰：上淫于下，所胜平之，外淫于内，所胜治之。帝曰：善。平气何如？岐伯曰：谨察阴阳所在而调之，以平为期，正者正治，反者反治。

　　帝曰：夫子言察阴阳所在而调之，论言人迎与寸口相应，若引绳小大齐等，命曰平，阴之所在寸口何如？岐伯曰：视岁南北⑥，可知之矣。帝曰：愿卒闻之。岐伯曰：北政之岁，少阴在泉，则寸口不应；厥阴在泉，则右不应；太阴在泉，则左不应。南政之岁，少阴司天，则寸口不应；厥阴司天，则右不应；太阴司天，则左不应。诸不应者，反其诊则见矣。帝曰：尺候何如？岐伯曰：北政之岁，三阴在下，则寸不应；三阴在上，则尺不应。南政之岁，三阴在天，则寸不应；三阴在泉，则尺不应。左右同。故曰：知其要者，一言而终，不知其要，流散无穷。此之谓也。

　　帝曰：善。天地之气，内淫而病何如？岐伯曰：岁厥阴在泉，风淫所胜，则地气不明，平野昧，草乃早秀。民病洒洒振寒，善伸数欠，心痛支满，两胁里急，饮食不下，鬲咽不通，食则呕，腹胀善噫，得后与气，则快然如衰，身体皆重。岁少阴在泉，热淫所胜，则焰浮川泽，阴处反明。民病腹中常鸣，气上冲胸，喘不能久立，寒热皮肤痛，目瞑齿痛颇肿，恶寒发热如疟，少腹中痛腹大，蛰虫不藏。岁太阴在泉，草乃早荣，湿淫所胜，则埃昏岩谷，黄反见黑，至阴之交⑦。民病饮积，心痛，耳聋浑浑焞焞，嗌肿喉痹，阴病血见，少腹痛肿，不得小便，病冲头痛，目似脱，项似拔，腰似折，髀不可以回，腘如结，腨如别。岁少阳在泉，火淫所胜，则焰明郊野，寒热更至。民病注泄赤白，少腹痛溺赤，甚则血便。少阴同候。岁阳明在泉，燥淫所胜，则霿雾清暝。民病喜呕，呕有苦，善大息，心胁痛不能反侧，甚则嗌干面尘，身无膏泽，足外反热。岁太阳在泉，寒淫所胜，则凝肃惨栗。民病少腹控睾，引腰脊，上冲心痛，血见，嗌痛颔肿。

　　帝曰：善。治之奈何？岐伯曰：诸气在泉，风淫于内，治以辛凉，佐以苦，以甘缓之，以辛散之。热淫于内，治以咸寒，佐以甘苦，以酸收之，以苦发之。湿淫于内，治以苦热，佐以酸淡，以苦燥之，以淡泄之。火淫于内，治以咸冷，佐以苦辛，以酸收之，以苦发之。燥淫于内，治以苦温，佐以甘辛，以苦下之。寒淫于内，治以甘热，佐以苦辛，以咸泻之，以辛润之，以苦坚之。

　　帝曰：善。天气之变何如？岐伯曰：厥阴司天，风淫所胜，则太虚埃昏，云物以扰，寒生春

---

① 司岁备物：根据不同年份的气候变化采集应气运生长的药物。备，准备。
② 天地之专精：指根据不同年份气候变化采集的药物，得天地精专之气化，气全力厚。
③ 散：气味分散。
④ 力化：指药力所及。
⑤ 岁主藏害：当年的主岁之气对人体脏腑的损害。
⑥ 南北：指南政和北政。运气学用此归类六十年的各年份，将部分年份归属于南政之年，部分年份归属于北政之年。
⑦ 至阴之交：张志聪注曰："乃三气四气之交，土司令也。"

气，流水不冰。民病胃脘当心而痛，上支两胁，鬲咽不通，饮食不下，舌本强，食则呕，冷泄腹胀，溏泄瘕水闭，蛰虫不去，病本于脾。冲阳绝，死不治。少阴司天，热淫所胜，怫热至，火行其政。民病胸中烦热，嗌干，右胠满，皮肤痛，寒热咳喘，大雨且至，唾血血泄，鼽衄嚏呕，溺色变，甚则疮疡胕肿，肩背臂臑及缺盆中痛，心痛肺䐜，腹大满，膨膨而喘咳病本于肺。尺泽绝，死不治。太阴司天，湿淫所胜，则沉阴且布，雨变枯槁，胕肿骨痛阴痹，阴痹者按之不得，腰脊头项痛，时眩，大便难，阴气不用，饥不欲食，咳唾则有血，心如悬，病本于肾。太溪绝，死不治。少阳司天，火淫所胜，则温气流行，金政不平。民病头痛，发热恶寒而疟，热上皮肤痛，色变黄赤，传而为水，身面胕肿，腹满仰息，泄注赤白，疮疡咳唾血，烦心胸中热，甚则鼽衄，病本于肺。天府绝，死不治。阳明司天，燥淫所胜，则木乃晚荣，草乃晚生，筋骨内变，民病左胠胁痛，寒清于中，感而疟，大凉革候，咳，腹中鸣，注泄鹜溏，名木敛，生菀于下，草焦上首，心胁暴痛，不可反侧，嗌干面尘腰痛，丈夫㿗疝，妇人少腹痛，目昧眦，疡疮痤痈，蛰虫来见，病本于肝。太冲绝，死不治。太阳司天，寒淫所胜，则寒气反至，水且冰，血变于中，发为痈疡，民病厥心痛，呕血血泄鼽衄，善悲时眩仆。运火炎烈，雨暴乃雹，胸腹满，手热肘挛掖肿，心澹澹大动，胸胁胃脘不安，面赤目黄，善噫嗌干，甚则色炲，渴而欲饮，病本于心。神门绝，死不治。所谓动气，知其藏也。

帝曰：善。治之奈何？岐伯曰：司天之气，风淫所胜，平以辛凉，佐以苦甘，以甘缓之，以酸泻之。热淫所胜，平以咸寒，佐以苦甘，以酸收之。湿淫所胜，平以苦热，佐以酸辛，以苦燥之，以淡泄之。湿上甚而热，治以苦温，佐以甘辛，以汗为故而止。火淫所胜，平以酸冷，佐以苦甘，以酸收之，以苦发之，以酸复之，热淫同。燥淫所胜，平以苦湿，佐以酸辛，以苦下之。寒淫所胜，平以辛热，佐以甘苦，以咸泻之。

帝曰：善。邪气反胜^①，治之奈何？岐伯曰：风司于地^②，清反胜之，治以酸温，佐以苦甘，以辛平之。热司于地，寒反胜之，治以甘热，佐以苦辛，以咸平之。湿司于地，热反胜之，治以苦冷，佐以咸甘，以苦平之。火司于地，寒反胜之，治以甘热，佐以苦辛，以咸平之。燥司于地，热反胜之，治以平寒，佐以苦甘，以酸平之，以和为利。寒司于地，热反胜之，治以咸冷，佐以甘辛，以苦平之。

帝曰：其司天邪胜^③何如？岐伯曰：风化于天^④，清反胜之，治以酸温，佐以甘苦。热化于天，寒反胜之，治以甘温，佐以苦酸辛。湿化于天，热反胜之，治以苦寒，佐以苦酸。火化于天，寒反胜之，治以甘热，佐以苦辛。燥化于天，热反胜之，治以辛寒，佐以苦甘。寒化于天，热反胜之，治以咸冷，佐以苦辛。

帝曰：六气相胜奈何？岐伯曰：厥阴之胜^⑤，耳鸣头眩，愦愦欲吐，胃鬲如寒，大风数举，倮虫不滋，胠胁气并，化而为热，小便黄赤，胃脘当心而痛，上支两胁，肠鸣飧泄，少腹痛，注下赤白，甚则呕吐，鬲咽不通。少阴之胜，心下热善饥，脐下反动，气游三焦，炎暑至，木乃津，草乃萎，呕逆躁烦，腹满痛溏泄，传为赤沃。太阴之胜，火气内郁，疮疡于中，流散于外，病在胠胁，甚则心痛热格，头痛喉痹项强，独胜则湿气内郁，寒迫下焦，痛留顶，互引眉间，胃满，雨数至，燥化乃见，少腹满，腰脽重强，内不便，善注泄，足下温，头重足胫胕肿，饮发于

① 邪气反胜：本气反为己所不胜之气（邪气）乘之。例如：风木司天而燥金反胜。
② 风司于地：指厥阴风木在泉。
③ 司天邪胜：司天之气被邪气反胜。
④ 风化于天：指风气司天。
⑤ 胜：指偏胜之气。

中，胕肿于上。少阳之胜，热客于胃，烦心心痛，目赤欲呕，呕酸善饥，耳痛溺赤，善惊谵妄，暴热消烁，草萎水涸，介虫乃屈，少腹痛，下沃赤白。阳明之胜，清发于中，左胠胁痛溏泄，内为嗌塞，外发㿗疝，大凉肃杀，华英改容，毛虫乃殃，胸中不便，嗌塞而咳。太阳之胜，凝凓且至，非时水冰，羽乃后化，痔疟发，寒厥入胃，则内生心痛，阴中乃疡^①，隐曲不利，互引阴股，筋肉拘苛，血脉凝泣，络满色变，或为血泄，皮肤否肿，腹满食减，热反上行，头项囟顶脑户中痛，目如脱，寒入下焦，传为濡泻。

帝曰：治之奈何？岐伯曰：厥阴之胜，治以甘清，佐以苦辛，以酸泻之。少阴之胜，治以辛寒，佐以苦咸，以甘泻之。太阴之胜，治以咸热，佐以辛甘，以苦泻之。少阳之胜，治以辛寒，佐以甘咸，以甘泻之。阳明之胜，治以酸温，佐以辛甘，以苦泄之。太阳之胜，治以甘热，佐以辛酸，以咸泻之。

帝曰：六气之复^②何如？岐伯曰：悉乎哉问也！厥阴之复，少腹坚满，里急暴痛，偃木飞沙，倮虫不荣，厥心痛，汗发呕吐，饮食不入，入而复出，筋骨掉眩清厥，甚则入脾，食痹而吐。冲阳绝，死不治。少阴之复，燠热内作，烦躁鼽嚏，少腹绞痛，火见燔焫，嗌燥，分注时止，气动于左，上行于右，咳，皮肤痛，暴喑心痛，郁冒不知人，乃洒淅恶寒，振慄谵妄，寒已而热，渴而欲饮，少气骨痿，隔肠不便，外为浮肿哕噫，赤气后化，流水不冰，热气大行，介虫不复，病痱胗疮疡，痈疽痤痔，甚则入肺，咳而鼻渊。天府绝，死不治。太阴之复，湿变乃举，体重中满，食饮不化，阴气上厥，胸中不便，饮发于中，咳喘有声，大雨时行，鳞见于陆^③，头顶痛重，而掉瘛尤甚，呕而密默，唾吐清液，甚则入肾，窍泻无度。太溪绝，死不治。少阳之复，大热将至，枯燥燔爇，介虫乃耗，惊瘛咳衄，心热烦躁，便数憎风，厥气上行，面如浮埃，目乃瞤瘛，火气内发，上为口糜呕逆，血溢血泄，发而为疟，恶寒鼓慄，寒极反热，嗌络焦槁，渴引水浆，色变黄赤，少气脉萎，化而为水，传为胕肿，甚则入肺，咳而血泄。尺泽绝，死不治。阳明之复，清气大举，森木苍干，毛虫乃厉，病生胠胁，气归于左，善太息，甚则心痛否满，腹胀而泄，呕苦咳哕烦心，病在鬲中头痛，甚则入肝，惊骇筋挛。太冲绝，死不治。太阳之复，厥气上行，水凝雨冰，羽虫乃死，心胃生寒，胸膈不利，心痛否满，头痛善悲，时眩仆，食减，腰脽反痛，屈伸不便，地裂冰坚，阳光不治，少腹控睾，引腰脊，上冲心，唾出清水，及为哕噫，甚则入心，善忘善悲。神门绝，死不治。

帝曰：善，治之奈何？岐伯曰：厥阴之复，治以酸寒，佐以甘辛，以酸泻之，以甘缓之。少阴之复，治以咸寒，佐以苦辛，以甘泻之，以酸收之，辛苦发之，以咸耎之。太阴之复，治以苦热，佐以酸辛，以苦泻之，燥之，泄之。少阳之复，治以咸冷，佐以苦辛，以咸耎之，以酸收之，辛苦发之。发不远热，无犯温凉，少阴同法。阳明之复，治以辛温，佐以苦甘，以苦泄之，以苦下之，以酸补之。太阳之复，治以咸热，佐以甘辛，以苦坚之。治诸胜复，寒者热之，热者寒之，温者清之，清者温之，散者收之，抑者散之，燥者润之，急者缓之，坚者耎之，脆者坚之，衰者补之，强者泻之，各安其气，必清必静，则病气衰去，归其所宗，此治之大体也。

帝曰：善。气之上下^④何谓也？岐伯曰：身半以上，其气三^⑤矣，天之分也，天气主之^⑥。身

---

① 阴中乃疡：指阴部疮疡。

② 复：指复气。其作用是制约偏胜之气。

③ 鳞见于陆：指雨水暴发，河水猛涨，鱼类出现于陆地。

④ 气之上下：指六气司天在泉。

⑤ 身半以上，其气三：指人身半以上应初之气至三之气，为司天所主。

⑥ 天气主之：指上半年的初之气、二之气、三之气，由司天之气所主管。

半以下，其气三①矣，地之分也，地气主之②。以名命气，以气命处，而言其病。半，所谓天枢也。故上胜而下俱病者，以地名之。下胜而上俱病者，以天名之。所谓胜至，报气屈伏而未发也。复至则不以天地异名，皆如复气为法也。

帝曰：胜复之动，时有常乎？气有必乎？岐伯曰：时有常位，而气无必也。帝曰：愿闻其道也。岐伯曰：初气终三气，天气主之，胜之常也。四气尽终气，地气主之，复之常也。有胜则复，无胜则否。帝曰：善。复已而胜何如？岐伯曰：胜至则复，无常数也，衰乃止耳。复已而胜，不复则害，此伤生也。帝曰：复而反病何也？岐伯曰：居非其位，不相得也。大复其胜则主胜之，故反病也。所谓火燥热也。帝曰：治之何如？岐伯曰：夫气之胜也，微者随之，甚者制之。气之复也，和者平之，暴者夺之。皆随胜气，安其屈伏，无问其数，以平为期，此其道也。

帝曰：善。客主之胜复奈何？岐伯曰：客主之气，胜而无复也。帝曰：其逆从何如？岐伯曰：主胜逆，客胜从，天之道也。帝曰：其生病何如？岐伯曰：厥阴司天，客胜则耳鸣掉眩，甚则咳；主胜则胸胁痛，舌难以言。少阴司天，客胜则鼽嚏颈项强，肩背瞀热，头痛少气，发热耳聋目瞑，甚则胕肿血溢，疮疡咳喘；主胜则心热烦躁，甚则胁痛支满。太阴司天，客胜则首面胕肿，呼吸气喘；主胜则胸腹满，食已而瞀。少阳司天，客胜则丹胗外发，及为丹熛③疮疡，呕逆喉痹，头痛嗌肿，耳聋血溢，内为瘛疭；主胜则胸满咳仰息，甚而有血，手热。阳明司天，清复内余，则咳衄嗌塞，心鬲中热，咳不止而白血出者死。太阳司天，客胜则胸中不利，出清涕，感寒则咳；主胜则喉嗌中鸣。

厥阴在泉，客胜则大关节不利，内为痉强拘瘛，外为不便；主胜则筋骨繇并，腰腹时痛。少阴在泉，客胜则腰痛，尻股膝髀腨胻足病，瞀热以酸，胕肿不能久立，溲便变；主胜则厥气上行，心痛发热，鬲中，众痹皆作，发于胠胁，魄汗不藏，四逆而起。太阴在泉，客胜则足痿下重，便溲不时，湿客下焦，发而濡泻，及为肿隐曲之疾；主胜则寒气逆满，食饮不下，甚则为疝。少阳在泉，客胜则腰腹痛而反恶寒，甚则下白溺白；主胜则热反上行而客于心，心痛发热，格中而呕。少阴同候。阳明在泉，客胜则清气动下，少腹坚满而数便泻；主胜则腰重腹痛，少腹生寒，下为鹜溏，则寒厥于肠，上冲胸中，甚则喘不能久立。太阳在泉，寒复内余，则腰尻痛，屈伸不利，股胫足膝中痛。

帝曰：善。治之奈何？岐伯曰：高者抑之，下者举之，有余折之，不足补之，佐以所利，和以所宜，必安其主客，适其寒温，同者逆之，异者从之。帝曰：治寒以热，治热以寒，气相得者逆之，不相得者从之，余以知之矣。其于正味何如？岐伯曰：木位之主，其泻以酸，其补以辛。火位之主，其泻以甘，其补以咸。土位之主，其泻以苦，其补以甘。金位之主，其泻以辛，其补以酸。水位之主，其泻以咸，其补以苦。厥阴之客，以辛补之，以酸泻之，以甘缓之。少阴之客，以咸补之，以甘泻之，以咸收之。太阴之客，以甘补之，以苦泻之，以甘缓之。少阳之客，以咸补之，以甘泻之，以咸耎之。阳明之客，以酸补之，以辛泻之，以苦泄之。太阳之客，以苦补之，以咸泻之，以苦坚之，以辛润之。开发腠理，致津液通气也。帝曰：善。愿闻阴阳之三也何谓？岐伯曰：气有多少，异用也。帝曰：阳明何谓也？岐伯曰：两阳合明也。帝曰：厥阴何也？岐伯曰：两阴交尽也。

帝曰：气有多少，病有盛衰，治有缓急，方有大小，愿闻其约奈何？岐伯曰：气有高下，病

---

① 身半以下，其气三：指人身半以下应四之气至终之气，为在泉之气所主。

② 地气主之：指下半年的四之气、五之气、终之气，由在泉之气所主管。

③ 丹熛（biāo）：病名，即丹毒之类疾患。

有远近，证有中外，治有轻重，适其至所为故也。大要曰：君一臣二，奇之制也；君二臣四，偶之制也；君二臣三，奇之制也；君二臣六，偶之制也。故曰：近者奇之，远者偶之，汗者不以奇，下者不以偶，补上治上制以缓，补下治下制以急，急则气味厚，缓则气味薄，适其至所，此之谓也。病所远而中道气味之者，食而过之，无越其制度也。是故平气之道，近而奇偶，制小其服也。远而奇偶，制大其服也。大则数少，小则数多。多则九之，少则二之。奇之不去则偶之，是谓重方。偶之不去，则反佐以取之，所谓寒热温凉，反从其病也。

帝曰：善。病生于本，余知之矣。生于标者，治之奈何？岐伯曰：病反其本，得标之病，治反其本，得标之方。帝曰：善。六气之胜，何以候之？岐伯曰：乘其至也，清气大来，燥之胜也，风木受邪，肝病生焉。热气大来，火之胜也，金燥受邪，肺病生焉。寒气大来，水之胜也，火热受邪，心病生焉。湿气大来，土之胜也，寒水受邪，肾病生焉。风气大来，木之胜也，土湿受邪，脾病生焉。所谓感邪而生病也。乘年之虚，则邪甚也。失时之和，亦邪甚也。遇月之空，亦邪甚也。重感于邪，则病危矣。有胜之气，其必来复也。

帝曰：其脉至何如？岐伯曰：厥阴之至其脉弦，少阴之至其脉钩，太阴之至其脉沉，少阳之至大而浮，阳明之至短而涩，太阳之至大而长。至而和则平，至而甚则病，至而反者病，至而不至者病，未至而至者病，阴阳易者危。

帝曰：六气标本，所从不同奈何？岐伯曰：气有从本者，有从标本者，有不从标本者也。帝曰：愿卒闻之。岐伯曰：少阳太阴从本，少阴太阳从本从标，阳明厥阴，不从标本从乎中也。故从本者化生于本，从标本者有标本之化，从中者以中气为化也。帝曰：脉从而病反者，其诊何如？岐伯曰：脉至而从，按之不鼓，诸阳皆然。帝曰：诸阴之反，其脉何如？岐伯曰：脉至而从，按之鼓甚而盛也。是故百病之起，有生于本者，有生于标者，有生于中气者，有取本而得者，有取标而得者，有取中气而得者，有取标本而得者，有逆取而得者，有从取而得者。逆，正顺也。若顺，逆也。故曰：知标与本，用之不殆，明知逆顺，正行无问。此之谓也。不知是者，不足以言诊，足以乱经。故《大要》曰：粗工嘻嘻，以为可知，言热未已，寒病复始，同气异形，迷诊乱经。此之谓也。夫标本之道，要而博，小而大，可以言一而知百病之害，言标与本，易而勿损，察本与标，气可令调，明知胜复，为万民式，天之道毕矣。

帝曰：胜复之变，早晏何如？岐伯曰：夫所胜者，胜至已病，病已愠愠①，而复已萌也。夫所复者，胜尽而起，得位而甚，胜有微甚，复有少多，胜和而和，胜虚而虚，天之常也。帝曰：胜复之作，动不当位，或后时而至，其故何也？岐伯曰：夫气之生，与其化衰盛异也。寒暑温凉盛衰之用，其在四维。故阳之动，始于温，盛于暑；阴之动，始于清，盛于寒。春夏秋冬，各差其分。故《大要》曰：彼春之暖，为夏之暑，彼秋之忿，为冬之怒，谨按四维，斥候皆归，其终可见，其始可知。此之谓也。帝曰：差有数乎？岐伯曰：又凡三十度也。帝曰：其脉应皆何如？岐伯曰：差同正法，待时而去也。脉要曰：春不沉，夏不弦，冬不涩，秋不数，是谓四塞。沉甚曰病，弦甚曰病，涩甚曰病，数甚曰病，参见曰病，复见曰病，未去而去曰病，去而不去曰病，反者死。故曰：气之相守司也，如权衡之不得相失也。夫阴阳之气，清静则生化治，动则苛疾起，此之谓也。

帝曰：幽明何如？岐伯曰：两阴②交尽故曰幽，两阳③合明故曰明，幽明之配，寒暑之异也。

---

① 愠愠：愠（yùn），通"蕴"，积蓄之义。

② 两阴：指太阴与少阴。

③ 两阳：指太阳与少阳。

帝曰：分至^①何如？岐伯曰：气至之谓至，气分之谓分，至则气同，分则气异^②，所谓天地之正纪也。帝曰：夫子言春秋气始于前，冬夏气始于后，余已知之矣。然六气往复，主岁不常也，其补泻奈何？岐伯曰：上下所主，随其攸利^③，正其味，则其要也，左右同法。大要曰：少阳之主，先甘后咸；阳明之主，先辛后酸；太阳之主，先咸后苦；厥阴之主，先酸后辛；少阴之主，先甘后咸；太阴之主，先苦后甘。佐以所利，资以所生，是谓得气。

帝曰：善。夫百病之生也，皆生于风寒暑湿燥火，以之化之变^④也。经言盛者泻之，虚者补之，余锡^⑤以方士^⑥，而方士用之尚未能十全，余欲令要道必行，桴鼓相应，犹拔刺雪污，工巧神圣^⑦，可得闻乎？岐伯曰：审察病机，无失气宜^⑧，此之谓也。帝曰：愿闻病机何如？岐伯曰：诸风掉眩，皆属于肝。诸寒收引^⑨，皆属于肾。诸气膹郁，皆属于肺。诸湿肿满，皆属于脾。诸热瞀瘈^⑩，皆属于火。诸痛痒疮，皆属于心。诸厥固泄，皆属于下。诸痿喘呕，皆属于上。诸禁鼓栗，如丧神守，皆属于火。诸痉项强，皆属于湿。诸逆冲上，皆属于火。诸胀腹大，皆属于热。诸躁狂越，皆属于火。诸暴强直，皆属于风。诸病有声，鼓之如鼓，皆属于热。诸病胕肿疼酸惊骇，皆属于火。诸转反戾^⑪，水液浑浊，皆属于热。诸病水液，澄彻清冷，皆属于寒。诸呕吐酸，暴注下迫，皆属于热。故大要曰：谨守病机，各司其属，有者求之，无者求之，盛者责之，虚者责之，必先五胜，疏其血气，令其调达，而致和平。此之谓也。

帝曰：善。五味阴阳之用何如？岐伯曰：辛甘发散为阳，酸苦涌泄为阴，咸味涌泄为阴，淡味渗泄为阳。六者或收或散，或缓或急，或燥或润，或耎或坚，以所利而行之，调其气使其平也。帝曰：非调气而得者，治之奈何？有毒无毒，何先何后？愿闻其道。岐伯曰：有毒无毒，所治为主，适大小为制也。帝曰：请言其制。岐伯曰：君一臣二，制之小也；君一臣三佐五，制之中也；君一臣三佐九，制之大也。寒者热之，热者寒之，微者逆之，甚者从之，坚者削之，客者除之，劳者温之，结者散之，留者攻之，燥者濡之，急者缓之，散者收之，损者温之，逸者行之，惊者平之，上之下之，摩之浴之，薄之劫之，开之发之，适事为故。帝曰：何谓逆从^⑫？岐伯曰：逆者正治，从者反治，从少从多，观其事也。帝曰：反治何谓？岐伯曰：热因寒用，寒因热用，塞因塞用，通因通用，必伏其所主，而先其所因^⑬，其始则同，其终则异，可使破积，可使溃坚，可使气和，可使必已。

帝曰：善。气调而得者何如？岐伯曰：逆之从之，逆而从之，从而逆之，疏气令调，则其

---

① 分至：指春分、秋分、夏至、冬至。

② 至则气同，分则气异：夏至、冬至分别于三之气、终之气之中，故至则气同；春分、秋分分别位于初之气与二之气、四之气与五之气之间，故分则气异。

③ 攸利：所宜之意。

④ 之化之变：指六气的正常变化与异常变化。

⑤ 锡：同"赐"，给予之义。

⑥ 方士：指医生。

⑦ 工巧神圣：《难经·六十一难》云："望而知之谓之神，闻而知之谓之圣，问而知之谓之工，切脉而知之谓之巧。"工巧神圣，指中医学的望闻问切四种诊察方法。

⑧ 无失气宜：诊治疾病不要违背六气主时之宜。

⑨ 收引：肢体踡缩，屈曲不伸。

⑩ 瞀瘈：神识昏糊，筋脉抽搐。

⑪ 转反戾：指筋脉拘挛所致的角弓反张等多种症状。

⑫ 逆从：指逆治法（正治法）与从治法（反治法）。

⑬ 伏其所主，而先其所因：要制伏疾病之根本，必先探求发病的原因。

道也。

帝曰：善。病之中外何如？岐伯曰：从内之外者，调其内；从外之内者，治其外；从内之外而盛于外者，先调其内而后治其外；从外之内而盛于内者，先治其外而后调其内；中外不相及，则治主病。

帝曰：善。火热复，恶寒发热，有如疟状，或一日发，或间数日发，其故何也？岐伯曰：胜复之气，会遇之时，有多少也。阴气多而阳气少，则其发日远；阳气多而阴气少，则其发日近。此胜复相薄，盛衰之节，疟亦同法。

帝曰：论言治寒以热，治热以寒，而方士不能废绳墨而更其道也。有病热者寒之而热，有病寒者热之而寒，二者皆在，新病复起，奈何治？岐伯曰：诸寒之而热者取之阴，热之而寒者取之阳，所谓求其属也。

帝曰：善。服寒而反热，服热而反寒，其故何也？岐伯曰：治其王气，是以反也。帝曰：不治王而然者何也？岐伯曰：悉乎哉问也！不治五味属也。夫五味入胃，各归所喜，故酸先入肝，苦先入心，甘先入脾，辛先入肺，咸先入肾，久而增气，物化之常也。气增而久，夭之由也①。

帝曰：善。方制君臣何谓也？岐伯曰：主病之谓君，佐君之谓臣，应臣之谓使，非上下三品之谓也。帝曰：三品何谓？岐伯曰：所以明善恶之殊贯也。帝曰：善。病之中外何如？岐伯曰：调气之方，必别阴阳，定其中外，各守其乡，内者内治，外者外治，微者调之，其次平之，盛者夺之，汗之下之，寒热温凉，衰之以属，随其攸利，谨道如法，万举万全，气血正平，长有天命。帝曰：善。

二、《素问》遗篇

刺法论篇第七十二（遗篇）

黄帝问曰：升降不前，气交有变，即成暴郁，余已知之。如何预救生灵，可得却乎？岐伯稽首再拜对曰：昭乎哉问！臣闻夫子②言，既明天元，须穷法刺，可以折郁扶运，补弱全真，泻盛蠲③余，令除斯苦。帝曰：愿卒闻之。岐伯曰：升之不前，即有甚凶也。木欲升而天柱窒抑之，木欲发郁亦须待时，当刺足厥阴之井。火欲升而天蓬窒抑之，火欲发郁亦须待时，君火相火同刺包络之荥。土欲升而天冲窒抑之，土欲发郁亦须待时，当刺足太阴之俞。金欲升而天英窒抑之，金欲发郁亦须待时，当刺手太阴之经。水欲升而天芮窒抑之，水欲发郁亦须待时，当刺足少阴之合。

帝曰：升之不前，可以预备，愿闻其降，可以先防。岐伯曰：既明其升，必达其降也。升降之道，皆可先治也。木欲降而地晶窒抑之，降而不入，抑之郁发，散而可得位，降而郁发，暴如天间之待时也，降而不下，郁可速矣，降可折其所胜也，当刺手太阴之所出，刺手阳明之所入。火欲降而地玄窒抑之，降而不入，抑之郁发，散而可矣，当折其所胜，可散其郁，当刺足少阴之所出，刺足太阳之所入。土欲降而地苍窒抑之，降而不下，抑之郁发，散而可入，当折其胜，可散其郁，当刺足厥阴之所出，刺足少阳之所入。金欲降而地彤窒抑之，降而不下，抑之郁发，散而可入，当折其胜，可散其郁，当刺心包络所出，刺手少阳所入也。水欲降而地阜窒抑之，降而

---

① 气增而久，夭之由也：指若长期服用某一种作用的药物或食物，则必然会导致人体之气发生偏胜现象，若人体气机长期处于偏胜状态，则导致疾病发生。

② 夫子：指僦贷季。王冰注曰："夫子者，祖师僦贷季也。"

③ 蠲：祛除。

不下，抑之郁发，散而可入，当折其土，可散其郁，当刺足太阴之所出，刺足阳明之所入。

帝曰：五运之至，有前后与升降往来，有所承抑之，可得闻乎刺法？岐伯曰：当取其化源也。是故太过取之，不及资之。太过取之，次抑其郁，取其运之化源，令折郁气。不及扶资，以扶运气，以避虚邪也。资取之法令出《密语》。

黄帝问曰：升降之刺，以知其要，愿闻司大未得迁正[①]，使司化之失其常政，即万化之或其皆妄。然与民为病，可得先除，欲济群生，愿闻其说。岐伯稽首再拜曰：悉乎哉问！言其至理，圣念慈悯，欲济群生，臣乃尽陈斯道，可申洞微。太阳复布，即厥阴不迁正，不迁正气塞于上，当泻足厥阴之所流。厥阴复布，少阴不迁正，不迁正即气塞于上，当刺心包络脉之所流。少阴复布，太阴不迁正，不迁正即气留于上，当刺足太阴之所流。太阴复布，少阳不迁正，不迁正则气塞未通，当刺手少阳之所流。少阳复布，则阳明不迁正，不迁正则气未通上，当刺手太阴之所流。阳明复布，太阳不迁正，不迁正则复塞其气，当刺足少阴之所流。

帝曰：迁正不前，以通其要。愿闻不退，欲折其余，无令过失，可得明乎？岐伯曰：气过有余，复作布正，是名不退位[②]也。使地气不得后化，新司天未可迁正，故复布化令如故也。巳亥之岁天数有余[③]，故厥阴不退位也，风行于上，木化布天，当刺足厥阴之所入。子午之岁，天数有余，故少阴不退位也，热行于上，火余化布天，当刺手厥阴之所入。丑未之岁，天数有余，故太阴不退位也，湿行于上，雨化布天，当刺足太阴之所入。寅申之岁，天数有余，故少阳不退位也，热行于上，火化布天，当刺手少阳之所入。卯酉之岁，天数有余，故阳明不退位也，金行于上，燥化布天，当刺手太阴之所入。辰戌之岁，天数有余，故太阳不退位也，寒行于上凛水化布天，当刺足少阴之所入。故天地气逆，化成民病，以法刺之，预可平疴。

黄帝问曰：刚柔二干，失守其位，使天运之气皆虚乎？与民为病，可得平乎？岐伯曰：深乎哉问！明其奥旨，天地迭移，三年化疫，是谓根之可见，必有逃门[④]。

假令甲子，刚柔失守，刚未正，柔孤而有亏，时序不令，即音律非从，如此三年，变大疫也。详其微甚，察其浅深，欲至而可刺，刺之，当先补肾俞，次三日，可刺足太阴之所注。又有下位己卯不至，而甲子孤立者，次三年作土疠，其法补泻，一如甲子同法也。其刺以毕，又不须夜行及远行，令七日洁，清净斋戒。所有自来肾有久病者，可以寅时面向南，净神不乱，思闭气不息七遍，以引颈咽气顺之，如咽甚硬物，如此七遍后，饵舌下津令无数。

假令丙寅，刚柔失守，上刚干失守，下柔不可独主之，中水运非太过，不可执法而定之，布天有余，而失守上正，天地不合，即律吕音异[⑤]，如此即天运失序，后三年变疫。详其微甚，差有大小，徐至即后三年，至甚即首三年，当先补心俞，次五日，可刺肾之所入。又有下位地甲子，辛巳柔不附刚，亦名失守，即地运皆虚，后三年变水疠，即刺法皆如此矣。其刺如毕，慎其大喜欲情于中，如不忌，即其气复散也，令静七日，心欲实，令少思。

假令庚辰，刚柔失守，上位失守，下位无合，乙庚金运，故非相招，布天未退，中运胜来，

---

① 迁正：上年司天之气的左间迁为次年司天之位行令。或上年在泉之气的左间迁为次年在泉之位行令。

② 不退位：指因上一年的岁气有余太过，其司天之气至下年还不能退居到司天的右间，在泉之气也不能退居右间，致使新岁的岁气不能迁居于正位。

③ 天数有余：指司天之气的气数有余太过，不能按时退位。

④ 逃门：避免时疫所伤的办法。

⑤ 律吕音异：阳律阴吕之音不相协调。

上下相错，谓之失守，姑洗林钟①，商音不应也，如此则天运化易，三年变大疫。详其天数，差有微甚，微即微，三年至，甚即甚，三年至，当先补肝俞，次三日，可刺肺之所行。刺毕，可静神七日，慎勿大怒，怒必真气却散之。又或在下地甲子乙未失守者，即乙柔干，即上庚独治之，亦名失守者，即天运孤主之，三年变疠，名曰金疠，其至待时也，详其地数之等差，亦推其微甚，可知迟速尔。诸位乙庚失守，刺法同，肝欲平，即勿怒。

假令壬午，刚柔失守，上壬未迁正，下丁独然，即虽阳年，亏及不同，上下失守，相招其有期，差之微甚，各有其数也，律吕二角，失而不和，同音有日，微甚如见，三年大疫，当刺脾之俞，次三日，可刺肝之所出也。刺毕，静神七日，勿大醉歌乐，其气复散，又勿饱食，勿食生物，欲令脾实，气无滞饱，无久坐，食无太酸，无食一切生物，宜甘宜淡。又或地下甲子，丁酉失守其位，未得中司，即气不当位，下不与壬奉合者，亦名失守，非名合德，故柔不附刚，即地运不合，三年变疠，其刺法一如木疫之法。

假令戊申，刚柔失守，戊癸虽火运，阳年不太过也，上失其刚，柔地独主，其气不正，故有邪干，迭移其位，差有浅深，欲至将合，音律先同，如此天运失时，三年之中，火疫至矣，当刺肺之俞。刺毕，静神七日，勿大悲伤也，悲伤即肺动，而真气复散也，人欲实肺者，要在息气也。又或地下甲子，癸亥失守者，即柔失守位也，即上失其刚也，即亦名戊癸不相合德者也，即运与地虚，后三年变疠，即名火疠。

是故立地五年，以明失守，以穷法刺，于是疫之与疠，即是上下刚柔之名也，穷归一体也，即刺疫法，只有五法，即总其诸位失守，故只归五行而统之也。

黄帝曰：余闻五疫之至，皆相染易，无问大小，病状相似，不施救疗，如何可得不相移易者？岐伯曰：不相染者，正气存内，邪不可干，避其毒气，天牝从来，复得其往，气出于脑，即不邪干。气出于脑，即室先想心如日。欲将入于疫室，先想青气自肝而出，左行于东，化作林木。次想白气自肺而出，右行于西，化作戈甲。次想赤气自心而出，南行于上，化作焰明。次想黑气自肾而出，北行于下，化作水。次想黄气自脾而出，存于中央，化作土。五气护身之毕，以想头上如北斗之煌煌，然后可入于疫室。

又一法，于春分之日，日未出而吐之。又一法，于雨水日后，三浴以药泄汗。又一法，小金丹方：辰砂二两，水磨雄黄一两，叶子雌黄一两，紫金半两，同入合中，外固了，地一尺筑地实，不用炉，不须药制，用火二十斤煅之也，七日终，候冷七日取，次日出合子，埋药地中七日，取出顺日研之三日，炼白沙蜜为丸，如梧桐子大，每日望东吸日华气一口，冰水下一丸，和气咽之，服十粒，无疫干也。

黄帝问曰：人虚即神游失守位，使鬼神外干，是致夭亡，何以全真？愿闻刺法。岐伯稽首再拜曰：昭乎哉问！谓神移失守，虽在其体，然不致死，或有邪干，故令夭寿。只如厥阴失守，天以虚，人气肝虚，感天重虚②，即魂游于上，邪干厥大气，身温犹可刺之，刺其足少阳之所过，次刺肝之俞。人病心虚，又遇君相二火司天失守，感而三虚③，遇火不及，黑尸鬼犯之，令人暴亡，可刺手少阳之所过，复刺心俞。人脾病，又遇太阴司天失守，感而三虚，又遇土不及，青尸鬼邪犯之于人，令人暴亡，可刺足阳明之所过，复刺脾之俞。人肺病，遇阳明司天失守，感而三虚，又遇金不及，有赤尸鬼干人，令人暴亡，可刺手阳明之所过，复刺肺俞。人肾病，又遇太阳司天

① 姑洗林钟：庚辰年金运太过，为太商，应阳律姑洗，与司天相配；乙未岁金运不及，应阴吕林钟，与在泉相配。
② 重虚：指人体脏气已虚，又感受天之虚邪，谓之重虚。
③ 三虚：指人体脏气虚，逢司天在泉失守所致的天虚之年，又复感虚邪贼风，是谓三虚。

失守，感而三虚，又遇水运不及之年，有黄尸鬼干犯人正气，吸人神魂，致暴亡，可刺足太阳之所过，复刺肾俞。

黄帝问曰：十二藏之相使，神失位，使神彩之不圆，恐邪干犯，治之可刺，愿闻其要。岐伯稽首再拜曰：悉乎哉，问至理，道真宗，此非圣帝，焉穷斯源，是谓气神合道，契①符上天。心者，君主之官，神明出焉，可刺手少阴之源。肺者，相傅之官，治节出焉，可刺手太阴之源。肝者，将军之官，谋虑出焉，可刺足厥阴之源。胆者，中正之官，决断出焉，可刺足少阳之源。膻中者，臣使之官，喜乐出焉，可刺心包络所流。脾为谏议之官，知周出焉，可刺脾之源。胃为仓廪之官，五味出焉，可刺胃之源。大肠者，传道之官，变化出焉，可刺大肠之源。小肠者，受盛之官，化物出焉，可刺小肠之源。肾者，作强之官，伎巧出焉，刺其肾之源。三焦者，决渎之官，水道出焉，刺三焦之源。膀胱者，州都之官，精液藏焉，气化则能出矣，刺膀胱之源。凡此十二官者，不得相失也。是故刺法有全神养真之旨，亦法有修真之道，非治疾也，故要修养和神也。道贵常存，补神固根，精气不散，神守不分，然即神守而虽不去，亦能全真，人神不守，非达至真，至真之要，在乎天玄，神守天息，复入本元，命曰归宗。

本病论篇第七十三（遗篇）

黄帝问曰：天元九窒，余已知之，愿闻气交，何名失守？岐伯曰：谓其上下升降，迁正退位，各有经论，上下各有不前，故名失守也。是故气交失易位，气交乃变，变易非常，即四时失序，万化不安，变民病也。

帝曰：升降不前，愿闻其故，气交有变，何以明知？

岐伯曰：昭乎问哉！明乎道矣。气交有变，是为天地机，但欲降而不得降者，地窒刑之。又有五运太过，而先天而至者，即交不前，但欲升而不得其升，中运抑之，但欲降而不得其降，中运抑之。于是有升之不前，降之不下者，有降之不下，升而至天者，有升降俱不前，作如此之分别，即气交之变，变之有异，常各各不同，灾有微甚者也。

帝曰：愿闻气交遇会胜抑②之由，变成民病，轻重何如？岐伯曰：胜相会，抑伏使然③。是故辰戌之岁，木气升之，主逢天柱，胜而不前。又遇庚戌，金运先天，中运胜之，忽然不前。木运升天，金乃抑之，升而不前，即清生风少，肃杀于春，露霜复降，草木乃萎。民病温疫早发，咽嗌乃干，四肢满，肢节皆痛。久而化郁，即大风摧拉，折陨鸣紊。民病卒中偏痹，手足不仁。

是故巳亥之岁，君火升天，主窒天蓬，胜之不前。又厥阴未迁正，则少阴未得升天，水运以至其中者。君火欲升，而中水运抑之，升之不前，即清寒复作，冷生旦暮。民病伏阳，而内生烦热，心神惊悸，寒热间作。日久成郁，即暴热乃至，赤风肿翳，化疫，温疠暖作，赤气彰而化火疫，皆烦而躁渴，渴甚治之以泄之可止。

是故子午之岁，太阴升天，主窒天冲，胜之不前。又或遇壬子，木运先天而至者，中木遇抑之也，升天不前，即风埃四起，时举埃昏，雨湿不化。民病风厥涎潮，偏痹不随，胀满。久而伏郁，即黄埃化疫也，民病夭亡，脸肢府黄疸满闭，湿令弗布，雨化乃微。

是故丑未之年，少阳升天，主窒天蓬，胜之不前。又或遇太阴未迁正者，即少阳未升天也，水运以至者。升天不前，即寒雾反布，凛冽如冬，水复涸，冰再结，喧暖乍作，冷复布之，寒暄

① 契：合也。

② 遇会胜抑：张介宾注曰："六气有遇、有会、有胜、有抑，则抑伏者为变。"

③ 抑伏使然：胜气相会，必致抑窒而伏，是造成气交有变的原因。

不时。民病伏阳在内，烦热生中，心神惊骇，寒热间争。以成久郁，即暴热乃生，赤风气瞳翳，化成郁疠，乃化作伏热内烦，痹而生厥，甚则血溢。

是故寅申之年，阳明升天，主窒天英，胜之不前。又或遇戊申戊寅，火运先天而至。金欲升天，火运抑之，升之不前，即时雨不降，西风数举，咸卤燥生。民病上热，喘嗽血溢。久而化郁，即白埃翳雾，清生杀气，民病胁满悲伤，寒鼽嚏嗌干，手拆皮肤燥。

是故卯酉之年，太阳升天，主窒天芮，胜之不前。又遇阳明未迁正者，即太阳未升天也，土运以至。水欲升天，土运抑之，升之不前，即湿而热蒸，寒生两间。民病注下，食不及化。久而成郁，冷来客热，冰雹卒至。民病厥逆而哕，热生于内，气痹于外，足胫酸疼，反生心悸懊热，暴烦而复厥。

黄帝曰：升之不前，余已尽知其旨，愿闻降之不下，可得明乎？岐伯曰：悉乎哉问！是之谓天地微旨，可以尽陈斯道。所谓升已必降也。至天三年，次岁必降，降而入地，始为左间也。如此升降往来，命之六纪者矣。是故丑未之岁，厥阴降地，主窒地晶，胜而不前。又或遇少阴未退位，即厥阴未降下，金运以至中。金运承之，降之未下，抑之变郁，木欲降下，金承之，降而不下，苍埃远见，白气承之，风举埃昏，清躁行杀，霜露复下，肃杀布令。久而不降，抑之化郁，即作风躁相伏，暄而反清，草木萌动，杀霜乃下，蛰虫未见，惧清伤藏。

是故寅申之岁，少阴降地，主窒地玄，胜之不入。又或遇丙申丙寅，水运太过，先天而至。君火欲降，水运承之，降而不下，即彤云才见，黑气反生，暄暖如舒，寒常布雪，凛冽复作，天云惨凄。久而不降，伏之化郁，寒胜复热，赤风化疫，民病面赤心烦、头痛目眩也，赤气彰而温病欲作也。

是故卯酉之岁，太阴降地，主窒地苍，胜之不入。又或少阳未退位者，即太阴未得降也，或木运以至。木运承之，降而不下，即黄云见而青霞彰，郁蒸作而大风，雾翳埃胜，折损乃作。久而不降也，伏之化郁，天埃黄气，地布湿蒸。民病四肢不举、昏眩肢节痛，腹满填臆。

是故辰戌之岁，少阳降地，主窒地玄，胜之不入。又或遇水运太过，先天而至也。水运承之，水降不下，即彤云才见，黑气反生，暄暖欲生，冷气卒至，甚则冰雹也。久而不降，伏之化郁，冷气复热，赤风化疫，民病面赤心烦，头痛目眩也，赤气彰而热病欲作也。

是故巳亥之岁，阳明降地，主窒地彤，胜而不入。又或遇太阴未退位，即少阳未得降，即火运以至之。火运承之不下，即天清而肃，赤气乃彰，暄热反作。民皆昏倦，夜卧不安，咽干引饮，懊热内烦，天[1]清朝暮，暄还复作。久而不降，伏之化郁，天清薄寒，远生白气。民病掉眩，手足直而不仁，两胁作痛，满目䀮䀮。

是故子午之年，太阳降地，主窒地阜胜之，降而不入。又或遇土运太过，先天而至。土运承之，降而不入，即天彰黑气，瞑暗凄惨，才施黄埃而布湿，寒化令气，蒸湿复令。久而不降，伏之化郁，民病大厥，四肢重怠，阴萎少力，天布沉阴，蒸湿间作。

帝曰：升降不前，晰知其宗，愿闻迁正，可得明乎？岐伯曰：正司中位，是谓迁正位，司天不得其迁正者，即前司天以过交司之日。即遇司天太过有余日也，即仍旧治天数，新司天未得迁正也。厥阴不迁正，即风暄不时，花卉萎瘁，民病淋溲，目系转，转筋喜怒，小便赤。风欲令而寒由不去，温暄不正，春正失时。少阴不迁正，即冷气不退，春冷后寒，暄暖不时。民病寒热，四肢烦痛，腰脊强直。木气虽有余，位不过于君火也。太阴不迁正，即云雨失令，万物枯焦，当生不发。民病手足肢节肿满，大腹水肿，填臆不食，飧泄胁满，四肢不举。雨化欲令，热犹治

---

① 天：《素问注证发微》《类经·卷二十八》均作"大"。

之，温煦于气，亢而不泽。少阳不迁正，即炎灼弗令，苗莠不荣，酷暑于秋，肃杀晚至，霜露不时。民病瘖疟骨热，心悸惊骇，甚时血溢。阳明不迁正，则暑化于前，肃杀于后，草木反荣。民病寒热鼽嚏，皮毛折，爪甲枯焦，甚则喘嗽息高，悲伤不乐。热化乃布，燥化未令，即清劲未行，肺金复病。太阳不迁正，即冬清反寒，易令于春，杀霜在前，寒冰于后，阳光复治，凛冽不作，雾云待时。民病温疠至，喉闭溢干，烦燥而渴，喘息而有音也。寒化待燥，犹治天气，过失序，与民作灾。

帝曰：迁正早晚，以命其旨，愿闻退位，可得明哉？岐伯曰：所谓不退者，即天数未终，即天数有余，名曰复布政，故名曰再治天也。即天令如故而不退位也。厥阴不退位，即大风早举，时雨不降，湿令不化，民病温疫，疵废^①风生，民病皆肢节痛，头目痛，伏热内烦，咽喉干引饮。少阴不退位，即温生春冬，蛰虫早至，草木发生，民病膈热咽干，血溢惊骇，小便赤涩，丹瘤疹疮疡留毒。太阴不退位，而取寒暑不时，埃昏布作，湿令不去，民病四肢少力，食饮不下，泄注淋满，足胫寒，阴痿闭塞，失溺小便数。少阳不退位，即热生于春，暑乃后化，冬温不冻，流水不冰，蛰虫出见，民病少气，寒热更作，便血上热，小腹坚满，小便赤沃，甚则血溢。阳明不退位，即春生清冷，草木晚荣，寒热间作，民病呕吐暴注，食饮不下，大便干燥，四肢不举，目瞑掉眩。

帝曰：天岁早晚，余以知之，愿闻地数，可得闻乎？岐伯曰：地下迁正升天及退位不前之法，即地土产化，万物失时之化也。

帝曰：余闻天地二甲子，十干十二支，上下经纬天地，数有迭移，失守其位，可得昭乎？岐伯曰：失之迭位者，谓虽得岁正，未得正位之司，即四时不节，即生大疫。注《玄珠密语》云：阳年三十年，除六年天刑，计有太过二十四年，除此六年，皆作太过之用，令不然之旨，今言迭支迭位，皆可作其不及也。

假令甲子阳年，土运太窒，如癸亥天数有余者，年虽交得甲子，厥阴犹尚治天，地已迁正，阳明在泉，去岁少阳以作右间，即厥阴之地阳明，故不相和奉者也。癸巳相会，土运太过，虚反受木胜，故非太过也，何以言土运太过，况黄钟^②不应太窒，木即胜而金还复，金既复而少阴如至，即木胜如火而金复微，如此则甲己失守，后三年化成土疫，晚至丁卯，早至丙寅，土疫至也，大小善恶，推其天地，详乎太一。又只如甲子年，如甲至子而合，应交司而治天，即下己卯未迁正，而戊寅少阳未退位者，亦甲己下有合也，即土运非太过，而木乃乘虚而胜土也，金次又行复胜之，即反邪化也。阴阳天地殊异尔，故其大小善恶，一如天地之法旨也。

假令丙寅阳年太过，如乙丑天数有余者，虽交得丙寅，太阴尚治天也，地已迁正，厥阴司地，去岁太阳以作右间，即天太阴而地厥阴，故地不奉天化也。乙辛相会，水运太虚，反受土胜，故非太过，即太簇之管^③，太羽不应，土胜而雨化，水复即风，此者丙辛失守其会，后三年化成水疫，晚至己巳，早至戊辰，甚即速，微即徐，水疫至也，大小善恶推其天地数，乃太乙游宫。又只如丙寅年，丙至寅且合，应交司而治天，即辛巳未得迁正，而庚辰太阳未退位者，亦丙辛不合德也，即水运亦小虚而小胜，或有复，后三年化疠，名曰水疠，其状如水疫，治法如前。

假令庚辰阳年太过，如己卯天数有余者，虽交得庚辰年也，阳明犹尚治天，地已迁正，太阴司地，去岁少阴以作右间，即天阳明而地太阴也，故地下奉天也。乙巳相会，金运太虚，反受

---

① 疵废：张介宾注曰："疵，黑斑也。废，肢体偏废也。"
② 黄钟：六律中的六阳律之一。六律通指黄钟、太簇、姑洗、蕤宾、夷则、无射六阳律与大吕、夹钟、仲吕、林钟、南吕、应钟六阴律。
③ 管：指律管。阳六律与阴六吕合称十二律。

火胜，故非太过也，即姑洗之管，太商不应，火胜热化，水复寒刑，此乙庚失守，其后三年化成金疫也，速至壬午，徐至癸未，金疫至也，大小善恶，推本年天数及太一也。又只如庚辰，如庚至辰，且应交司而治天，即下乙未未得迁正者，即地甲午少阴未退位者，且乙庚不合德也，即下乙未，干失刚，亦金运小虚也，有小胜或无复，后三年化疠，名曰金疠，其状如金疫也。治法如前。

假令壬午阳年太过，如辛巳天数有余者，虽交后壬午年也，厥阴犹尚治天，地已迁正，阳明在泉，去岁丙申少阳以作右间，即天厥阴而地阳明，故地不奉天者也。丁辛相合会，木运太虚，反受金胜，故非太过也，即蕤宾之管①，太角不应，金行燥胜，火化热复，甚即速，微即徐，疫至大小善恶，推疫至之年天数及太一。又只如壬至午，且应交司而治之，即下丁酉未得迁正者，即地下丙申少阳未得退位者，见丁壬不合德也，即丁柔干失刚，亦木运小虚也，有小胜小复。后三年化疠，名曰木疠，其状如风疫，法治如前。

假令戊申阳年太过，如丁未天数太过者，虽交得戊申年也，太阴犹尚治天，地已迁正，厥阴在泉，去岁壬戌太阳以退位作右间，即天丁未，地癸亥，故地不奉天化也。丁癸相会，火运太虚，反受水胜，故非太过也，即夷则之管②，上太徵不应，此戊癸失守其会，后三年化疫也，速至庚戌，大小善恶，推疫至之年天数及太一。又只如戊申，如戊至申，且应交司治天，即下癸亥未得迁正者，即地下壬戌太阳未退位者，见戊癸未合德也，即下癸柔干失刚，见火运小虚也，有小胜或无复也，后三年化疠，名曰火疠也，治法如前，治之法可寒之泄之。

黄帝曰：人气不足，天气如虚，人神失守，神光不聚，邪鬼干人，致有夭亡，可得闻乎？岐伯曰：人之五藏，一藏不足，又会天虚，感邪之至也。人忧愁思虑即伤心，又或遇少阴司天，天数不及，太阴作接间至，即谓天虚也，此即人气天气同虚也。又遇惊而夺精，汗出于心，因而三虚，神明失守，心为君主之官，神明出焉，神失守位，即神游上丹田，在帝太一帝君泥丸宫下，神既失守，神光不聚，却遇火不及之岁，有黑尸鬼见之，令人暴亡。人饮食劳倦即伤脾，又或遇太阴司天，天数不及，即少阳作接间至，即谓之虚也，此即人气虚而天气虚也。又遇饮食饱甚，汗出于胃，醉饱行房，汗出于脾，因而三虚，脾神失守，脾为谏议之官，智周出焉。神既失守，神光失位而不聚也，却遇土不及之年，或己年或甲年失守，或太阴天虚，青尸鬼见之，令人卒亡。人久坐湿地，强力入水即伤肾，肾为作强之官，伎巧出焉。因而三虚，肾神失守，神志失位，神光不聚，却遇水不及之年，或辛不会符，或丙年失守，或太阳司天虚，有黄尸鬼至，见之令人暴亡。人或恚怒，气逆上而不下，即伤肝也。又遇厥阴司天，天数不及，即少阴作接间至，是谓天虚也，此谓天虚人虚也。又遇疾走恐惧，汗出于肝。肝为将军之官，谋虑出焉。神位失守，神光不聚，又遇木不及年，或丁年不符，或壬年失守，或厥阴司天虚也，有白尸鬼见之，令人暴亡也。已上五失守者，天虚而人虚也，神游失守其位，即有五尸鬼干人，令人暴亡也，谓之曰尸厥。人犯五神易位，即神光不圆也。非但尸鬼，即一切邪犯者，皆是神失守位故也。此谓得守者生，失守者死，得神者昌，失神者亡。

---

① 蕤宾之管：张介宾注曰："蕤宾之管，太角之律也，阳木不正，故蕤宾失音。"

② 夷则之管：张介宾注曰："夷则之管，火之律也，上管属阳，太徵也，下管属阴，少徵也。戊不得正，故上之太徵不应。"

主要参考文献

1. 隋·杨上善.黄帝内经太素 [M].北京：人民卫生出版社，1983.

2. 唐·王冰.黄帝内经素问 [M].北京：人民卫生出版社，1978.

3. 金·刘完素.素问玄机原病式 [M].北京：人民卫生出版社，2005.

4. 明·张介宾.类经图翼 [M].北京：人民卫生出版社，1965.

5. 明·张介宾.类经 [M].北京：人民卫生出版社，1964.

6. 明·徐春甫.古今医统大全 [M].北京：人民卫生出版社，1996.

7. 明·江瓘.名医类案 [M].北京：人民卫生出版社，1957.

8. 清·陆懋修.内经运气病释 [M].上海：上海江东印行，1912.

9. 清·王丙.伤寒论说辩附余 [M].长春中医药大学馆藏抄本.

10. 清·周学海.读医随笔 [M].北京：中国中医药出版社，1997.

11. 清·杨栗山.伤寒瘟疫条辨 [M].北京：中国中医药出版社，2002.

12. 清·魏之琇.续名医类案 [M].北京：人民卫生出版社，1957.

13. 冈本为竹.运气论奥谚解 [M].南京：江苏人民出版社，1954.

14. 方药中.内经素问运气七篇讲解 [M].北京：人民卫生出版社，1984.

15. 王琦.素问今释 [M].贵阳：贵州人民出版社，1981.

16. 雷顺群.内经多学科研究 [M].南京：江苏科学技术出版社，1990.

17. 王洪图.内经研究大成 [M].北京：北京出版社，1997.

18. 任应秋.运气学说 [M].上海：上海科学技术出版社，1983.

19. 王琦.运气学说的研究与考察 [M].北京：知识出版社，1989.

20. 程士德.内经讲义 [M].上海：上海科学技术出版社，1984.

21. 王洪图.内经选读 [M].上海：上海科学技术出版社，1997.

22. 王庆其.内经选读 [M].北京：中国中医药出版社，2003.

23. 张登本，孙理军.王冰医学全书 [M].北京：中国中医药出版社，2006.

24. 王洪图.中医药学高级丛书·内经 [M].北京：人民卫生出版社，2002.

25. 刘长林.内经的哲学和中医学的方法 [M].北京：科学出版社，1982.

26. 杨力.中医运气学 [M].北京：北京科学技术出版社，1995.

27. 邢玉瑞.《内经》理论与方法论 [M].西安：陕西科学技术出版社，2004.

28. 郭霭春.内经素问校注 [M].北京：人民卫生出版社，1992.

29. 王琦.运气学说的研究与考察 [M].北京：知识出版社，1989.

30. 顾植山."三年化疫"说非典 [J].中国中医基础医学杂志，2003，9（12）：881.

31. 顾植山 .《内经》运气学说与疫病预测 [J]. 中医药临床医学杂志，2004，16（1）：93.

32. 陈璧羡 . 对《近1200年疫病流行与干支纪年的相关性研究》的再研究 [J]. 中国医药学报，2004，19（11）：647.

33. 李致重 . 太乙天符年人、禽流感的中医学解析 [J]. 浙江中医学院学报，2006，30（1）：1.

34. 浙江省中医研究所 . 温疫论评注 [M]. 北京：人民卫生出版社，1977.

35. 顾植山 . 疫病钩沉 从运气学说论疫病的发生规律 [M]. 北京：中国医药科技出版社，2003.

36. 张登本 . 内经的思考《黄帝内经》理论体系的世纪解读 [M]. 北京：中国中医药出版社，2006.

37. 李应均 .《黄帝内经》中的人天观 [M]. 北京：中国医药科技出版社，1998.

38. 王洪图 . 内经讲义 [M]. 北京：人民卫生出版社，2002.

39. 王洪图 . 内经学 [M]. 北京：中国中医药出版社，2004.

40. 苏颖 . 中医运气学 [M]. 北京：中国中医药出版社，2009.

41. 苏颖 . 五运六气概论 [M]. 北京：中国中医药出版社，2016.

42. 苏颖 . 五运六气探微 [M]. 北京：人民卫生出版社，2014.

43. 苏颖 . 五运六气挈要 [M]. 北京：中国中医药出版社，2020.

44. 苏颖 . 五运六气论析 [M]. 北京：人民卫生出版社，2022.

45. 苏颖，王利锋，刘派 . 五运六气医案评析 [M]. 北京：人民卫生出版社，2017.

全国中医药行业高等教育"十四五"规划教材

全国高等中医药院校规划教材（第十一版）

教材目录

注：凡标☆号者为"核心示范教材"。

（一）中医学类专业

序号	书　名	主　编		主编所在单位	
1	中国医学史	郭宏伟	徐江雁	黑龙江中医药大学	河南中医药大学
2	医古文	王育林	李亚军	北京中医药大学	陕西中医药大学
3	大学语文	黄作阵		北京中医药大学	
4	中医基础理论☆	郑洪新	杨　柱	辽宁中医药大学	贵州中医药大学
5	中医诊断学☆	李灿东	方朝义	福建中医药大学	河北中医药大学
6	中药学☆	钟赣生	杨柏灿	北京中医药大学	上海中医药大学
7	方剂学☆	李　冀	左铮云	黑龙江中医药大学	江西中医药大学
8	内经选读☆	翟双庆	黎敬波	北京中医药大学	广州中医药大学
9	伤寒论选读☆	王庆国	周春祥	北京中医药大学	南京中医药大学
10	金匮要略☆	范永升	姜德友	浙江中医药大学	黑龙江中医药大学
11	温病学☆	谷晓红	马　健	北京中医药大学	南京中医药大学
12	中医内科学☆	吴勉华	石　岩	南京中医药大学	辽宁中医药大学
13	中医外科学☆	陈红风		上海中医药大学	
14	中医妇科学☆	冯晓玲	张婷婷	黑龙江中医药大学	上海中医药大学
15	中医儿科学☆	赵　霞	李新民	南京中医药大学	天津中医药大学
16	中医骨伤科学☆	黄桂成	王拥军	南京中医药大学	上海中医药大学
17	中医眼科学	彭清华		湖南中医药大学	
18	中医耳鼻咽喉科学	刘　蓬		广州中医药大学	
19	中医急诊学☆	刘清泉	方邦江	首都医科大学	上海中医药大学
20	中医各家学说☆	尚　力	戴　铭	上海中医药大学	广西中医药大学
21	针灸学☆	梁繁荣	王　华	成都中医药大学	湖北中医药大学
22	推拿学☆	房　敏	王金贵	上海中医药大学	天津中医药大学
23	中医养生学	马烈光	章德林	成都中医药大学	江西中医药大学
24	中医药膳学	谢梦洲	朱天民	湖南中医药大学	成都中医药大学
25	中医食疗学	施洪飞	方　泓	南京中医药大学	上海中医药大学
26	中医气功学	章文春	魏玉龙	江西中医药大学	北京中医药大学
27	细胞生物学	赵宗江	高碧珍	北京中医药大学	福建中医药大学

序号	书　名	主　编		主编所在单位	
28	人体解剖学	邵水金		上海中医药大学	
29	组织学与胚胎学	周忠光	汪　涛	黑龙江中医药大学	天津中医药大学
30	生物化学	唐炳华		北京中医药大学	
31	生理学	赵铁建	朱大诚	广西中医药大学	江西中医药大学
32	病理学	刘春英	高维娟	辽宁中医药大学	河北中医药大学
33	免疫学基础与病原生物学	袁嘉丽	刘永琦	云南中医药大学	甘肃中医药大学
34	预防医学	史周华		山东中医药大学	
35	药理学	张硕峰	方晓艳	北京中医药大学	河南中医药大学
36	诊断学	詹华奎		成都中医药大学	
37	医学影像学	侯　健	许茂盛	成都中医药大学	浙江中医药大学
38	内科学	潘　涛	戴爱国	南京中医药大学	湖南中医药大学
39	外科学	谢建兴		广州中医药大学	
40	中西医文献检索	林丹红	孙　玲	福建中医药大学	湖北中医药大学
41	中医疫病学	张伯礼	吕文亮	天津中医药大学	湖北中医药大学
42	中医文化学	张其成	臧守虎	北京中医药大学	山东中医药大学
43	中医文献学	陈仁寿	宋咏梅	南京中医药大学	山东中医药大学
44	医学伦理学	崔瑞兰	赵　丽	山东中医药大学	北京中医药大学
45	医学生物学	詹秀琴	许　勇	南京中医药大学	成都中医药大学
46	中医全科医学概论	郭　栋	严小军	山东中医药大学	江西中医药大学
47	卫生统计学	魏高文	徐　刚	湖南中医药大学	江西中医药大学
48	中医老年病学	王　飞	张学智	成都中医药大学	北京大学医学部
49	医学遗传学	赵丕文	卫爱武	北京中医药大学	河南中医药大学
50	针刀医学	郭长青		北京中医药大学	
51	腧穴解剖学	邵水金		上海中医药大学	
52	神经解剖学	孙红梅	申国明	北京中医药大学	安徽中医药大学
53	医学免疫学	高永翔	刘永琦	成都中医药大学	甘肃中医药大学
54	神经定位诊断学	王东岩		黑龙江中医药大学	
55	中医运气学	苏　颖		长春中医药大学	
56	实验动物学	苗明三	王春田	河南中医药大学	辽宁中医药大学
57	中医医案学	姜德友	方祝元	黑龙江中医药大学	南京中医药大学
58	分子生物学	唐炳华	郑晓珂	北京中医药大学	河南中医药大学

（二）针灸推拿学专业

序号	书　名	主　编		主编所在单位	
59	局部解剖学	姜国华	李义凯	黑龙江中医药大学	南方医科大学
60	经络腧穴学☆	沈雪勇	刘存志	上海中医药大学	北京中医药大学
61	刺法灸法学☆	王富春	岳增辉	长春中医药大学	湖南中医药大学
62	针灸治疗学☆	高树中	冀来喜	山东中医药大学	山西中医药大学
63	各家针灸学说	高希言	王　威	河南中医药大学	辽宁中医药大学
64	针灸医籍选读	常小荣	张建斌	湖南中医药大学	南京中医药大学
65	实验针灸学	郭　义		天津中医药大学	

序号	书 名	主 编		主编所在单位	
66	推拿手法学☆	周运峰		河南中医药大学	
67	推拿功法学☆	吕立江		浙江中医药大学	
68	推拿治疗学☆	井夫杰	杨永刚	山东中医药大学	长春中医药大学
69	小儿推拿学	刘明军	邰先桃	长春中医药大学	云南中医药大学

（三）中西医临床医学专业

序号	书 名	主 编		主编所在单位	
70	中外医学史	王振国	徐建云	山东中医药大学	南京中医药大学
71	中西医结合内科学	陈志强	杨文明	河北中医药大学	安徽中医药大学
72	中西医结合外科学	何清湖		湖南中医药大学	
73	中西医结合妇产科学	杜惠兰		河北中医药大学	
74	中西医结合儿科学	王雪峰	郑 健	辽宁中医药大学	福建中医药大学
75	中西医结合骨伤科学	詹红生	刘 军	上海中医药大学	广州中医药大学
76	中西医结合眼科学	段俊国	毕宏生	成都中医药大学	山东中医药大学
77	中西医结合耳鼻咽喉科学	张勤修	陈文勇	成都中医药大学	广州中医药大学
78	中西医结合口腔科学	谭 劲		湖南中医药大学	
79	中药学	周祯祥	吴庆光	湖北中医药大学	广州中医药大学
80	中医基础理论	战丽彬	章文春	辽宁中医药大学	江西中医药大学
81	针灸推拿学	梁繁荣	刘明军	成都中医药大学	长春中医药大学
82	方剂学	李 冀	季旭明	黑龙江中医药大学	浙江中医药大学
83	医学心理学	李光英	张 斌	长春中医药大学	湖南中医药大学
84	中西医结合皮肤性病学	李 斌	陈达灿	上海中医药大学	广州中医药大学
85	诊断学	詹华奎	刘 潜	成都中医药大学	江西中医药大学
86	系统解剖学	武煜明	李新华	云南中医药大学	湖南中医药大学
87	生物化学	施 红	贾连群	福建中医药大学	辽宁中医药大学
88	中西医结合急救医学	方邦江	刘清泉	上海中医药大学	首都医科大学
89	中西医结合肛肠病学	何永恒		湖南中医药大学	
90	生理学	朱大诚	徐 颖	江西中医药大学	上海中医药大学
91	病理学	刘春英	姜希娟	辽宁中医药大学	天津中医药大学
92	中西医结合肿瘤学	程海波	贾立群	南京中医药大学	北京中医药大学
93	中西医结合传染病学	李素云	孙克伟	河南中医药大学	湖南中医药大学

（四）中药学类专业

序号	书 名	主 编		主编所在单位	
94	中医学基础	陈 晶	程海波	黑龙江中医药大学	南京中医药大学
95	高等数学	李秀昌	邵建华	长春中医药大学	上海中医药大学
96	中医药统计学	何 雁		江西中医药大学	
97	物理学	章新友	侯俊玲	江西中医药大学	北京中医药大学
98	无机化学	杨怀霞	吴培云	河南中医药大学	安徽中医药大学
99	有机化学	林 辉		广州中医药大学	
100	分析化学（上）（化学分析）	张 凌		江西中医药大学	

序号	书　名	主　编		主编所在单位	
101	分析化学（下）（仪器分析）	王淑美		广东药科大学	
102	物理化学	刘　雄	王颖莉	甘肃中医药大学	山西中医药大学
103	临床中药学☆	周祯祥	唐德才	湖北中医药大学	南京中医药大学
104	方剂学	贾　波	许二平	成都中医药大学	河南中医药大学
105	中药药剂学☆	杨　明		江西中医药大学	
106	中药鉴定学☆	康廷国	闫永红	辽宁中医药大学	北京中医药大学
107	中药药理学☆	彭　成		成都中医药大学	
108	中药拉丁语	李　峰	马　琳	山东中医药大学	天津中医药大学
109	药用植物学☆	刘春生	谷　巍	北京中医药大学	南京中医药大学
110	中药炮制学☆	钟凌云		江西中医药大学	
111	中药分析学☆	梁生旺	张　彤	广东药科大学	上海中医药大学
112	中药化学☆	匡海学	冯卫生	黑龙江中医药大学	河南中医药大学
113	中药制药工程原理与设备	周长征		山东中医药大学	
114	药事管理学☆	刘红宁		江西中医药大学	
115	本草典籍选读	彭代银	陈仁寿	安徽中医药大学	南京中医药大学
116	中药制药分离工程	朱卫丰		江西中医药大学	
117	中药制药设备与车间设计	李　正		天津中医药大学	
118	药用植物栽培学	张永清		山东中医药大学	
119	中药资源学	马云桐		成都中医药大学	
120	中药产品与开发	孟宪生		辽宁中医药大学	
121	中药加工与炮制学	王秋红		广东药科大学	
122	人体形态学	武煜明	游言文	云南中医药大学	河南中医药大学
123	生理学基础	于远望		陕西中医药大学	
124	病理学基础	王　谦		北京中医药大学	
125	解剖生理学	李新华	于远望	湖南中医药大学	陕西中医药大学
126	微生物学与免疫学	袁嘉丽	刘永琦	云南中医药大学	甘肃中医药大学
127	线性代数	李秀昌		长春中医药大学	
128	中药新药研发学	张永萍	王利胜	贵州中医药大学	广州中医药大学
129	中药安全与合理应用导论	张　冰		北京中医药大学	
130	中药商品学	闫永红	蒋桂华	北京中医药大学	成都中医药大学

（五）药学类专业

序号	书　名	主　编		主编所在单位	
131	药用高分子材料学	刘　文		贵州医科大学	
132	中成药学	张金莲	陈　军	江西中医药大学	南京中医药大学
133	制药工艺学	王　沛	赵　鹏	长春中医药大学	陕西中医药大学
134	生物药剂学与药物动力学	龚慕辛	贺福元	首都医科大学	湖南中医药大学
135	生药学	王喜军	陈随清	黑龙江中医药大学	河南中医药大学
136	药学文献检索	章新友	黄必胜	江西中医药大学	湖北中医药大学
137	天然药物化学	邱　峰	廖尚高	天津中医药大学	贵州医科大学
138	药物合成反应	李念光	方　方	南京中医药大学	安徽中医药大学

序号	书 名	主 编	主编所在单位	
139	分子生药学	刘春生 袁 媛	北京中医药大学	中国中医科学院
140	药用辅料学	王世宇 关志宇	成都中医药大学	江西中医药大学
141	物理药剂学	吴 清	北京中医药大学	
142	药剂学	李范珠 冯年平	浙江中医药大学	上海中医药大学
143	药物分析	俞 捷 姚卫峰	云南中医药大学	南京中医药大学

（六）护理学专业

序号	书 名	主 编	主编所在单位	
144	中医护理学基础	徐桂华 胡 慧	南京中医药大学	湖北中医药大学
145	护理学导论	穆 欣 马小琴	黑龙江中医药大学	浙江中医药大学
146	护理学基础	杨巧菊	河南中医药大学	
147	护理专业英语	刘红霞 刘 娅	北京中医药大学	湖北中医药大学
148	护理美学	余雨枫	成都中医药大学	
149	健康评估	阚丽君 张玉芳	黑龙江中医药大学	山东中医药大学
150	护理心理学	郝玉芳	北京中医药大学	
151	护理伦理学	崔瑞兰	山东中医药大学	
152	内科护理学	陈 燕 孙志岭	湖南中医药大学	南京中医药大学
153	外科护理学	陆静波 蔡恩丽	上海中医药大学	云南中医药大学
154	妇产科护理学	冯 进 王丽芹	湖南中医药大学	黑龙江中医药大学
155	儿科护理学	肖洪玲 陈偶英	安徽中医药大学	湖南中医药大学
156	五官科护理学	喻京生	湖南中医药大学	
157	老年护理学	王 燕 高 静	天津中医药大学	成都中医药大学
158	急救护理学	吕 静 卢根娣	长春中医药大学	上海中医药大学
159	康复护理学	陈锦秀 汤继芹	福建中医药大学	山东中医药大学
160	社区护理学	沈翠珍 王诗源	浙江中医药大学	山东中医药大学
161	中医临床护理学	裘秀月 刘建军	浙江中医药大学	江西中医药大学
162	护理管理学	全小明 柏亚妹	广州中医药大学	南京中医药大学
163	医学营养学	聂 宏 李艳玲	黑龙江中医药大学	天津中医药大学
164	安宁疗护	邸淑珍 陆静波	河北中医药大学	上海中医药大学
165	护理健康教育	王 芳	成都中医药大学	
166	护理教育学	聂 宏 杨巧菊	黑龙江中医药大学	河南中医药大学

（七）公共课

序号	书 名	主 编	主编所在单位	
167	中医学概论	储全根 胡志希	安徽中医药大学	湖南中医药大学
168	传统体育	吴志坤 邵玉萍	上海中医药大学	湖北中医药大学
169	科研思路与方法	刘 涛 商洪才	南京中医药大学	北京中医药大学
170	大学生职业发展规划	石作荣 李 玮	山东中医药大学	北京中医药大学
171	大学计算机基础教程	叶 青	江西中医药大学	
172	大学生就业指导	曹世奎 张光霁	长春中医药大学	浙江中医药大学

序号	书 名	主 编		主编所在单位	
173	医患沟通技能	王自润	殷 越	大同大学	黑龙江中医药大学
174	基础医学概论	刘黎青	朱大诚	山东中医药大学	江西中医药大学
175	国学经典导读	胡 真	王明强	湖北中医药大学	南京中医药大学
176	临床医学概论	潘 涛	付 滨	南京中医药大学	天津中医药大学
177	Visual Basic 程序设计教程	闫朝升	曹 慧	黑龙江中医药大学	山东中医药大学
178	SPSS 统计分析教程	刘仁权		北京中医药大学	
179	医学图形图像处理	章新友	孟昭鹏	江西中医药大学	天津中医药大学
180	医药数据库系统原理与应用	杜建强	胡孔法	江西中医药大学	南京中医药大学
181	医药数据管理与可视化分析	马星光		北京中医药大学	
182	中医药统计学与软件应用	史周华	何 雁	山东中医药大学	江西中医药大学

（八）中医骨伤科学专业

序号	书 名	主 编		主编所在单位	
183	中医骨伤科学基础	李 楠	李 刚	福建中医药大学	山东中医药大学
184	骨伤解剖学	侯德才	姜国华	辽宁中医药大学	黑龙江中医药大学
185	骨伤影像学	栾金红	郭会利	黑龙江中医药大学	河南中医药大学洛阳平乐正骨学院
186	中医正骨学	冷向阳	马 勇	长春中医药大学	南京中医药大学
187	中医筋伤学	周红海	于 栋	广西中医药大学	北京中医药大学
188	中医骨病学	徐展望	郑福增	山东中医药大学	河南中医药大学
189	创伤急救学	毕荣修	李无阴	山东中医药大学	河南中医药大学洛阳平乐正骨学院
190	骨伤手术学	童培建	曾意荣	浙江中医药大学	广州中医药大学

（九）中医养生学专业

序号	书 名	主 编		主编所在单位	
191	中医养生文献学	蒋力生	王 平	江西中医药大学	湖北中医药大学
192	中医治未病学概论	陈涤平		南京中医药大学	
193	中医饮食养生学	方 泓		上海中医药大学	
194	中医养生方法技术学	顾一煌	王金贵	南京中医药大学	天津中医药大学
195	中医养生学导论	马烈光	樊 旭	成都中医药大学	辽宁中医药大学
196	中医运动养生学	章文春	邬建卫	江西中医药大学	成都中医药大学

（十）管理学类专业

序号	书 名	主 编		主编所在单位	
197	卫生法学	田 侃	冯秀云	南京中医药大学	山东中医药大学
198	社会医学	王素珍	杨 义	江西中医药大学	成都中医药大学
199	管理学基础	徐爱军		南京中医药大学	
200	卫生经济学	陈永成	欧阳静	江西中医药大学	陕西中医药大学
201	医院管理学	王志伟	翟理祥	北京中医药大学	广东药科大学
202	医药人力资源管理	曹世奎		长春中医药大学	
203	公共关系学	关晓光		黑龙江中医药大学	

序号	书 名	主编		主编所在单位	
204	卫生管理学	乔学斌	王长青	南京中医药大学	南京医科大学
205	管理心理学	刘鲁蓉	曾 智	成都中医药大学	南京中医药大学
206	医药商品学	徐 晶		辽宁中医药大学	

（十一）康复医学类专业

序号	书 名	主 编		主编所在单位	
207	中医康复学	王瑞辉	冯晓东	陕西中医药大学	河南中医药大学
208	康复评定学	张 泓	陶 静	湖南中医药大学	福建中医药大学
209	临床康复学	朱路文	公维军	黑龙江中医药大学	首都医科大学
210	康复医学导论	唐 强	严兴科	黑龙江中医药大学	甘肃中医药大学
211	言语治疗学	汤继芹		山东中医药大学	
212	康复医学	张 宏	苏友新	上海中医药大学	福建中医药大学
213	运动医学	潘华山	王 艳	广东潮州卫生健康职业学院	黑龙江中医药大学
214	作业治疗学	胡 军	艾 坤	上海中医药大学	湖南中医药大学
215	物理治疗学	金荣疆	王 磊	成都中医药大学	南京中医药大学